Franka Frei
Überfällig

AF717346

GOLDMANN

FRANKA FREI

ÜBER-FÄLLIG

WARUM VERHÜTUNG AUCH MÄNNERSACHE IST

GOLDMANN

Wir haben uns bemüht, alle Rechteinhaber:innen ausfindig zu machen, verlagsüblich zu nennen und zu honorieren. Sollte uns dies im Einzelfall aufgrund der schlechten Quellenlage bedauerlicherweise einmal nicht möglich gewesen sein, werden wir begründete Ansprüche selbstverständlich erfüllen.

Sollte diese Publikation Links auf Webseiten Dritter enthalten, so übernehmen wir für deren Inhalte keine Haftung, da wir uns diese nicht zu eigen machen, sondern lediglich auf deren Stand zum Zeitpunkt der Erstveröffentlichung verweisen.

CONTENT-WARNUNG

In diesem Buch wird es um Diskriminierung aufgrund des Geschlechts, der sexuellen Identität, der Herkunft und der körperlichen Fähigkeiten gehen. Ich schreibe eindrücklich über Gewalt, die auf Grundlage rassistischer, sexistischer und ableistischer Strukturen unzähligen Menschen im Hinblick auf ihre reproduktive Selbstbestimmung angetan wurde – und wird.

MIX
Papier | Fördert gute Waldnutzung
FSC® C083411

Penguin Random House Verlagsgruppe FSC® N001967

1. Auflage
Originalausgabe April 2023
Copyright © 2023: Wilhelm Goldmann Verlag, München,
in der Penguin Random House Verlagsgruppe GmbH,
Neumarkter Str. 28, 81673 München
Illustrationen (S.90, 98, 165, 176): Thomas Bobika
Abbildung S.100: https://commons.wikimedia.org/wiki/File:Preformation.GIF
Umschlag: Uno Werbeagentur, München
Coverdesign: Joseph Eckhart
Covermotiv (Pillenpackung und Spermium): FinePic®, München
Redaktion: Regina Carstensen
Satz: Buch-Werkstatt GmbH, Bad Aibling
Druck und Bindung: CPI books GmbH, Leck
Printed in EU
EB · CF
ISBN 9783-442-31700-4

www.goldmann-verlag.de

INHALT

VORWORT
AUF FRUCHTBAREN HODEN

August 2022. Ein Städtchen namens Butzbach, irgendwo in der hessischen Provinz.

Ich besuche ein kleines Grüppchen von leidenschaftlichen Elektroexperten. Die vier Männer aus zwei Generationen haben ein neuartiges Gerät zur Verhütung entwickelt – und am eigenen Leib erprobt. Fasziniert halte ich den Apparat, aus dem buntes Kabelgewirr ragt, wie eine Schneekugel auf der ausgestreckten Handfläche. Für mich als siebenundzwanzigjährige Frau mit langer, leidvoller Pillen- und Spiralengeschichte wirkt das Ding wie eine Zeitmaschine, die mich in eine bessere Welt katapultiert. Mehr als die Hälfte meiner Lebenszeit (!) steht im Zeichen verschiedener rosa und weißer Tabletten, Hormonringe und Spiralen mit den unterschiedlichsten Nebenwirkungen – von Libidoverlust und Post-Pill-Akne bis hin zu schwallartigen Nachblutungen und dem nächtlichen Besuch der Berliner Notaufnahme. Verhütung macht selten Spaß. Dabei könnte es längst bessere, schmerzlose und hormonfreie Lösungen geben – für beide Geschlechter.

»Und da kommen die Hoden rein?« Mit zwei Fingern spiele ich an einer eierförmigen Klammer herum, die mit dem Prozessor verbunden ist. Kevin nickt. In den randlosen Brillengläsern des jungen Elektroingenieurs spiegeln sich die blinkenden Lämpchen in mehreren Farben. Im Raum wabert Erfindergeist. Der Duft von Gehirnschmalz und Revolution liegt in der Luft.

Vor mir auf dem Tisch steht ein kleines Kameramikroskop. Der darin befindliche Teststreifen ist milchig-weiß betüncht.

Über eine eigens programmierte Software beobachten wir bewegungslose Spermien im Livestream. Wenn wirklich klappt, was hier zu sehen ist, nämlich dass Samenzellen durch wenige Minuten der präzisen Behandlung mit kaum spürbaren Elektrowellen nicht mehr dazu in der Lage sind, eine Eizelle zu befruchten, könnte eine langersehnte Verhütungsmethode *für den Mann*[1] als Alternative zu Pille und Co. bald in jedem Badezimmerschrank vorzufinden sein. Das prophylaktische Eierwärmen wäre dann vielleicht vergleichbar mit alle paar Wochen Haareschneiden, Bartstutzen oder Autowaschen gehen – kein großer Umstand. Dank vieler Eigenversuche des kleinen Erfinderteams ist die futuristische Hodenklammer zur Verhütung im Prinzip einsatzfähig.

»Es ist seltsam, dass bisher noch niemand darauf gekommen ist«, bemerkt Kevin nüchtern. »Wir messen eine Temperatur und steuern eine Heizung. Das ist eigentlich total banal. Das, was es so kompliziert macht, ist das ganze Drumherum.«

Wir leben im 21. Jahrhundert. Wir klonen Mais, transplantieren Köpfe und können für eine halbe Million US-Dollar sogar Urlaub im Weltall machen. Digitalisierung, Globalisierung und das beständige Streben nach Wachstum, Profit und Innovation bringen Tempo in die turbokapitalistische Weltordnung. Wirtschaft, Politik, Technik – alles ist in Bewegung. Nur ein Karren steckt seit mehr als sechzig Jahren im Schnee von gestern fest: der, der endlich für Fortschritt im Bereich Verhütung sorgt.

Seit der Marktzulassung der Antibabypille Anfang der Sechzigerjahre ist Verhütung selbstverständlich »Frauensache« – mit all ihren körperlichen, seelischen, zeitlichen und finanziellen Kosten. Knapp die Hälfte der Frauen im Alter zwischen achtzehn und neunundvierzig Jahren in Deutschland schluckt nach wie vor täglich die Antibabypille.[2] Mit den Beipackzetteln ließen sich ganze Wände tapezieren. Alternativen gibt es zwar. Doch von den mehr als 250 zugelassenen Pillenarten, Implantaten, Ringen, Stäbchen, Spiralen, Kappen und Spritzen haben alle eines gemeinsam: Sie sind auf den Körper mit Uterus zugeschnitten. Männern bleibt hingegen nur die schmale Auswahl zwischen einem langfristig durchtrennten Samenleiter (also einer Vasektomie) und dem Kondom. Ersteres ist ein operativer Eingriff, der sich nicht sicher rückgängig machen lässt, und Letzteres ist nicht zu Unrecht dafür bekannt, gerne mal zu versagen. Sind wir als Gesellschaft nicht längst an dem Punkt angelangt, an dem es auch für spermienproduzierende Menschen bessere Möglichkeiten zur Verhütung geben sollte?

Fakt ist: Verhütung *für den Mann* ist möglich.

Sowohl hormonelle Methoden als auch eine Reihe von nichthormonellen Methoden haben bereits ihre Wirksamkeit bewiesen. Mittel, mit denen sich der Samenleiter nur vorübergehend verschließen ließe, sind vergleichbar mit Spiralen sowie anderen Kunststoff- und Metallimplantaten, die Millionen von Menschen mit Uterus sich bei Gynäkolog:innen einsetzen lassen. Dazu gibt es nicht-invasive Alternativen, die weder einen Piks noch einen Schnitt oder irgendetwas, das in den Körper gelangt, erfordern. Kurz gesagt: Die Palette an Optionen zur Verhütung ist quasi doppelt so breit, wie allgemein bekannt.

Wo liegt also das Problem?

Was genau ist dieses »Drumherum«, das die Welt von einer potenziell revolutionären Erfindung aus Butzbach trennt?

EINE ART »PILLE FÜR DEN MANN« STELLT DIE WOHL GRÖSSTE MARKTLÜCKE DES 21. JAHRHUNDERTS DAR – DOCH DASS DAS SO IST, HEISST NICHT, DASS DAS SO BLEIBEN MUSS

Dieses Buch will Antworten auf komplizierte Fragen liefern. Verhütung ist politisch. Und dabei geht es um weit mehr als um technische Möglichkeiten oder Fragen des Geschlechts. Weltweit sind mehr als 1,9 Milliarden Frauen im reproduktiven Alter – ungefähr die Hälfte von ihnen, rund 922 Millionen, nutzen zum aktuellen Zeitpunkt Kontrazeptionsmittel. Dass sie dies tun, nimmt immensen Einfluss auf ihr eigenes Wohlergehen, ihre Freiheit und ihre Rechte, aber auch auf das gesellschaftliche Zusammenleben, die Wirtschaft und die Umwelt. Moderne Verhütung gilt mitunter als größte gesellschaftliche Errungenschaft – ähnlich wie das Feuer, Penicillin oder die erste Mondrakete. Gleichzeitig stehen bestimmte Mittel immer mehr in der Kritik. Das umfangreiche Pillenschlucken ist kulturell enorm aufgeladen – irgendwo zwischen feministischer Befreiung und dem absoluten Gegenteil davon, also Zwang, Missbrauch und Unterdrückung. Und das kommt nicht von ungefähr, immerhin geht es um das gezielte Steuern der menschlichen Reproduktion.

Sprechen wir über Verhütung, müssen wir auch über ihre dunkle Geschichte reden, die bis in die Gegenwart reicht, und uns Fragen hinsichtlich unserer Zukunft stellen – zwischen Utopie und Dystopie. Denn geht es um Verhütung, geht es um Sex, Geld und Macht. Wer das Sagen über unsere Fortpflanzung hat, entscheidet buchstäblich über Leben und Tod.

Auf der Suche nach Antworten, warum es schon so lange als selbstverständlich gilt, dass Verhütung »Frauensache« ist, habe ich mich auf eine Reise begeben: Studien und Geschichtsbücher gewälzt, Kongresse besucht, mich mit Expert:innen aus der Forschung und der Politik sowie Aktivist:innen vernetzt. In Dutzenden faszinierenden Gesprächen durfte ich als Mensch mit Vulva so einiges über Hoden lernen – Körperteile, die für mich in ihren kulturellen und politischen Implikationen anfangs baumelndes Neuland darstellten. Letztendlich bin ich überraschend auf eine wachsende Bewegung gestoßen, in der Männer nicht nur gerne selbst verhüten würden, sondern es bereits tun. Aus Liebe zur Partnerin, zur Technik oder aus dem festen Glauben an eine bessere Gesellschaft, trotz enormer bürokratischer Hürden und fehlender Unterstützung, teilweise sogar unter Androhung von Geldstrafen und Freiheitsentzug.

VERHÜTUNG *FÜR DEN MANN* EXISTIERT LÄNGST – UND ZWAR NICHT NUR HINTER DEN VERSCHLOSSENEN TÜREN WEIT ENTFERNTER FORSCHUNGSLABORE

Um Missverständnissen gleich zu Beginn vorzubeugen, einige zentrale Punkte:

- Menschen und ihre Realitäten sind unterschiedlich. Die Wahl des passenden Verhütungsmittels sollte in jedem Fall aus einer selbstbestimmten, informierten Entscheidung fallen und niemals unter Zwang oder Druck geschehen.
- Alle bestehenden Methoden zur Verhütung – Kondom, Vasektomie, Pille, Spirale, NFP (Natürliche Methoden der Familienplanung) etc. – haben ihre Berechtigung und können auch in Zukunft das passende Mittel zum Zweck darstellen.
- Eine Art »Pille für den Mann« wird weder Abtreibungen noch Kondome ersetzen können. Kondome sind weiterhin zum Schutz vor sexuell übertragbaren Krankheiten unabdingbar.

Die Möglichkeit, eine ungewollte Schwangerschaft bei Bedarf abzubrechen, ist und bleibt von unermesslichem Wert für die Gesundheit, die Würde, die soziale und finanzielle Unabhängigkeit eines jeden Menschen.

- Verhütung ist nicht Frauen- oder Männerverantwortung, sondern gemeinsame Sache. Daher soll es keineswegs um Schuldzuweisungen gehen oder darum, den Spieß mit der Verhütung umzudrehen. Vielmehr ist das Ziel, den Spießrutenlauf zu beenden.

Vermutlich halten viele Menschen – besonders diejenigen, die nie längerfristig am eigenen Körper verhütet haben, den Wunsch nach besseren Kontrazeptionsmitteln erstmal für eine feministische Luxusforderung. Doch es ist einfach, Dinge zu ignorieren, wenn sie eine:n selbst nicht stören. Damit sich etwas ändern kann, braucht es Solidarität und Bewusstsein für Ungerechtigkeiten, die vielen vielleicht bislang kaum aufgefallen sind – nur so kann sich gesamtgesellschaftlich etwas ändern. Und zwar auf vielen Ebenen. Auch wenn wir alle gerne hätten, dass Sexismus, Rassismus und andere -ismen der Vergangenheit angehören – die Welt wächst auf ungerechten Strukturen, oft ist uns dies nicht mal bewusst. Niemand ist frei davon. Doch wir alle profitieren von gerechteren Verhältnissen.

Meine persönliche Geschichte ist nicht außergewöhnlich – leider nicht. Sie ist die traurige Normerfahrung einer *weißen*, cis-heterosexuellen Frau ohne Behinderung, die in Mitteleuropa des 21. Jahrhunderts aufgewachsen ist. Gerade deshalb ist es wichtig, sie zu erzählen, denn sie steht im Zeichen einer ganzen Generation der »Pillenmüdigkeit«, die sich schon lange nach Reformen sehnt. Und dennoch ist es unabdingbar zu betonen, dass ich mit meinem Blickwinkel keinesfalls für alle sprechen kann. Zwischen zwei Buchdeckeln kann niemals alles Platz finden, was es zum Thema zu sagen gäbe. Insbesondere in Bezug auf die Verletzung der reproduktiven Rechte von nicht weißen, queeren Personen und Menschen mit Behinderung müssen noch viele Bücher gefüllt und bereits gefüllte Bücher gelesen werden. Einige Texte zur Vertiefung befinden sich im Quellenverzeichnis. Das Glossar im Anschluss soll außerdem Erklärungen für nicht geläufige Begriffe und Fremdwörter liefern.

Der erste Teil des Buchs handelt von der Geschichte der Verhütung – sie ist essenziell, um die Gegenwart besser zu verstehen. Der zweite Teil befasst sich mit möglichen Mitteln zur Verhütung *für den Mann* und den gesellschaftlichen, politischen und wirtschaftlichen Hürden. Im letzten Teil geht es um neue Perspektiven, Aufbruch und Wandel, der bereits stattfindet: Die kontrazeptive Revolution hat begonnen. Und sie sitzt im Hoden.

Innovationen im Bereich Verhütung kommen nicht von allein. Sie müssen aktiv gefordert werden – und zwar von denen, die bereit sind, sie anzuwenden.

Daher wünsche ich mir für dieses Buch besonders eines: dass es auf möglichst fruchtbaren Hoden fällt.

Hinweise zur Sprache

In dem Versuch, einen niedrigschwelligen Fließtext zu formulieren, der möglichst vielen Menschen komplexe Sachverhalte zugänglich macht, habe ich beschlossen, nicht gänzlich auf geschlechterbinäre Sprache zu verzichten. Gleichzeitig bemühe ich mich, sprachlich kenntlich zu machen, dass Geschlecht nicht binär ist, sondern ein Spektrum.[3]

Beim Schreiben nutze ich den Doppelpunkt, um darauf hinzuweisen, dass es nicht nur zwei Geschlechter gibt. Nicht alle Frauen haben Eizellen, einen Uterus und menstruieren, und nicht alle Menstruierende, Ovulierende und Gebärfähige identifizieren sich als Frauen. Genauso produzieren nicht alle Männer Spermien oder haben Hoden, und nicht alle Spermienproduzierenden sind Männer. Die unzähligen Mittel und Mechanismen, mit denen die Spermienfunktion eingeschränkt oder Samenleiter blockiert werden können, wären prinzipiell nicht nur für cis Männer, sondern für alle spermienproduzierenden Menschen, die Sex mit eizellenproduzierenden Menschen haben, geeignet (also auch nichtbinäre, trans*, inter und genderqueere Personen).

Wenn ich der Einfachheit halber von *Verhütung für den Mann* schreibe, sind damit alle Methoden gemeint, mit denen spermienproduzierende Menschen längerfristig, sicher und reversibel verhüten können – also Möglichkeiten, die Kondome mit ihrer kurzfristigen Anwendung und hohen Fehlerquote und Vasektomien, die vor allem für junge, kinderlose Männer sehr schwer zugänglich sind, nicht ausreichend bieten.

Viele Studien, die ich in diesem Buch zitiere, beruhen auf einer geschlechterspezifischen Zweiteilung in Mann und Frau. Solche Studien sind wichtig, um Ungleichbehandlungen (zum Beispiel in der Medizin) sichtbar zu machen. Wenn ich in anderen Kontexten die Begriffe »weiblich«/»männlich« beziehungsweise »Frau«/»Mann« verwende, beziehe ich mich nicht auf ein biologisches Geschlecht, sondern auf traditionell binär gedachte gesellschaftliche, institutionalisierte Geschlechtskategorien, auf der die Reproduktionsmedizin bis heute aufbaut.

Wenn in diesem Buch die Rede von »Sex« ist, so sind damit sexuelle Praktiken gemeint, die zu einer Schwangerschaft führen können (herkömmlicherweise Penis-in-Vagina-Sex, auch bekannt als Penetration oder Zirklusion), da nur diese Sexpraktiken in Bezug auf Verhütung relevant sind (an sich ist Sex jedoch viel, viel mehr als nur ein Penis in einer Vagina).

Ich bin mir der Mangelhaftigkeit dieser Lösungen bewusst. Wie in vielen Bereichen wird auch in der Auseinandersetzung mit Sex, Reproduktion und Kontrazeption eine treffendere und progressive Sprache benötigt, um nicht nur Menschen jeden Geschlechts miteinzubeziehen und eine ewige, zu kurz gedachte Binarität zu dekonstruieren, die Hierarchien und Ungerechtigkeit reproduziert, sondern auch um saubere Forschung zu betreiben.

Bei den Begriffen Schwarz und Weiß in Bezug auf Personen handelt es sich nicht um reelle Hautfarben oder biologische Zuschreibungen, sondern um politisch-soziale Konstruktionen, die in einer ungleich verteilten Ressourcenlage des jetzigen Status quo nötig sind, um rassistische Strukturen sichtbar zu machen und abzubauen. Es gibt keine »Rassen« unter Menschen, dennoch ist Rassismus sehr real. Um Formulierungen, die Rassismus reproduzieren, zu vermeiden und sichtbar zu machen, dass rassistische Zuschreibungen Menschen von außen aufgedrängt werden, verwende ich den Begriff »rassifiziert«.

Weitere Anmerkungen zu bestimmten Begriffen und Fremdwörtern finden sich im Glossar.

PROLOG

DIE POST-PILLEN-GENERATION: WAS FOLGT NACH DER PILLENMÜDIGKEIT?

Meine ganz normale Horrorgeschichte zwischen Pillenpest und Spiralencholera und wieso sich die Dinge ändern müssen

Juni 2009. Eine Beratungsstelle für Familienplanung im österreichischen Salzburg.

Es ist eine Woche nach meinem vierzehnten Geburtstag, ich schlucke zum ersten Mal die Pille. Das ist zwar aufregend, aber keinesfalls außergewöhnlich. In den kühlen Räumen der Familienberatungsambulanz des Landeskrankenhauses sitzen neben mir gut ein Dutzend junge Frauen und Mädchen, teils in Begleitung ihrer Mütter. Nach kurzer Zeit werde ich in einen Nebenraum gerufen, es folgt ein knappes Aufklärungsgespräch. Ohne große bürokratische Hürden drückt mir eine junge Ärztin die grün-orangene Verpackung eines raschelnden Pillenblisters in die Hand. Mit etwas Mühe entziffere ich das Wort »Ethinylestradiol«, natürlich ohne zu wissen, was das um Himmels willen sein soll. Der Beipackzettel klappt sich wie ein Wanderführer zu einem endlosen Rätsel aus Kleingedrucktem aus und genauso umständlich wieder ein. Von A wie Akne bis Z wie Zyste – die Liste der Nebenwirkungen ist endlos lang, und Alternativen scheint es nicht wirklich zu geben. Warum also sich durch kleingedrucktes Kauderwelsch quälen?

In weniger als zehn Minuten bin ich wieder draußen – samt kleinem Schminkspiegel, den es gratis dazugibt. Alles, was ich an Informationen mitnehme, ist, dass es gut sei, eine Extrapackung Pillen zu haben, denn bei Durchfall oder Erbrechen sollte man lieber auf Nummer sicher gehen. Nummer sicher heißt: ja keine Schwangerschaften. Obwohl das Produkt, das ich ab meinem vierzehnten Lebensjahr knapp vier Jahre lang mit unhinterfragter Selbstverständlichkeit jeden Tag um Punkt 21:00 Uhr einnehme, erwiesenermaßen besonders häufig zu lebensgefährlichen Blutgerinnseln führt. Dutzende sonst gesunde Pillennutzer:innen sind daran gestorben.[1] Aber Hauptsache »sicher«. Damals hinterfrage ich wenig. In meinem Umfeld ist es »normal«, dass Mädchen und Frauen jeden Tag Tabletten schlucken. Absoluter Standard.

Dass ich über die nächsten vier Jahre ein Medikament einnehme, das Einfluss auf multiple physiologische Abläufe meines Körpers wie mein jugendliches Knochenwachstum, auf Haut, Hirn und Muskelentwicklung nimmt, ist mir nicht klar. Mir ist zu diesem Zeitpunkt nicht einmal bewusst, dass die Pille ein Medikament ist. Geschweige denn, wie es wirkt. Mein Zyklus ist einfach abgestellt, ein bisschen so, als hätte man bei einer Maschine den Stecker gezogen. Das hat mir niemand erklärt. Stattdessen heißt es, meinem Körper würde eine Schwangerschaft vorgegaukelt, was nicht stimmt (ich nehme ja keine Schwangerschaftshormone), aber irgendwie finde ich mich aufgrund der Selbstverständlichkeit, mit der alles getan, gesagt und stehen gelassen wird, ab.

Als mich der Schularzt einige Monate später bei einer Routineuntersuchung fragt, ob ich Medikamente einnehme, sage ich nein – ich bin ja auch nicht krank. Und als ich vom Kinderarzt aufgrund einer blutigen Blasenentzündung Antibiotika bekomme, werde ich nicht darüber aufgeklärt, dass dies die Wirkung der Pille außer Kraft setzen kann.

Bis heute mache ich drei Kreuze, dass nichts passiert ist. Eine ungeplante Schwangerschaft mit vierzehn? Kaum vorstellbar für mein junges Leben. Ich will Abi machen, studieren und die berühmte Karriereleiter erklimmen.

Damals will ich keine Mutter sein und heute auch nicht. Es war und ist alleine meine Aufgabe, das zu verhindern. Aber wieso? Eine Schwangerschaft entsteht nicht alleine durch Vagina, Uterus und Eizelle. Was ist mit den Männern, mit denen ich schlafe, lebe und meine Zukunft plane?

Als ich achtzehn bin, verlässt mich mein erster Freund, weil er sich neu verliebt hat. Wochenlang heule ich mir die Augen aus dem Kopf und habe über Monate noch Hoffnung, dass wir ein Liebes-Comeback feiern (die erste Liebe tut ja bekanntlich am meisten weh). Irgendwann sehe ich ein, dass es Zeit ist, die Pille abzusetzen. Vier Jahre nachdem ich das Wundermittel, das mir schöne Haut versprochen hat, zum ersten Mal genommen habe, nicht mehr schlucke, erreicht mich der Akneschub meines Lebens – quasi nachträglich dafür, dass ich sie nicht mit vierzehn hatte. Na danke aber auch.

Monatelang verlässt mich mein Zyklus. In unregelmäßigen Zeitabständen kommt es zu unvorhersehbaren Blutungen unterschiedlicher Stärke, dazwischen steigt der Konsum von Schwangerschaftstests. Kondome reißen und rutschen ab. Aus Angst vor ungewollt befruchteten Eizelleneinnistungen nehme ich – ganz entgegen meiner neu gefassten Vorsätze zur hormonfreien Verhütung – alle paar Monate die Pille danach. Als Resultat der hochdosierten Dosis kriege ich meine Tage wieder zu spät oder gar nicht. Ich habe Periodenneid.

Meine Gynäkologin rät mir, wieder auf den Klassiker umzusteigen. Die Pille biete nicht nur mehr Sicherheit als Kondome, sie würde auch den »Zyklus regeln«. Dass durch die Einnahme der Hormone der gesamte Menstruationszyklus samt Eisprung und Periode völlig lahmgelegt wird, scheint auch der Gynäkologin entweder nicht klar zu sein oder ihr fehlen Zeit, Lust und Möglichkeit, mir das alles zu erklären. In einem System, in dem Zeit Geld bedeutet und Profit vor Gesundheit, Wissen und Eigenbestimmtheit geht, wundert es nicht, dass die Aufklärung über Verhütung so gering ist. Ganze acht Euro bekommen Frauenärzt:innen pro Quartal für jede Person, die sie über Verhütung beraten. Oft bleiben weniger als zehn Minuten Zeit.[2]

Mit Anfang zwanzig ziehe ich für mein Studium nach Berlin. Die Pille ist mittlerweile in Verruf geraten. Meine Mitbewohnerin empfiehlt mir den Hormonring – die Verpackungen lagert sie im Kühlschrank. Man wechselt das Produkt alle drei bis vier Wochen, erklärt sie. Alles ganz easy. Dass das Ding nur »nur lokal« wirkt, ist die nächste Illusion, die mir vermittelt wird. Synthetische Hormone wirken niemals nur lokal. Damit sie Signale im Gehirn auslösen – und das ist ihr kontrazeptiver Wirkungsmechanismus –, müssen die Wirkstoffe auch dorthin gelangen, ganz egal, wie sie verabreicht werden. Hormonring oder Hormonpille machen höchstens in der Dosierung einen Unterschied, der Wirkungsmechanismus ist jedoch derselbe.

In den nächsten Monaten folgt eine tieftraurige Zeit, die mir heute als depressive Episode in vernebelter Erinnerung bleibt. Abends weine ich auf dem Rückweg von Clubnächten in der U-Bahn – ohne ersichtlichen Grund. Was ist los mit mir? Auf Sex habe ich keine Lust mehr (von wegen sexuelle Befreiung) und kann mich kaum auf mein Studium konzentrieren. Der Sinn meines Lebens ist mir nicht mehr bewusst. Lange denke ich, es sei Weltschmerz, Stress, eine Phase. Doch dass das nie dagewesene Ausmaß an Trübsinnigkeit mit dem Zeitpunkt zusammenfällt, an dem ich anfange, mir alle drei Wochen einen Plastikring aus der Apotheke in die empfindlichsten Schleimhäute meiner Vagina-Innenwände zu schieben, ist kein Zufall.

In meinem Freund:innenkreis berichten viele von Problemen mit der Pille und beim Pille-Absetzen, mit anderen Mitteln und dem Umstieg darauf. Hautveränderungen, Heißhungerattacken, Libidoverlust, Stimmungsschwankungen, Depressionen bis hin zu lebensgefährlichen Thrombosen. Leider bin ich nicht die Einzige, die aufgrund von Verhütungspräparaten im Krankenhaus landen wird (wir kommen gleich dazu). An diesem Buch haben Frauen mitgearbeitet, bei denen jahrelange Nierenbeckenentzündungen durch Hormonringe auf dem OP-Tisch endeten. Manche können durch bestimmte Verhütungspräparate nicht mehr aufs Klo, anderen fallen büschelweise die Haare aus, manche bluten gruseligerweise ständig, andere gar nicht mehr, und den meisten wird gesagt: »Stell dich nicht so an, dann probier's doch mal mit 'nem anderen Präparat, sei froh, dass es solche Mittel gibt. Früher hatten die Frauen ganz andere Sorgen!«

Erst mit zweiundzwanzig fange ich an, mich wirklich mit meinem Körper zu beschäftigen. Immerhin. Manche tun dies erst mit Beginn der Wechseljahre, andere nie. Voller nie dagewesener Aha-Momente erfahre ich etwa, dass die Klitoris kein kleiner Knubbel ist, sondern ein Organ von bis zu 12,5 Zentimetern Länge (und damit vergleichbar groß wie der Penis). Die Öffnung, die wir Scheide nennen, ist also gar nicht das Pendant zum »männlichen Geschlecht«. Die meisten Schulbücher vermitteln bis heute jedoch anderes.[3] Weibliche Lust und alles, was mit Sexualität zu tun hat, wird unsichtbar gemacht. Das hat System.

Mit wachsendem Argwohn durchforste ich Bücher, Studien und Texte, die all die erschreckenden fehlenden Zahlen aus der Geschlechtermedizin sichtbar machen, und gelange immer mehr ins Rabbit Hole der Verhütungsverschwörung. Wie kann es sein, dass ich mein Leben lang so wenig über all das wusste, was da unterhalb meines Bauchnabels in unmittelbarer Verbindung mit meinem Gehirn, meiner Gesundheit und Selbstbestimmung passiert? Und dass das nicht mal mein persönliches Problem zu sein scheint, sondern das einer ganzen Gesellschaft? Erst jetzt verstehe ich, dass die Hormone, die ich täglich einnahm, gar nichts mit meinen körpereigenen Hormonen zu tun hatten. Sie sind künstliche Versionen derer. Durch die Einnahme denkt das Hirn, es bestünden bereits genug dieser Hormone im Körper – und fährt deshalb die Produktion runter. Doch die künstlichen Hormone haben nicht denselben Nutzen wie die natürlichen. Körpereigenes Estradiol (das wichtigste Östrogen, das den Menstruationszyklus steuert) ist maßgeblich an der Gesundheit von Hirn, Haut und Knochen beteiligt, es hat viele Vorteile für den Schlaf, die Haut und den Stoffwechsel. Zum Beispiel macht es Menschen sensibler für Insulin, was einen vorbeugenden Effekt gegen Diabetes mit sich bringt.[4] Übrigens produzieren auch Menschen ohne Uterus Östrogen – zum Glück, denn es schützt sie vor Osteoporose und Herzinfarkten, besonders wenn sie Günther heißen, mit der Grillzange ihr Würstchen brutzeln und sich mit erhöhtem Bier- und Fleischkonsum für »echte Männer« halten. Unser Umgang mit künstlichen Hormonen – gerade bei Frauen – wird mir immer unheimlicher.

»Die Pille verändert den Menschen, der man ist«, schreibt die US-amerikanische Evolutionspsychologin Sarah Hill in ihrem Buch *Wie uns die Pille verändert*.[5] Anhand Tausender Studien zeigt die Autorin, inwiefern die künstlichen Hormone der Antibabypille Milliarden von Schaltern in Körperzellen an- und ausknipsen. Die Pille nimmt Einfluss auf den kompletten Schaltkreis im Gehirn, der für Gefühle und Sex verantwortlich ist – und damit auf die Beziehungsdynamik, die Qualität des Sexlebens, wie wir uns selbst und andere wahrnehmen, sogar wie das Gesicht unserer Partner:innen auf uns wirkt. Die Pille verändert unser Wesen. Es ist anzunehmen, dass auch die Lernfähigkeit, die Konzentration und das Erinnerungsvermögen dadurch abnehmen. Gehirnscans von Pillenanwender:innen weisen sichtbare Unterschiede im Vergleich zu Aufnahmen von Frauen auf, die die Pille nicht nehmen.[6] In was für einer Welt leben wir, in der Frauen sich dazu gedrängt sehen, Wesensveränderungen in Kauf zu nehmen, ihre Gehirngesundheit, Intelligenz und ihr körperliches Wohlergehen aufs Spiel zu setzen, nur damit sie nicht schwanger werden? Dafür, dass über hundert Millionen Menschen weltweit täglich die Antibabypille nehmen, ist auch über das damit in Verbindung stehende Demenzrisiko erschreckend wenig bekannt.

Es ist erstaunlich, mit welcher Selbstverständlichkeit Millionen von Frauen in entscheidenden Entwicklungsphasen ein Medikament bekommen, dessen Wirkung auf den gesamten Körper so allumfassend und in vielerlei Hinsicht nicht einmal der Wissenschaft wirklich klar ist.

Dahinter steckt eben ein Riesenmarkt. Und trotzdem:

PILLENPANIK UND PILLEN-SHAMING SIND NICHT ZIELFÜHREND

Aufklärende Fakten, die früher mühsam in Schulbüchern, der *Bravo* oder durch Mundpropaganda hinter vorgehaltener Hand zusammengekratzt werden mussten, sind heutzutage gesammelt durch einen Klick im Internet zugänglich. Das hat gute wie schlechte Seiten. Gut, weil: Es gibt endlose Möglichkeiten, sich zu informieren, Erfahrungen zu teilen, sich zu vernetzen und zu merken, dass man mit merkwürdigen Symptomen wie Krämpfen, Schmerzen, Durch- bis Haarausfall nicht allein und erst recht nicht daran schuld ist. Schlecht, weil eben auch viele Halbwahrheiten, Spekulationen und Angst verbreitet werden, insbesondere vor hormoneller Verhütung. Die regelrechte »Pillenpanik« der letzten Jahre kommt nicht von ungefähr und hat durchaus ihre Berechtigung. Doch sie führt eben auch zu viel Angst, Verunsicherung und Scham – und zwar bei den Falschen: jungen Menschen, denen Alternativen fehlen.

Der Grund für die Pilleneinnahme ist längst nicht nur Verhütung. Synthetische Hormone werden auch bei Hautproblemen, Menstruationsschmerzen, Endometriose[7], prämenstruellen Beschwerden (PMS) und prämenstruellen dysphorischen Störungen (PMDS), dem Polyzystischen Ovarialsyndrom (PCOS) und anderen ungeklärten Beschwerden, die mit dem Zyklus in Zusammenhang gebracht werden, verschrieben (wir haben es in all diesen Bereichen mit Forschungslücken und mangelnden Therapiemöglichkeiten zu tun). Für diejenigen, die sonst noch viel stärker zu leiden hätten, sind sie enorm wichtig. Dennoch muss betont werden, dass Mittel wie die Pille bei menstruationsbedingten Beschwerden zwar helfen können – klar, der Zyklus wird dadurch komplett abgestellt –, doch sie heilen nicht. So kommen Endometriose-Beschwerden nach dem Absetzen zurück und verschlimmern sich bei vielen sogar.[8]

Oft heißt es, dass Pille und Co. das Risiko für Depressionen und Suizid stark erhöhen. Grundlage dafür sind meist zwei dänische Studien aus den Jahren 2016 und 2017, die von der Deutschen Gesellschaft für Gynäkologie und Geburtshilfe als methodisch unhaltbar kritisiert und dementsprechend als »wertlos« befunden wurden.[9] Das heißt nicht, dass es diesen Zusammenhang nicht gibt oder er widerlegt wurde: Aussagen über Korrelation und Kausalität zwischen einer erhöhten Depressionsrate unter Pillenanwender:innen bleiben damit aber weiterhin (dringend zu überprüfende) Spekulation. Letztendlich bräuchte es mehr tragbare Forschung. Doch von wem die finanziert werden soll, wenn nicht der Industrie, ist fraglich.

Aus ganz radikalen Kreisen kommen vereinzelt sogar Forderungen nach einer Abschaffung der Pille. Ja, und dann? Solange es an wirklich guten Alternativen mangelt, wäre so eine

Maßnahme extrem kontraproduktiv – vor allem für Menschen mit Uterus.

Fakt ist: Kein anderes Verhütungsmittel ist so umfangreich getestet und in so vielen Versionen erhältlich wie die Pille. Sie ist alles andere als perfekt und auch nicht zu 100 Prozent sicher (weltweit werden immer noch jährlich bis zu 1,35 Millionen Frauen trotz Pille schwanger),[10] aber für viele kommt sie diesem Ziel am nächsten.

Pillen- oder anderweitiges Verhütungsmethoden-Bashing ist kontraproduktiv, wenn das Ziel mehr Verhütung für alle sein soll. Wichtig ist, dass Menschen die Möglichkeit haben, eine selbstbestimmte, informierte Entscheidung zu treffen. Wir haben das Recht zu verstehen, wie Verhütungsmittel funktionieren, welche Risiken damit einhergehen und welche Alternativen es geben könnte. Anstatt die Nase zu rümpfen, wenn jemand zugibt, die Pille zu nehmen, sollten wir uns wie in allen Verhaltens- und Konsumbelangen angewöhnen, die Strukturen zu hinterfragen, die erst dazu führen, dass Menschen häufig zu bestimmten Handlungen gedrängt werden.

Aufgrund von gruseligen und teils schlecht erforschten Nebenwirkungen, wie einer Veränderung des Geruchssinns, die zu einer veränderten Partnerwahl führen könnte (wtf),[11] kommen künstliche Hormone für mich irgendwann nicht mehr in die Tüte (oder sonst wohin). Im Juni 2018 lasse ich mir die Kupferspirale einsetzen.

Es ist ein unendlich heißer Sommertag in Berlin. Unterhalb der gynäkologischen Praxis im Wedding staut sich die Hitze auf dem glühenden Asphalt. Meine Hände sind trotzdem nasskalt, als ich die Klingel meiner Ärztin betätige. Zitternd lege ich 300 Euro auf den Empfangstresen und meine empfindlichsten Weichteile auf den Untersuchungsstuhl. Den dreißigseitigen Bogen mit allen möglichen Beschwerden, die das Einsetzen einer Kupferspirale mit sich bringen kann, unterschreibe ich ungefähr genauso freiwillig, wie ich sonst ein Häkchen unter die AGB einer App setze, ohne die ich nicht arbeiten, studieren oder am gesellschaftlichen Leben teilnehmen kann. Als hätte ich eine andere Wahl, als mich zu fügen. Meine Mitbewohnerin misst mittlerweile jeden Morgen ihre Basaltemperatur und macht Kreuzchen in Tabellen. Für sie funktioniert die Sache gut – sie wirkt in sich ruhend, ausgeglichen – irgendwie *Zen*. Ihr Körper und ihr Geist seien im Einklang, so ganz ohne künstliche Stoffe. Und gerne würde auch ich mein inneres Zyklus-Chakra finden, immer wissend, ob und wie und wann mein Eisprung mir womöglich Energieschübe gäbe und ab wann ich Menstruationstassen vorgekocht haben müsste. Doch natürliche Familienplanung kommt für mich nicht infrage. Mein Zyklus ist nach Jahren des hormonellen On-Offs immer noch unregelmäßig, ich mache Party, schlafe zu wenig und stehe im Studium ständig unter Strom. Verhütung soll nicht zusätzlich zum Stressfaktor werden. Die Angst davor, abtreiben zu müssen weil ich mich womöglich verrechne, sitzt wie eine eiskalte Hand im Nacken. Schmerz, Blut, Scham – könnte ich meinen Eltern überhaupt davon erzählen? Lieber gehe ich »auf Nummer sicher«.

Manche beschreiben das Einsetzen der Spirale als die schlimmsten Schmerzen, die sie jemals erlebt haben. Auch ich empfinde den Eingriff als extrem unangenehm. Schon als die Gynäkologin mit einem speziellen Gerät meinen Muttermund öffnet, durchdringt mich ein beißendes Ziehen. Was dann kommt, liegt irgendwo zwischen rasiermesserscharfen Grauen im Unterbauch und uterinem Wespenstich. Immerhin falle ich aber nicht in Ohnmacht oder muss mich übergeben, wie eine Freundin von mir. Mit blutleeren Fingernägeln kralle ich mich in das weiße Oberflächenmaterial des gynäkologischen Stuhls und versuche, an etwas Schönes zu denken. Ausgerechnet in diesem

Moment fällt mir ein, dass ich vor ziemlich genau dreiundzwanzig Jahren mit der Spirale in der Hand auf die Welt kam. Im übertragenden Sinne natürlich. Wie meine Mutter gerne erzählt, fiel ihr das Ding eines Tages zwischen weißen Unterhosen meines Vaters in der Waschmaschine entgegen. Hätte ihr Kupferpräparat einfach seinen Job getan, wäre ich jetzt nicht hier und würde von seinem Nachfolgemodell in den Uterus gestochen. In der Hoffnung, dass die Produkte in den letzten zwanzig Jahren bestimmt besser geworden sind, verdränge ich meinen Tagalbtraum und lande wieder in der Realität des kleineren Übels.

Als ich aufstehe, tropft das Blut aus meiner Vagina. Die Gynäkologin reicht mir kurz darauf ein rot durchtränktes graubraunes Papiertuch, dazu ultradicke Binden.

»Geht's?« Besorgt hebt sie eine Augenbraue.

Ich schlucke. »Muss gehen.«

Tapfer schnaufend humple ich zurück zu meiner Hose hinter einer Trennwand. Wahrscheinlich immer noch um einiges angenehmer als eine Abtreibung, denke ich. Die Gynäkologin schenkt mir beim Rausgehen ein mitleidiges Lächeln.

Dass durch die ständige Freigabe von Kupferionen eine chemische Reaktion ausgelöst wird, die dazu führt, dass in meiner Gebärmutter nichts gedeihen kann, ist mir wieder mal nicht vermittelt worden. Bis heute ist selbst in der Wissenschaft nicht abschließend erforscht, *wie genau* Kupfer oder Gold zur Verhütung beitragen. Es reicht anscheinend zu wissen, dass sie es tun.[12] Wie oft die Spirale unbemerkt ausgeschieden wird, weiß man nicht genau, auch das Risiko von Eileiterschwangerschaften ist nicht genau bekannt. Die meisten Infos zur Sicherheit kommen von den Herstellern selbst. Insbesondere aussagekräftige (Langzeit)-Studien zur Sicherheit bei jungen, kinderlosen Frauen wie mir fehlen.[13] Immer wieder wird von mangelhaften Spiralen und ihren gebrochenen Kunststoffarmen berichtet, die teils lose in der Gebärmutter herumschwimmen und von Gynäkolog:innen herausgefischt werden müssen, meist ohne Narkose. Erst 2018 wurde bekannt, dass zig Tausenden von Europäer:innen ein mangelhaftes Präparat namens Eurogine verabreicht wurde.[14] Wie mir eine Münchner Betroffene berichtete, erfuhr sie durch einen Anruf ihrer Gynäkologin davon, dass sie ihre Spirale dringend entfernen lassen sollte. Doch nicht alle Ärzt:innen haben die Möglichkeit, ihren Patient:innen hinterherzutelefonieren. Patient:innen, die den Wohnort oder die gynäkologische Praxis wechseln, sind darauf angewiesen, anderswo von solchen Vorfällen zu erfahren.

Eine Woche nach dem Eingriff stehe ich zitternd im Badezimmer meiner Berliner WG und betrachte einen enormen Haufen roten Glibber im Klo. Es ist drei Uhr morgens, und das, was gerade schwallartig aus meiner Vagina geflutscht ist, erinnert an Brombeerwackelpudding, ist aber deutlich Furcht einflößender. In meinem Kopf rasen die Gedanken. Fehlgeburt? Innere Blutungen? Oder hat sich mein gesamter Uterus verabschiedet? Zunehmend werde ich panisch, bin mir aber sicher, dass mein Körper den in die Schleimhäute gestochenen Metallfremdkörper abstößt – kann das *normal* sein?

Mit pulsierenden Schläfen wähle ich den Notruf. Kurz drauf stehen zwei Männer mit einem Erste-Hilfe-Koffer mit der Aufschrift »Berliner Feuerwehr« vor der Tür. Keine Ahnung, warum in Berlin die Feuerwehr kommt, wenn man einen Krankenwagen ruft, aber das ist mir in dem Moment egal. Ich habe Angst und brauche Hilfe.

Beim Einsteigen in den Hinterraum des Krankentransporters drücke ich in mir alles zusammen, um keine Tarantino-mäßige Post-Gemetzel-Szene zu hinterlassen. Die Frage des Sanitäters, ob Sitzen oder Liegen besser wäre, will ich direkt an ihn zurückstellen. Er wirkt blass. »Wenn das Blut kommt, kommt es. So oder so«, drohe ich unweigerlich. Im Blick des jungen Feuerwehrmanns steht Verunsicherung. Eine brennende Couch wäre ihm wohl lieber gewesen als eine junge Frau, die vaginales Blut in unkontrollierbaren Mengen von sich gibt.

»Tragen Sie eine … Binde oder so was, um das … äh … Blut aufzufangen?«

Diese Massen von Blut mit einer Binde aufzuhalten käme dem Versuch gleich, einen Tsunami mit einem Bonbonpapier zu stoppen. Ich erspare ihm das Klugscheißen.

»Ich trage eine Menstruationstasse.«

Der Sanitäter verstummt für einen kurzen Moment, dann räuspert er sich verunsichert. »Sie haben eine … Tasse da unten drin?« Am erneut deutlich sichtbaren Schlucken seines Adamsapfels wird Sorge erkennbar, ob nicht doch zerbrochenes Porzellan die Ursache meines Malheurs sein könnte.[15] Noch nie, das merke ich, hat er von so abstrusen Mitteln zum monatlichen Management gehört.

Doch mal abgesehen davon, dass auch Menstruation ein gesellschaftspolitisches Thema ist, das viel zu wenig Beachtung findet[16]: Das hier ist keine Periode. Es sind üble Nachblutungen nach einem invasiven Eingriff, den ich nicht nur für mich, sondern auch für meinen Freund auf mich genommen habe, der im Krankentransporter neben mir sitzt und mir besorgt die Hand tätschelt, denn mehr *kann* er nicht tun.

Würde es eine Spirale *für den Mann* gegeben – mein Partner wäre der Erste, der sich dazu bereit erklären würde, sie sich einsetzen zu lassen, um mich von den Qualen zu befreien. Doch ihm sind die Hände gebunden. Passiv mit jemandem leiden, den oder die man liebt, ist auch nicht schön. Im überfüllten Wartezimmer der nächtlichen Notaufnahme zieht er sich besorgt wie ein werdender Vater, drei schwarze Kaffee aus dem Automaten rein.

Als sich die diensthabende Gynäkologin zwischen meinen gespreizten Beinen schließlich des uterinen Unglücks annimmt, haben die Blutungen aufgehört. Nach wenigen Sekunden entfernt die Ärztin ihr kondombestücktes Ultraschallgerät aus meinem Körper und zieht ihre Latexhandschuhe ab. »Sie können gehen.«

»Wohin?«, frage ich, noch halb nackt.

»Nach Hause, wohin denn sonst. Ihr Blutdruck ist normal, und die Spirale sitzt, wo sie soll.« Fast klingt die Ärztin mit ihrem genervten Seufzen so, als wolle sie sagen: »Hat dir denn niemand gesagt, dass Frauen bluten?«

Als läge es in meiner *weiblichen Natur* zu leiden.

Ja. Menschen mit Uterus menstruieren. Und sie sind es, die dazu fähig sind, schwanger zu werden und zu gebären. Doch dass sie *zusätzlich* noch all die körperlichen Lasten von Verhütung zu tragen haben, ist nicht fair. Zum Kinderzeugen gehören immer noch (mindestens) zwei.

Die Schieflage in Sachen Verhütung hat weniger mit Biologie zu tun, als oft angenommen wird. Um wirklich zu verstehen, warum es als derart selbstverständlich gilt, dass Menschen mit Uterus ihre reproduktiven Organe auf Untersuchungsstühle und unter Untersuchungsinstrumente zu legen haben, während spermienproduzierenden Menschen sprichwörtlich die Hände anstatt buchstäblich die Samenleiter gebunden sind, müssen wir nachvollziehen, wie es überhaupt dazu kommen konnte.

Kontrazeption war nämlich nicht immer exklusiv und selbstverständlich ganz alleinige »Frauensache«. Sie wurde erst dazu gemacht.

TEIL I

GESCHICHTE

Wie Verhütung erst Teufelszeug und dann »Frauensache« wurde

1

VERHÄNGNISVERHÜTUNG

Von Krokodilkot, Engelmacher:innen und verhängnisvollen Einschnitten in die reproduktive Selbstbestimmung

Nicht zu Unrecht empfinden viele den marktwirtschaftlichen Siegeszug von Pille und Co. als mindestens genauso meilensteinartig wie die Erfindung des Buchdrucks, des Rads oder des Thermomix. Menschen wie der österreichische Psychoanalytiker Sigmund Freud meinten, »es wäre einer der größten Triumphe der Menschheit, eine der fühlbarsten Befreiungen vom Naturzwange«, wenn sich Fortpflanzung und Sex voneinander trennen ließen, um so den »Akt der Kinderzeugung zu einer willkürlichen und beabsichtigten Handlung zu erheben«.[1] Zu Freuds Zeiten war der Coitus interruptus noch Verhütungsmittel Nummer eins – abgesehen von Kondomen aus Leinen, Fischblasen oder Schafsdärmen und den ersten Diaphragmen waren bis Mitte des 20. Jahrhunderts schlichtweg keine Methoden zum Schutz vor ungewollten Schwangerschaften bekannt. Überhaupt sichere Möglichkeiten zur Familienplanung zu haben ist revolutionär.

Der sowohl verkorkste als auch verkokste (!) Freud, der im Rahmen seines Schaffens sexistische Fake News über vaginale und klitorale Orgasmen verbreitete (es gibt nur klitorale), ließ sich selbst übrigens den Samenleiter abbinden – jedoch nicht primär zur Verhütung, sondern weil er sich davon ewige Jugend und Vitalität erhoffte. Damit war der Tiefenpsychologe längst nicht der Einzige: Im frühen 20. Jahrhundert brach mit der Geburtsstunde der chemischen Hormonforschung eine regelrechte Trendwelle unter Ärzten (gendern nicht nötig) aus, mit ihren eigenen und mit fremden Hormonwerten wie Geschlechtsteilen zu experimentieren. Der britisch-französische Physiologe und Neurologe Charles-Édouard Brown-Séquard injizierte sich selbst über drei Wochen täglich zerquetschte Hodenflüssigkeit von Hunden und Meerschweinchen in den Oberarm, um die magische Jungbrunnenwirkung von Sperma auf den Körper zu beweisen (nicht ganz ohne Erfolg wohlbemerkt: zwar verbesserte sich die Intensität seines Urinstrahls, leider hielt dies jedoch nur einen Monat an, danach ging dieser Effekt wieder verloren).

Doch bevor wir uns der kulturellen Überhöhung gewisser Hormone und Körperflüssigkeiten widmen, reisen wir lieber noch ein wenig weiter in die Vergangenheit. So weit wie es ausgegrabene Fundstücke menschlicher Hoch- und Kontrazeptionskultur erlauben. Wie wurde verhütet, bevor es die Pille gab?

VERHÜTUNG MIT KROKODILDUNG, COCA-COLA UND DEM BIDET

Schon in antiken Medizinbüchern finden sich über 400 verschiedene mehr oder weniger empfehlenswerte Verhütungs- und Abtreibungsrezepte: vom Essigbad für den Penis bis zu einem Gönn-dir-ein-Scheidenzäpfchen-Gemisch aus zerstoßenem Krokodilkot und gegorenem Pflanzenschleim. Manche Schriften raten sogar schon zum Zyklustracking und warnen vor dem Sex während der Phase um dem Eisprung herum – mit diesem erstaunlich fortschrittlichen Wissen liefern antike gynäkologische Influencer wie der griechische Arzt Soranos von Ephesos, der um 100 n. Chr. in Rom praktizierte, mit ihrer

Arbeit bis in die Neuzeit hinein den kontrazeptiven Stein der Weisen.

Ratgeber von der Antike bis ins 20. Jahrhundert empfehlen aber auch, sich nach dem Sex je nach Zeitgeist die Uterusöffnung mit allen möglichen Mitteln auszuwaschen, bei Weitem nicht alle harmlos. Darunter altes Olivenöl, Honig, Balsam, Baumharz, Wein, aber auch Metallsulfate, Bleiweiß oder Listerine (ja, richtig gelesen, das Mundwasser). Marie Stopes, eine schottische Botanikerin, aber auch eine Koryphäe auf dem Gebiet der Verhütung, berief sich Mitte des 20. Jahrhunderts auf den kontrazeptiven Effekt des hochprozentigen Safts). Selbst Coca-Cola erlebte eine kurze Karriere als spermientötende Mischung, geeignet für Scheidenspülungen (das Marketing dieses Konzerns umfasst wohl alles).[2] Aus der Volksmedizin sind zudem bestimmte Heilpflanzen dafür bekannt, eine Schwangerschaft zu verhindern oder abzubrechen, etwa Arnika, Johanniskraut, Eisenkraut oder Aloe. Was wenig bekannt ist: Kontrazeptive Kräuterkunde gab (und gibt) es ebenso *für den Mann*. Im Mittelalter warnte die Kirche vor männlicher Unfruchtbarkeit durch Ackerminze und dem Schwarzen Bilsenkraut. Im Garten von Karl dem Großen soll die Bergraute nicht gefehlt haben, die, wie es in einem volksmedizinischen Buch heißt, »den natürlichen Samen austrocknet«.[3] Indigene Gruppen aus Süd- und Südostasien aus Papua-Neuguinea nutzen schon lange eine Heilpflanze namens *Justicia genderussa* zur Familienplanung.[4] Seit den Achtzigerjahren arbeiten Forschungsteams in Malaysia und Indonesien daran, daraus auch eine pharmazeutisch anerkannte »Pille für den Mann« zu entwickeln, bisher fehlen jedoch entscheidende Informationen zur genauen Wirkungsweise (zu aktuellen Entwicklungen in der Kontrazeptionstechnologie kommen wir im zweiten Teil des Buches).[5]

In einem Ratgeber aus dem Jahr 1911, der sich *Das goldene*

Frauenbuch: Die Frau als Hausärztin nennt, wird auch die Möglichkeit eines Harnröhrenstöpsels für den Penis diskutiert. Könnte es so einfach sein? Einfach vorne mit einem Korken zumachen, damit nichts rauskommen kann? Nun ja. Schon damals wurde der Ansatz als wenig zielführend und gesundheitsgefährdend eingestuft (Expert:innen warnen heute neben der bedingt gegebenen Sicherheit vor Verletzungen der Harnröhre). Außerdem war man sich um die Jahrhundertwende einig, dass »der Mann im allgemeinen wenig geneigt ist, sich Unbequemlichkeiten aufzuerlegen« (übrigens auch in Hinblick auf die Nutzung von Kondomen aus Tierdärmen), wie es im *Goldenen Frauenbuch* heißt.[6] Und so blieben Maßnahmen zur Schwangerschaftsverhütung weniger aufgrund von fehlenden Mitteln als aus einer gesellschaftlichen Überzeugung heraus »Frauensache«.

Bis ins 20. Jahrhundert war alles beliebt, was das Ejakulat aus der Vagina herausbefördern sollte: Springen, Husten, Kniebeugen und vaginale Muskelkontraktionen. Schließlich nutzte man zum postkoitalen Cleaning auch das Bidet als Scheidenspüler unter Anwendung von speziellen Gerätschaften, die befremdlicherweise als »Mutterspritzen« bekannt waren.[7] Offiziell wurden sie nur zur weiblichen Hygiene verkauft. Denn Verhütung und alles, was damit zu tun hat (Sex ohne Kinderwunsch oder gar außerhalb der Ehe), galt zu Beginn des 20. Jahrhunderts als verruchte Gotteswidrigkeit.

So absurd manche Verhütungsmethoden vielleicht klingen mögen. Sie entstanden nicht aus Spaß und freien Stücken, sondern aus Not.

Schwangerschaft und Geburt sind an sich schon extrem risikoreiche, potenziell lebensgefährliche Prozesse. Und sich dann noch um ein Kind zu kümmern, bis es sich eigenverantwortlich versorgen kann, obwohl man vielleicht selbst unter härtesten Bedingungen ums Überleben kämpft, ist noch eine weitere große Herausforderung. Der Kreativität in Sachen Verhütung waren deshalb auch keine Grenzen gesetzt, weil jeder Versuch es wert war, nicht noch ein Kind zu bekommen, für das keine Zeit, keine Nahrung und keine Liebe übrig war.

DIE MÖGLICHKEIT, SICHER ZU VERHÜTEN, IST EIN ENORMES PRIVILEG

Stellen wir uns Berlin um 1900 vor. In den wachsenden Industrievierteln am Rande immer größer werdender Fabriken mit rauchenden Schornsteinen herrschte Elend – Menschen litten an Mangelernährung, Armut und Krankheit. In den schlammigen Straßen wuselten Ratten im verdreckten Abwasser umher, in unmittelbarer Nähe wuschen Leute ihre Wäsche, ihr Geschirr und ihre Gesichter. Großfamilien teilten sich wenige Quadratmeter zum Schlafen, Kochen und Wohnen. Gerade in Arbeiterfamilien mit vielen Nachkommen schufteten Männer, Frauen und Kinder bis zum körperlichen Zusammenbruch. Als Ursache von ungeschütztem Sex und Vergewaltigungen war die Zahl der (ungewollt) Schwangeren enorm hoch, und wenn die Familie Zugang zu fließendem Wasser hatte, mit dem man ein Neugeborenes waschen konnte, verminderte das zumindest das Risiko, dass das Kind zu den 20 Prozent gehörte, die in den ersten fünf Lebensjahren starben.[8] Im Leben einer weniger privilegierten Frau waren fünfzehn Schwangerschaften nichts Außergewöhnliches. Ungefähr die Hälfte wurde ausgetragen – dementsprechend häufig kam es zu Fehl- und Totgeburten, die auch für Gebärende nicht selten mit dem Verlust des eigenen Lebens endeten.

Und auch wenn bei Schwangerschaft und Geburt alles gut ging: Ein Baby bringt man nicht nebenbei durch – besonders nicht, wenn man selbst kaum zurechtkommt (und das gilt bis heute). Ohne die Möglichkeit, ungewollte Schwangerschaften zu verhindern und abzubrechen, ist es Menschen (und besonders Frauen) kaum möglich, sich zu bilden, die soziale Klasse zu verlassen und aus Abhängigkeitsverhältnissen auszubrechen.

Man kann sich kaum vorstellen, welche Not Leute in Europa umtrieb, die noch bis vor ein paar Jahrzehnten aus Mangel an Möglichkeiten der Familienplanung in kalten Nächten ihre Neugeborenen an offene Fenster legten, damit sie starben.[9] Viele ungewollt Schwangere nahmen sich aus Verzweiflung das Leben. Manche entsorgten die mit Drähten herausgestocherten Embryonen an versteckten Orten, um nicht ins Zuchthaus zu kommen und damit die soziale Zugehörigkeit aufs Spiel zu setzen.

Bis Mitte der Siebzigerjahre waren ungewollt Schwangere aufgrund des Verbots abzutreiben oft dazu gezwungen, sich in die Hände von halb kriminellen Scharlatanen zu begeben, die in dunklen Kellern einen Eingriff vornahmen – abgeschottet von jeglichen Sicherheitssystemen. Nicht selten führten diese Abbrüche zu Infektionen, Unfruchtbarkeit bis hin zum Tod.

Die Menschen, die anderen zur Abtreibung verhalfen (darunter nicht nur Scharlatane) wurden Engelmacher:innen genannt und als solche verfolgt und mit Geldbußen und Haft bestraft.[10]

Man könnte meinen, wir seien als moderne Gesellschaft des 21. Jahrhunderts schon längst an dem Punkt, an dem Gebärfähige selbst über ihren Uterus entscheiden dürfen. Doch Schwangerschaftsabbrüche sind in Deutschland nach wie vor nicht legal. Weiterhin macht sie Paragraf 218 des Strafgesetzbuchs zur Straftat – nur unter bestimmten Bedingungen ist ein Abbruch *straffrei*. Dazu gehören eine verpflichtende Beratung sowie eine verpflichtende Bedenkzeit von drei Tagen. Außerdem muss der Eingriff innerhalb der ersten zwölf Schwangerschaftswochen vorgenommen werden. Aber was, wenn ich erst in der zehnten Woche bemerke, dass ich schwanger bin?

Blickt man hierzulande auf einen positiven Schwangerschaftstest und entscheidet sich für einen Abbruch, muss es schnell gehen. Denn auch, wenn man sich noch so sicher ist, dass die Entscheidung für eine Abtreibung gefallen ist, besteht die rechtliche Verpflichtung, sich beraten und die Sache noch mindestens drei Tage lang durch den Kopf gehen zu lassen, also mit einem vor sich hinwachsenden, ungewollten Zellorganismus zu schlafen.

Als seien Menschen mit Uterus per se nicht dazu in der Lage, selbst eine Entscheidung darüber zu treffen, ob sie bereit für ein Kind sind oder nicht. Die meisten Frauen, die abtreiben, haben bereits Kinder.[11] Sie wissen also sehr wohl um das Potenzial einer befruchteten Eizelle Bescheid.

Ungeplant ein Kind zu bekommen kann die komplette Neuausrichtung eines Lebens erfordern. Wie finanziere ich mich und meine Familie? Wie lassen sich Lohnarbeit und unbezahlte Sorgearbeit vereinen? Und als wäre es nicht schon unangenehm genug, eine Entscheidung zwischen Austragen und Abtreiben zu fällen und die jeweiligen körperlichen Folgen zu tragen (Ausdehnung auf den dreifachen Bauchumfang, monate- bis jahrelanger Verzicht auf Alkohol, Zigaretten und andere Dinge, die Spaß machen, mal ganz zu schweigen von den körperlichen Grenzleistungen, die eine Geburt bedeuten kann und die wenig gesehene körperliche Arbeit, die durch das ständige Stillen, Schuckeln und tages- wie nachtzeitliche Kümmern anfällt), münden beide Entscheidungen auch heute noch oft in sozialer Ächtung, Stigmatisierung und finanziellen Kosten.[12]

Wer mit vierzehn ein Kind bekommt, wird komisch angeguckt. Wer abtreibt als unvernünftig, egoistisch und im schlimmsten Fall als Mörderin bezeichnet. »Warum hat sie nicht besser aufgepasst? Wozu gibt es denn die Pille?« Durch restriktive Abtreibungsgesetze werden ungewollt Schwangere buchstäblich dazu genötigt zu gebären. Kein Wunder, dass mit Beginn der Pubertät gebetsmühlenartig eingeschärft wird, auf »Nummer sicher« zu gehen. Die Bereitschaft, als Mensch mit Uterus alles Mögliche zu tun, um ja nicht ungewollt schwanger zu werden, ist dementsprechend hoch. Doch mit Natur hat dies wenig zu tun.

FRAUEN VERHÜTEN NICHT, WEIL ES SPASS MACHT – DAS, WAS SPASS MACHT, IST (GUTER) SEX OHNE UNGEWOLLTE KONSEQUENZEN (UND DEN WOLLEN NICHT NUR FRAUEN)

Es ist enorm wichtig, sich vor Augen zu führen, dass eine ungewollte Schwangerschaft kein *biologisch* gegebenes, in seinen vielfachen Konsequenzen zu ertragendes, selbst verschuldetes Übel für Gebärfähige ist. Nicht »die Natur« schwängert Menschen gegen ihren Willen, und es ist auch nicht die Natur, die sie dazu zwingt, eine ungewollte Geburt auszutragen. Weder hat die Natur bestimmt, dass Menschen mit Uterus der Zugang zu Wissen zur Verhütung untersagt wird, noch hat sie Abtreibung ins deutsche Strafgesetzbuch unter Mord und Totschlag gesetzt. Vielmehr steckt dahinter eine *Kultur,* die das alles irgendwie als »natürlich« oder rechtens erscheinen lässt.

Wir leben in einer Welt, in der die merkwürdige Meinung, dass es Männern in bestimmten Kontexten zustünde zu vergewaltigen, und dass Frauen in der Pflicht stehen, dies passieren zu lassen (und die Konsequenzen zu tragen haben) fest im gesellschaftlichen Denken verankert ist. Bis ins Jahr 1966 (!) betrachtete der Bundesgerichtshof (BGH) den »ehelichen Verkehr« als Teil des staatlich-partnerschaftlichen *Vertrags*, der mit dem allzu romantischen Jawort zum Gesetz wurde. Im damaligen Gesetzestext hieß es, dass es nicht genügt, die Dinge einfach *teilnahmslos* über sich ergehen zu lassen. Die Ehe fordere »Opferbereitschaft und verbietet es, Gleichgültigkeit oder Widerwillen zur Schau zu tragen«.[13] Jeder Ehemann in Deutschland hatte bei einer solchen Formulierung buchstäblich das *Recht*, seine Frau zu vergewaltigen.

Aus dieser Perspektive wundert es nicht, dass nach wie vor gerne mit Applaus behauptet wird, die Pille habe *Freiheit* gebracht. Laut Alice Schwarzer sei sie sogar ein Geschenk Gottes, weil die Zeit vorher »einfach die Hölle war«.[14] Doch wie groß ist eine Freiheit, die so eng an Zwang geknüpft ist?

Wenn ein Mann eine Frau vergewaltigt, wird teils immer noch danach gefragt, was *sie* anhatte und wie *sie* sich benommen hat. Als ließe sich durch ihr Verhalten eine Vergewaltigung oder andere Formen von Gewalt in irgendeiner Hinsicht legitimieren. Laut einer erschreckenden europäischen Studie aus dem Jahr 2016 finden mehr als ein Viertel der Befragten Geschlechtsverkehr ohne Einwilligung unter bestimmten Umständen in Ordnung – beispielsweise, wenn eine Frau betrunken ist, nach einer Party mit jemandem nach Hause geht, sich »freizügig« kleidet oder vorher mit jemandem geflirtet hat.[15] Vergewaltigungen sind niemals okay. Und wenn ich völlig druff nachts um vier splitternackt durch den Wald laufe.

Mittel wie die Pille können Schlimmeres verhindern. Doch wie schlimm Schlimmeres ist, wird nicht allein durch körperliche Dimensionen von Schwangerschaft und Geburt festgeschrieben. Wenn ich daran denke, abtreiben zu müssen, fürchte ich mich weniger vor dem Eingriff selbst – sowohl medikamentös als auch instrumentell käme infrage –, als vor der rechtlich-gesellschaftlichen Toleranz-Grauzone, in die ich mich durch einen Schwangerschaftsabbruch begebe. Wer abtreibt, begeht offiziell immer noch eine Straftat – im Jahr 2017 steht im Schnitt mehr als jede vierte Person in Deutschland Schwangerschaftsabbrüchen mit Ablehnung gegenüber.[16] Würden meine Familie oder meine Freund:innen meine Entscheidung verstehen? Kann ich offen darüber reden? Wie gehe ich damit um, wenn andere mich für verantwortungslos, unmoralisch oder gar kriminell halten? Und was passiert, wenn mir doch jemand ins Gewissen redet? Wie schaffe ich es am besten, rechtliche Regelungen und Fristen einzuhalten? Nehme ich mir eine Woche von der Arbeit frei, um mich vom Eingriff gut zu erholen? Erzähle ich Arbeitgebenden davon?

Schwangerschaftsabbrüche werden im Normalfall nicht von der Krankenkasse übernommen, sie bedeuten neben den möglichen körperlichen und emotionalen Belastungen auch finanzielle Kosten – Dinge, die vermeidbar wären. Längst ist klar, dass Verbote und Einschränkungen von Schwangerschaftsabbrüchen nicht dazu führen, dass keine Abtreibungen mehr durchgeführt werden. Es bedeutet, dass sie unter unsicheren, gefährlichen und ausbeuterischen Bedingungen passieren.[17] Studien zeigen, dass die Zahl der Abbrüche sich nicht signifikant mit der Gesetzeslage in einem Land verändert.[18] Und dennoch werden einer Person, die ungewollt schwanger wird und abtreiben möchte, entgegen jeder medizinischer und ethischer Logik weiterhin systematisch Steine in den Weg gelegt.

Bis vor Kurzem durften in Deutschland nicht mal Ärzt:innen auf ihrer Webseite über Schwangerschaftsabbrüche informieren, ohne Gefahr zu laufen, wegen der Verbreitung von »Werbung für Abtreibungen« vor Gericht zu landen. Ärztinnen wie Kristina Hänel und Alicia Baier wurden auf Grundlage des mittlerweile gestrichenen Paragraf 219a angeklagt und teils zu Geldstrafen verurteilt, weil sie sachlich darüber aufklärten, wie der Eingriff bei einem Abbruch aussieht.

Bezeichnenderweise kam Paragraf 219a im Jahr 1933 unter den Nationalsozialisten »zum Schutz von Ehe, Familie und Mutterschaft« ins Reichsstrafgesetzbuch – um eine »arische Rasse« zu reproduzieren. Neunzig Jahre später landete er endlich dort, wo er hingehört: auf den miefenden Müllhaufen der deutschen Nazi-Geschichte, der immer noch zum Fenster reinstinkt.

VERHÜTUNG ALS TEIL DER REPRODUKTIVEN ROLLE

Halten wir fest: Dass Menschen mit Uterus in der alleinigen Verantwortung stehen zu verhüten, steht im Zusammenhang damit, dass sie über viele Jahrhunderte hinweg zur Reproduktion gedrängt wurden. Dies ist Teil dessen, dass ihnen eine festgeschriebene kulturelle Identität auferlegt wurde: die Mutter-, Ehe- und Hausfrauenrolle.

Bis zur Einführung moderner Kontrazeptionsmittel war Verhütung in einer Partnerschaft oder Ehe etwas, das *präventiv* überhaupt nur durch Enthaltsamkeit oder Coitus interruptus wirklich praktiziert werden konnte – Dinge, die Frauen in einer Kultur, die ihnen keine reproduktiven Rechte einräumt und Vergewaltigung normalisiert hat, nicht zu entscheiden haben. Frauen blieben oft nur hilflose Maßnahmen, *nach* einem Samenerguss noch das Schlimmste zu verhindern (Scheidenspülungen sind mit einem Pearl-Index von 31 so ziemlich die unsicherste Verhütungsmethode überhaupt, noch viel unsicherer als »Rausziehen«). Ihnen wurde keine Möglichkeit gegeben, selbst über ihre Reproduktion zu entscheiden. Über viele Jahrhunderte des christlich-westlichen Patriarchats war die Entscheidung zur Verhütung damit alleinige *Männersache*. Dies änderte sich erst Mitte des 20. Jahrhunderts, und zwar mit der Marktzulassung der Pille.

Doch gehen wir noch mal ein paar Schritte zurück.

Wie kam es dazu, dass in der Antike Wissen und Zugang zu

Verhütung und Abtreibungen so ähnlich gehandhabt wurden wie Wissen und Zugang zu Mitteln gegen Husten, Pest oder Appetitlosigkeit und nur ein paar Jahrhunderte später Menschen, die Schwangerschaftsabbrüche durchführten oder darüber informierten, als Hexen auf dem Scheiterhaufen landeten? Dazwischen ist bekanntlich viel passiert – historische Meilensteine und glorifizierte Ereignisse, auf denen unsere heutige Realität wurzelt: Aufklärung, wissenschaftliche Revolution, die Erschließung der Welt und die damit einhergehende Erfindung eines ganzen Systems, das an unaufhörliches Wachstum glaubt. Bis heute wird die »Entdeckung« außereuropäischer Kontinente stark romantisiert. Die Schattenseiten des europäischen Imperialismus – Krieg, Gewalt und Unterdrückung – wurden lange Zeit ganz aktiv unter den Teppich gekehrt.

Was das alles mit Verhütung zu tun hat?

Reproduktion ist eine der wichtigsten Voraussetzungen für wirtschaftliche und kulturelle Expansion.

Wie es die französische Schriftstellerin und Regisseurin Virginie Despentes in ihrem Essay *King Kong Theorie* auf den Punkt bringt, »gehören die Körper der Frauen den Männern nur dann, wenn die Körper der Männer in Friedenszeiten der Produktion und in Kriegszeiten dem Staat gehören«.[19] In einem auf Besitzvergrößerung, Ausbeutung und Reviermarkierung ausgerichteten System ist Fortpflanzung nichts, das man der breiten Masse einfach so selbst überlässt. Denn wer weiß, wie sich Schwangerschaften herbeiführen oder verhindern lassen, hat buchstäblich das Sagen über Leben und Tod.

2

DIE GESCHICHTE DER VERHÜTUNGSUNGERECHTIGKEIT

Hexen, Kolonialzeiten und die Angst vor einer »zu vollen« Welt

Über lange Zeit ging es in der europäischen Historie darum, für mehr Nachwuchs in der eigenen Gesellschaft zu sorgen. Mehr Kinder bedeuteten mehr Reichtum; Hände, die arbeiten, Körper, die kämpfen und Köpfe, die die Tradition fortführen. Schon mittelalterliche Gelehrte wie Thomas von Aquin (um 1225–1275) waren dementsprechend der Ansicht, dass »der wesentliche Wert der Frau in ihrer Gebärfähigkeit und in ihrem hauswirtschaftlichen Nutzen« liegt.[1] Gerade ab der Neuzeit – Zeiten, in denen sich Kriege, Konflikte und ein beständiges Neuverhandeln von (kolonialen) Grenzen mehrten – strebten Staats- und Kirchenoberhäupter immer bewusster eine große Zahl an Nachkommen innerhalb der eigenen Reihen an. Denn ohne Nachkommen waren die Chancen auf Machterhalt gering. Ohne Kinder gab es keine zukünftigen Arbeiter:innen in den Fabriken und kein »wertvolles Menschenmaterial« für das Militär, wie das österreichisch-ungarische Kriegsministerium an das Innenministerium 1916 in einem Brief schreibt. Angesichts der großen Verluste durch den Ersten Weltkrieg sollten Verhütungsmittel verboten und die Einhaltung des Abtreibungsverbots stärker kontrolliert werden.[2]

Doch woher nahmen sich kirchlich-politische Mächte eines Tages überhaupt das Recht, Gott zu spielen und über reproduktionsfähige Körper fremdzubestimmen, als seien sie nur weitere Spielfiguren auf dem militärischen Schachbrett?

Lange bevor Weltkriege, Industrialisierung, Digitalisierung und Kapitalismus zu einem derart hohen Bedarf an Menschenmassen führten, begriff sich der Mensch als kleines Rädchen in einem viel mächtigeren, in sich logisch funktionierendem System. Wetterumschwünge, Kälte, Dürren und Heuschreckenplagen galten als Strafe des »Herren« oder einer anderen höheren Macht. Die Natur wurde als bedrohlich und mächtig wahrgenommen – der Respekt war groß. Doch ab dem 15. Jahrhundert änderte sich dies: Der Mensch stellte sich immer mehr über seine Umwelt, fing an, in sie einzugreifen und alles, was er der Natur zuordnete, gezielt zu »beherrschen« – und zwar buchstäblich, denn der Mensch begriff sich mit dem Beginn der Aufklärung zunehmend als Mann. Gebärfähige wurden zur Naturressource, deren Schalter sich je nach Bedarf auf »On« oder »Off« stellen ließ. Und wenn etwas nicht nach Plan lief, hieß es auf einmal immer häufiger, Hexen seien schuld.

Generell wurden Menschen, die der Hexerei bezichtigt wurden – zu etwa 80 Prozent weiblich gelesene Menschen[3] –, bald zum Sündenbock für alles mögliche und unmögliche Unheil, was das Wohlergehen der Gesellschaft anbelangte: Kälteperioden, Ernteausfälle, Stürme und eben auch ausbleibende Nachkommen. Nicht umsonst wurde »Hexen« nachgesagt, dass sie die Monatsblutung zu verschieben oder in Dunst aufzulösen wissen. Oft handelte es sich um Menschen, die wussten, wie sich durch Kräuter Schwangerschaften verhüten oder abbrechen ließen. In einer Schrift aus dem Jahr 1448 von Papst Innocent VIII. heißt es sogar ganz explizit, dass »Hexen« die Nachkommenschaft töten, Männer daran hindern zu »generieren«, und Frauen daran zu »empfangen«.[4]

Anders als oft angenommen, ist die europäische Hexenverfolgung kein Relikt des finstersten Mittelalters, in dem die Ansicht dominierte, die Erde sei eine von Gott beherrschte und wie ein Schachbrett bespielte Scheibe. Das Wort »Hexe« tauchte zum ersten Mal überhaupt erst im 15. Jahrhundert auf – mit dem Beginn der Neuzeit und der allmählichen Trennung von Staat und Kirche. Trauriger Höhepunkt der im Spätmittelalter beginnenden grausamen Gewaltwelle gegen Menschen, die sich nicht an kirchlich-feudalistische Ordnungs- und Reproduktionsprinzipien halten wollten oder einfach nur zum falschen Zeitpunkt am falschen Ort waren, ist das 17. Jahrhundert – eine Epoche, in der göttliche Gesetze und wissenschaftliche Erkenntnisse immer weiter auseinanderdrifteten, globale Handelswege die Welt zunehmend vernetzte und sich die Nachfrage nach unbezahlter Arbeitskraft auf den Plantagen in der Karibik und Lateinamerikas vergrößerte. Damals tranken Leute aus der weißen Oberschicht schon Tee und Kaffee aus chinesischem Porzellan, gingen in die Oper und lasen die Wochenzeitschrift.

Es ist wichtig, sich bewusst zu machen, dass die Hexenverfolgung keine willkürlich-grausame Laune barbarischer Bauern, frustrierter Päpste und misogyner Mönche wie Heinrich Kramer war, der als Mitautor des *Hexenhammer* sein Leben lang übrigens nicht nur mit akribischer Ambition gegen Frauen, sondern auch gegen Juden und Jüdinnen hetzte. Die Sache hatte multiple gesellschaftliche Hintergründe.

Besonders im 17. Jahrhundert führten Seuchen und Krieg zu einer höheren Kindersterblichkeit und weniger Geburten. Klimatische Veränderungen brachten klirrende Kälte – durch die Kleine Eiszeit kam es jahrelang zu Ernteausfällen, die Folge waren Hungersnöte, Tod und Krankheit. Viele Menschen lebten am Limit. Die Angst vorm Tod war omnipräsent. Außerdem hatte mit den Expeditionen über den Atlantik und dem bis heute als »Entdeckung Amerikas« bekannten Gewaltereignis 1492 die Kolonialzeit begonnen (zumindest offiziell, denn schon Anfang und Mitte des 15. Jahrhunderts hatten europäische Großmächte angefangen, Gebiete außerhalb Europas blutig zu erkämpfen, zu besetzen und indigene Menschen zu versklaven). Und dass sich dieses Ereignis mit dem Beginn der Hexenverfolgung und der zunehmenden Vertreibung und Ermordung von Juden und Jüdinnen in Europa im 16. Jahrhundert historisch die Hand gibt, ist kein Zufall.[5] Europäische Mächte wollten die eigene Kultur expandieren, schickten Siedler:innen an Orte, die sie für ihr Imperium vereinnahmten, bekriegten Andersgläubige, vernichteten Wissen und kämpften um Territorien, die ihnen nicht zustanden. Und zwar für die nächsten 400 Jahre.

Die letzten legalen Hinrichtungen aufgrund von »Hexerei« fanden 1793 in Südpreußen statt – vier Jahre nach der Französischen Revolution und sechs Jahre vor der Einführung der Pockenschutzimpfung. Damals gab es sogar schon Eisenbahnen, mit denen man die Leichen hätte wegtransportieren können.

Die Annahme, grausame Verurteilungen und Hinrichtungen von »Hexen« seien ein Relikt des finsteren Mittelalters, ist verhängnisvoll, denn sie verkennt, um was es dabei eigentlich ging: Kontrolle über die Gesellschaft und ihre Zukunft. Durch Verhütungs- und Abtreibungsverbote wächst die Bevölkerung. In Kombination mit strengen Maßnahmen für Ehe, Familiengründung und Erziehung entwickelt sich ein Volk nach ganz bestimmten Parametern. Auch Institutionen wie Kirchen, Schulen oder andere Orte, in denen Wissen und Werte vermittelt werden, sind wichtig, um festzulegen, was als Teufelszeug, verboten oder abstrus gilt und was als erstrebenswert, richtig und fortschrittlich. Ein Verständnis von Moral wird Menschen nicht angeboren.

Für imperialistisches Großmachtstreben braucht(e) es nicht nur Waffen, sondern auch Personen, die sie bedienten. Mit anderen Worten: »Menschenmaterial« und dementsprechend jede Menge gebärfähige Personen, die genau dafür sorgten. Frauen sollten möglichst viele Kinder auf die Welt bringen, sie versorgen und entsprechend gesellschaftlichen Vorstellungen zu einer neuen Generation aus Siedler:innen, Arbeiter:innen und Soldat:innen heranziehen. Je größer und mächtiger ein Staat im globalen Gefüge wurde, desto mehr wurde es zur rein weiblichen Tätigkeit, sich unentlohnt um Männer, Kinder, Kranke und Alte zu kümmern. Arbeitsteilung ist gewinnbringend, und wenn man den Großteil der Menschheit für ihre Tätigkeiten nicht dafür bezahlen muss, ist das natürlich besonders lukrativ.

Letztendlich diente die europäische Hexenjagd auch dazu, Angst zu schüren und die Bevölkerung einzuschüchtern. Nachahmen nicht erwünscht. Sex wurde buchstäblich zum Teufelszeug und war nur noch unter strengen Bedingungen erlaubt. Darstellungen vom Hexensabbat (da, wo sich der Fantasie der Fanatiker:innen nach die Hexen mit dem Teufel trafen) erinnern mit den nackt auf Besenstielen reitenden Frauen an das, was den Mächtigen einer patriarchal-feudalistischen Gesellschaft ein Dorn im Auge ist: Frauen, die nachts ausfliegen und Sex haben, ohne dass dabei mit dem vom kirchlichen Machtapparat zugeteilten Kindsvater wie gewünscht auch Nachkommen für Haus, Hof und Nation entstehen. Die »Teufelsbuhlschaft« war eine der Hauptanklagepunkte für Hexerei, und es hieß, dass Frauen aufgrund ihrer geringeren Vernunft und ihrer körperlichen Gelüste viel eher dafür anfällig seien als Männer.

Als Beweis für Hexerei (beziehungsweise als »Hexenmal«) reichte in manchen Prozessen schon der Besitz einer sichtbaren Klitoriseichel.[6] Die weibliche Libido birgt Bedrohliches für patriarchale Verhältnisse – besser, sie wird zum Verschwinden gebracht.

Bis ins 17. Jahrhundert galten Frauen als die zügelloseren, gewalt- und lustvolleren Menschen. Erst im Zuge der Industrialisierung setzte sich im Bürgertum das Bild von Frauen als idealerweise keusch-frigide, unterworfene und zerbrechliche Wesen durch, das bis heute zur Annahme führt, Menschen mit Vulva hätten »von Natur« aus weniger zu sagen oder »von Natur aus«

weniger Lust auf Sex. Weibliche Sexualität wurde von der Kirche und den Wissenschaften bewusst tabuisiert und auf Reproduktion beschränkt.

Wie die Schweizer Journalistin Mona Chollet in ihrem Buch *Hexen. Die unbesiegbare Macht der Frauen* schreibt, war es letztendlich eine »gelungene Mischung aus Schmeichelei, Verführung und Bedrohung«, die in den letzten Jahrhunderten ein Modell etablierte, das Frauen an ihre reproduktive Rolle fesselte und ihre Teilhabe an Politik, Wirtschaft und Wissenschaft bis ins 20. Jahrhundert für nicht rechtmäßig erklärte.[7] Irgendwann war es nicht mehr nötig, Menschen als Hexen auf dem Scheiterhaufen zu verbrennen, da es längst Gesetze unmöglich gemacht hatten, etwas anderes zu tun, als sich an die Regeln zu halten. Ab dem 17. und spätestens im 18. Jahrhundert hatten Gebärfähige nichts mehr in der Landwirtschaft und im Handwerk zu suchen, verloren ihren Status und auch ihre Eigenständigkeit als Hebammen, Medizinfrauen oder Apothekerinnen.[8] Frauen durften bis ins frühe 20. Jahrhundert hinein nicht wählen, nicht studieren und nichts besitzen.

Wir dürfen nicht vergessen: Bis vor rund hundert Jahren waren in Wirtschaft, Politik und Wissenschaft nahezu ausschließlich Männer zu finden, während Frauen hinter verschlossenen Türen blieben. Männer waren auf der Straße sichtbar, bauten und bedienten Maschinen, errechneten Wirtschaftspläne, füllten Lehrbücher und Gesetzestexte. Patriarchal-christliche Ideen, Werte und Systeme haben sich mit der Einführung des Frauenwahlrechts oder einer Bundeskanzlerin nicht einfach so erledigt. Viel zu wenig wird hinterfragt, auf welch historischem Fundament heutige gesellschaftliche Strukturen und Annahmen vom »ganz natürlichen Lauf der Dinge« aufbauen.

DIE HEXENVERFOLGUNG MÜNDET IN JENER BÜRGERLICHEN GESCHLECHTERORDNUNG, DIE MAN HEUTE MÜHSAM ZU DEKONSTRUIEREN VERSUCHT

Natürlich ist das etwas vereinfacht ausgedrückt. 2000 Jahre blutige Machtergreifung lassen sich nicht mal eben so zusammenfassen, und auch zur Hexenverfolgung ist es schwierig, allgemeine Aussagen zu treffen. Letztendlich steckt hinter jeder als Hexe:r ermordeten Person ein Einzelschicksal. Wichtig ist die Tendenz: eine klare Gesellschaftsordnung. Mann und Frau und wie sie sich zu verhalten hatten, wurden zum unangefochtenen obersten Gebot. Die Hexenverfolgung war wichtiger Baustein eines Wirtschafts- und Gesellschaftssystems, in dem die allermeisten Gebärfähigen systematisch und institutionell durch Gesetze und Regeln zur Unterordnung gezwungen wurden. Männer sollten auf Feldern und Fabriken arbeiten, mit Waren und Geld über Häuser, Länder und Besitz handeln und im Zweifel kampfbereit mit Waffen und Fäusten die Grenzen eines Nationalstaats verteidigen. Währenddessen sollten Frauen durch Sorgearbeit, Pflege und regierungstreue Erziehung die Gesellschaft von innen stabilisieren.

Die italienisch-US-amerikanische Philosophin Silvia Federici sieht in der zunehmenden Kriminalisierung von Verhütung und Schwangerschaftsabbruch ab dem 15. Jahrhundert dementsprechend »ein Phänomen, dessen Bedeutung gar nicht hoch genug veranschlagt werden kann, und zwar sowohl hinsichtlich seiner Auswirkungen auf Frauen als auch in Bezug auf seine Folgen für die kapitalistische Arbeitsorganisation«.[9]

DIE AUSBEUTUNG VON PEOPLE OF COLOR, FRAUEN UND NATUR HÄNGT ZUSAMMEN

Besonders zu Zeiten, in denen die Kirche immer mehr an Macht verlor, mussten tragfähigere Argumente her, um zu behaupten, dass manche Menschen berechtigterweise über andere herrschen, als Erzählungen von Hexen, Teufeln, Adam, Eva und einer paradiesischen Schlange. Seit der allmählichen Säkularisierung und der (männlichen) Revolution von Geist, Vernunft und Ratio hat Diskriminierung neue Verbündete bekommen: die Wissenschaften. Um unfaire Verhältnisse in allen Bereichen der Gesellschaft selbst in »aufgeklärten« Zeiten weiter zu verankern, suchte man auch in der Biologie immer obsessiver nach Unterschieden zwischen Menschen unterschiedlichen Geschlechts und Herkunft. Binäre Denkmuster, die Abgrenzung zwischen Körper und Geist, Kultur und Natur, Mann und Frau, *weiß* und Schwarz erlaubten es einer akademisch-adelig-religiösen Oberschicht, sich einen hohen Platz in der Machtpyramide zu sichern. Hierarchien, die immer wieder durch Wissenschaft, Religion, Philosophie oder anderswie gebetsmühlenartig als wahrhaft, faktisch, richtig und fortschrittlich deklariert wurden, gaben der Ausbeutung von Menschen, Tieren und Pflanzen jene gesellschaftliche Legitimationsgrundlage, die gegenwärtig in der Klimakatastrophe mündet.

An der Spitze der Evolution standen laut dem britischen Naturforscher Charles Darwin (1809–1882) und seiner Anhängerschaft – Überraschung – Menschen wie sie selbst, *weiße* Männer. Frauen wurden auf einer niedrigeren Stufe der Evolution verortet, nah dran an den Menschen, die als »Wilde« galten. Alle, die nicht *weiß* und nicht männlich waren, wurden als Teil einer zu nutzenden und ausbeutbaren Naturressource betrachtet. Sie wurden buchstäblich entmenschlicht und zu etwas gemacht, über das es zu herrschen und deren Fortpflanzung es unter Kontrolle zu bringen galt. Zu Zeiten der Kolonialisierung wurde, neben vielen christlich-westlichen Glaubenssätzen, Vorstellungen von Moral, Sitte und Wahrheit auch das westliche Patriarchat exportiert. Frauen, die in indigenen Gesellschaften zuvor oftmals noch sozial sehr angesehene Positionen eingenommen hatten, im Zuge der westlichen Kolonialisierung ihren Männern untergeordnet – gemäß »zivilisatorischen« Weltbildern aus dem christlichen Europa.[10] Ähnlich wie bei der europäischen Hexenverfolgung ab dem 16. Jahrhundert beschrieben westliche Kolonialforschende auch Menschen in den Kolonialgebieten als zügellos und hypersexuell, um Gewaltmaßnahmen »zur Kontrolle« und sexualisierte Gewalt zu legitimieren.

Durch Philosophen wie dem Engländer Thomas Hobbes und seinem oft zitierten Gedanken, dass der Mensch dem Menschen ein Wolf ist, oder der Vorstellung von dem Menschen als Homo oeconomicus, der den Nutzen und seine Maximierung in den Fokus stellt, setzte sich zudem die Idee durch, dass der Mensch *von Natur aus* egoistisch sei und immer auf den eigenen Vorteil bedacht. Mord, Totschlag und Raub lägen in der menschlichen (besser gesagt der männlichen) Biologie. Von daher sei es nur logisch, dass Männer sich gegenseitig bekriegen und Frauen vergewaltigen.

Mittlerweile gibt es zahlreiche Gegenannahmen zu diesem negativen, »realistischen« Menschenbild. Unzählige Studien beweisen, dass Menschen an sich nicht böse, sondern gut sind. Bei solch durch und durch negativ geprägten Visionen wie der von Hobbes, auf die sich Wirtschafts- und Politikexpert:innen der Vergangenheit und Gegenwart beziehen, handele es sich laut der Politikexpertin Kristina Lunz eher um eine selbsterfüllende Prophezeiung als um wirklichen »Realismus«: Es sind »Prophezeiungen«, so Lunz in ihrem Buch *Die Zukunft der Außenpolitik ist feministisch*, die »die patriarchale Gewalt aufrechterhalten, unter der besonders Frauen und andere politische Minderheiten leiden«.[11]

Übrigens verbrachte auch Immanuel Kant, der bis heute als *das Brain* der deutschen Aufklärung schlechthin gilt, viele Jahrzehnte damit, die Menschen in »Rassen« einzuteilen, verbunden mit bestimmten Eigenschaften.[12] Emotionalität und Gefühle waren für Kant etwas Negatives – und etwas Weibliches. Aus einer ähnlichen Logik heraus war auch sein Schweizer Kollege Jean-Jacques Rousseau der Überzeugung, dass Frauen mit ihrem wankelmütigen Gemüt die Vernunft fehle, um etwas zu sagen zu haben – sie seien ganz anders als Männer, nämlich »Gefangene ihrer sexuellen Leidenschaften« und sollten daher vom öffentlichen Leben ausgeschlossen werden.[13]

Frauen seien nun mal weniger vernünftig, weniger rational und gradlinig, hieß es damals, und irgendwie scheint dieser Grundsatz noch bis heute zu gelten (es sei denn, es geht ums Kinderkriegen, Kochen oder Saubermachen, da sind sie viel vernünftiger als ihre Freunde, Partner und Brüder, denen einfach weniger die Fähigkeit zugeschrieben wird, etwas Nahrhafteres als Fertigpizza und Burger auf den Tisch zu bringen, oder ein Klo so zu putzen, sodass man sich auch guten Gewissens auf die Brille setzen will).

DIE GESCHICHTE DER VERHÜTUNG IST DIE GESCHICHTE DER GEZIELTEN BEVÖLKERUNGSKONTROLLE

Im Zuge des europäischen Größenwahns und der imperialistischen Expansionspolitik, die bis ins 20. Jahrhundert reichte, wurde mit dem Konzept des Nationalstaats die Abgrenzung in »wir« und »die anderen« immer wichtiger. Das Beharren und zwanghafte Einteilen von Menschen in unterschiedliche Geschlechter und »Rassen« (der Begriff wurde überhaupt erst im 15. Jahrhundert erfunden) war zentral, um präzise lenken zu können, welche Bevölkerungsgruppen an Macht gewinnen und welche zurückgedrängt, unterdrückt oder gar »zerstört« werden sollten.

In der Geschichte der europäischen Kolonialisierung Amerikas traf man eine gezielte Mischung aus pro- und antinatalistischen Maßnahmen. Aus Sicht der Europäer:innen war die »Entfernung« der indigenen Bevölkerung unabdingbar, um selbst sesshaft zu werden. *Native Americans* wurden ermordet und vertrieben, Sprachen verboten und Kulturen abgewertet. Im Rahmen der »ethnischen Säuberung« fanden Zwangssterilisation statt, viele Schwangere erlitten Fehl- oder Frühgeburten auf unfreiwilligen Märschen durch Kälte, Hitze und Wildnis. Zeitgleich wurden *weiße* Frauen den europäischen Männern nachgeschickt, damit sich eine *weiße* Bevölkerung vermehrte.

Das europäische Streben nach Wohlstand und Wachstum konnte nur durch die ausgebeutete Arbeitskraft von versklavten Menschen sichergestellt werden. Die Bevölkerungsgruppe von Personen, die koloniale Gebiete in den Amerikas mit dem Rechtsstatus von afrikanischen Sklav:innen erreichten, sollten daher ebenfalls nach bestimmten Maßstäben wachsen, zumindest solange Gesetze die Sklaverei erlaubten.[15] Für die Kolonialmächte bedeuteten Schwarze Gebärfähige mehr Nachwuchs, und mehr Nachwuchs bedeutete mehr Hände, die unbezahlte Arbeit verrichten, in Mienen, auf Kaffee-, Zucker- und Kakaoplantagen, im Haushalt oder in der Produktion von Kautschuk. Schwarze Frauen standen in den USA bis Mitte des 19. Jahrhunderts (!) in der Pflicht, eine Schwangerschaft auszutragen – nicht selten waren sie Folge von gezielten Vergewaltigungen kolonialer Unterdrucker. Versklavte Frauen wurden teils systematisch geschwängert, damit sie möglichst viele arbeitsfähige Kinder gebaren, die weiter verkauft werden konnten.

Allein zwischen 1820 und 1860 vergab man in den US-amerikanischen Südstaaten ein Drittel der Kinder versklavter Frauen an neue Besitzer:innen. Schwarze Mütter hatten nicht mal das Recht, ihre Kinder zu kennen.[16] Auch in der bis heute kaum aufgearbeiteten deutschen Kolonialgeschichte, die Massenmorde und Vernichtung beinhaltete, wurden zeitweise bewusst pronatalistische, also geburtenfördernde Maßnahmen gegenüber versklavten Menschen ergriffen, um Arbeitskraftsbestände zu sichern.[17] *Weiße* Frauen hatten es in vielerlei Hinsicht besser, auch was ihre reproduktiven Entscheidungen anbelangt. Vor dem Amerikanischen Bürgerkrieg Anfang der 1860er-Jahre wurden Verhütungsmittel und Abtreibungen für sie oft stillschweigend akzeptiert, wenn es um den Erhalt ihrer eigenen Gesundheit ging.[18]

In ihrer Summe stellt diese Mischung aus pro- und antinatalistischen Maßnahmen während der Kolonialzeit den Kern der Geburtenkontrolle dar – ein mit Rassismus zutiefst verflochtenes Konzept. Mit der Zeit wurden jede Schwangere und jedes Neugeborene in den USA rassifiziert und damit für Inklusion oder Exklusion gekennzeichnet. Nachdem die Sklaverei offiziell abgeschafft worden war und die Babys von versklavten Menschen nicht mehr automatisch zur Vergrößerung des *weißen* Wohlstands beitrugen, entstanden neue Gesetze, die Sterilisationen und den Einsatz von minderwertigen Langzeitverhütungsmitteln bei Schwarzen Frauen und Menschen of Color rechtfertigen sollten.[20] Schwarze Frauen durften in den USA bis ins Jahr 1965 nicht wählen und bis 1974 keine eigene Kreditkarte haben, Schwarze Kinder und Mütter wurden getrennt, »gemischtrassische Ehen« waren bis ins Jahr 1967 verboten. Ab Mitte der Sechzigerjahre entstanden Gesundheitszentren, die sich mit Familienplanungsprogrammen und kostenlosen Verhütungsmitteln besonders an die Schwarze Bevölkerung richteten. Zeitgleich wurden viele unverheiratete *weiße* Schwangere bis in die Siebzigerjahre dazu gezwungen, Kinder gegen ihren Willen auszutragen – dafür sperrte man sie teils in Entbindungskliniken, versteckte sie vor ihren Familien und zwang sie dazu, ihre Babys an »anständige« *weiße* Familien zur Adoption freizugeben.[21]

DIE BLUTIGEN HINTERGRÜNDE DER MODERNEN GYNÄKOLOGIE

Genau wie alle westlichen Wissenschaften etablierte sich auch die Gynäkologie im 19. Jahrhundert als ein Forschungsfeld von *weißen* Männern. Wir erinnern uns: *Weiße* Frauen waren seit dem Ende der Hexenverfolgung höchstens Krankenschwestern, Assistent:innen und Untersuchungsobjekte – die Unis ließen nur Männer als Studenten und Professoren zu. Im Zuge der Kolonialzeit wurden besonders in Frankreich und den USA versklavte Frauen (viele Schwarze Menschen und Menschen, denen ein Schwarzsein zugeschrieben wurde, wie zum Beispiel auch Irinnen) zu Versuchszwecken missbraucht.

Das bekannteste Beispiel für koloniale Ausbeutung in der Gynäkologie liefert wohl der US-amerikanische Arzt James Marion Sims – laut Wikipedia als »Vater der modernen Gynäkologie« bekannt[22] – der seine Experimente Mitte des 19. Jahrhunderts an drei versklavten Frauen durchführte: Anarcha, Betsy und Lucy. Alle drei litten an einer geburtsbedingten, schmerzhaften Blasenkrankheit. Sims Versuche, eine Therapie für die Symptome zu finden, waren aber nicht davon motiviert, die Frauen von Schmerzen zu befreien. Wie die meisten Ärzte zu dieser Zeit glaubte er nicht einmal daran, dass Schwarze Frauen überhaupt Schmerzen empfinden können. Es ging allein darum, wirtschaftliche Verluste für die *weißen* Sklavenhalter:innen zu verhindern, denn ihre Krankheit machte die Frauen nahezu arbeitsunfähig. Vor einem Publikum aus anderen Medizinern schnitt Sims den Frauen nacheinander die Genitalien auf und setzte ihnen ein Gerät in die Blase, das er selbst gebaut hatte – und zwar vollkommen ohne Narkose. Anarcha, Betsy und Lucy waren beim gesamten Eingriff bei Bewusstsein, im Nachhinein erlitten sie qualvolle Schmerzen und Infektionen – ihre Krankheit wurde nicht geheilt. Es ist unwahrscheinlich, dass sie all dies freiwillig auf sich nahmen, aber von einer Wahlfreiheit kann kaum die Rede sein. Sims, der die Frauen über fünf Jahre lang als Versuchsobjekte missbrauchte und sie fernab vom OP-Saal im Haushalt für sich arbeiten ließ, operierte letztendlich noch neun weitere versklavte Frauen auf diese Weise. Ihre Namen sind jedoch nicht überliefert.[23]

Noch mal: Dieser Arzt operierte Menschen *ohne Narkose* – und dennoch galt er lange Zeit als ruhmreicher Vorreiter seiner Zunft! Bis 2018 thronte zu Ehren seiner Arbeit sogar vor der New Yorker Academy of Medicine eine Statue von ihm, die erst im Zuge der Black-Lives-Matter-Bewegung 2020 zu Fall gebracht wurde.

Mit den medizinischen Experimenten an Menschen of Color könnte man gut und gerne ein ganzes Museum füllen – auch die Medizin ist keineswegs frei von kolonialen Bausteinen. Sie profitierte maßgeblich von der Vorstellung, dass es völlig okay sei, manche Menschen aufgrund ihrer »Rasse« zu Forschungszwecken zu missbrauchen.

Es ist eine kaum greifbare Mischung aus Menschenhass, Ideologie und falschen Vorstellungen von vermeintlichem Fortschritt, die es möglich machte, Menschen mit ihren Körpern in Kategorien einzuteilen und als Ressource zu betrachten, die in Profit umgerechnet werden kann. Letztendlich stehen hinter dem enormen Ausmaß an Leid, das die Kolonialisierung verursacht und institutionalisiert hat, eine schwer messbare Zahl von Einzelschicksalen, denen auf grausamste Weise Gewalt angetan wurde. Ihre Namen sind, im Gegensatz zu denen der Menschen, die sie missbrauchten, selten bekannt.

ILLEGALE EIGENBESTIMMUNG: GEBÄR- UND ZEUGUNGSSTREIK

Schon vor der US-Bürgerrechtsbewegung in den Fünfziger- und Sechzigerjahren, die die Abschaffung von Sklaverei und »Rassentrennung« forderte, wehrten sich versklavte Menschen gegen koloniale Geburtenkontrolle. Heimlich wurde Wissen über Verhütung ausgetauscht und Abtreibungen durchgeführt.[24]

Die Frankfurter Naturforscherin Maria Sibylla Merian, eine der wenigen Frauen, die im Zuge der Kolonialisierung im 18. Jahrhundert auf Forschungsreisen ging, beschrieb, dass versklavte Frauen in der damaligen niederländischen Kolonie Surinam die Samen einer Pflanze bewusst zur Abtreibung nutzten, damit ihre Kinder nicht zum Besitz niederländischer Kolonialherren wurden.[25] Der Gebärstreik, der in der europäischen Arbeiter:innenbewegung um 1900 als politisches Druckmittel eingesetzt wurde, ist also schon viel älter als gedacht.

Das männliche Pendant dazu, der Zeugungsstreik, ist hingegen kaum bekannt. In den Dreißigerjahren, zu Zeiten, zu denen die Nationalsozialisten in Deutschland und Österreich die Macht ergriffen, führte eine Grazer Gruppe von anarchistischen Oppositionellen in zwei geheimen Kliniken Sterilisationen bei Männern durch, um sich der Geburtenpolitik der Nazis, die eine besonders große Zahl regimegetreuen Nachwuchs gemäß arischem Körperkult vorsah, bewusst zu widersetzen. Die Männer wurden mit der Verhütungspraxis zu aktiven Widerstandskämpfern gegen die nationalsozialistische Diktatur, viele von ihnen mussten fliehen. Denn eigenbestimmte Vasektomien waren bis in die zweite Hälfte des 20. Jahrhunderts verboten. In der BRD stellte der Eingriff auch noch Jahre nach dem Zweiten Weltkrieg, bis in die Sechzigerjahre, eine Gesetzeswidrigkeit dar, in der DDR bis zum Fall der Mauer 1989. In Frankreich galten Vasektomien sogar noch bis 2001 als Straftat. Auch dort wurden Männergruppen in den Dreißigern verhaftet, weil sie sich in einem Hinterraum eines Frisiersalons und in mobilen Kliniken (Vasektomie-Bussen) heimlich die Samenleiter durchtrennen hatten lassen. Der Arzt dahinter, ein Österreicher namens Norbert Bartosek, wurde 1936 in Bordeaux zu zwei Jahren Haft verurteilt. Seine »Patienten« waren meist aus der Arbeiter:innenklasse, Freiheitsliebende, Sozialist:innen und Anarchist:innen.[26]

Während Ärzte auf gynäkologischen Stühlen und Seziertischen Menschen *gegen* ihren Willen und/oder ihr Wissen sterilisierten, passierte *selbstbestimmte* Verhütung, wenn überhaupt, bis in die Sechzigerjahre hinein nur heimlich. Wer sich als bürgerliche Frau um 1900 ein Diaphragma einsetzen ließ, ging sprichwörtlich »nach Flensburg« (der Euphemismus beruht auf dem Erfinder der Methode, ein Arzt namens Wilhelm Mensinga (1836–1910), der unter anderem in Flensburg praktizierte.[27] Auch Kondome bekamen Codewörter: Die Brit:innen nannten sie »französische Briefe« (*french letters*) und die Französ:innen passend dazu »englische Kapuzen« (*capotes anglaises*). Die Präservative wurden bis Mitte des 20. Jahrhunderts jedoch nicht zur Schwangerschaftsverhütung verbreitet, sondern um die eigenen Soldaten vor Krankheiten zu schützen.[28]

Zur Erinnerung: Sex und Fortpflanzung waren etwas, das Männern lange Zeit der gesellschaftlichen Überzeugung nach zustand – und Frauen galten als diejenigen, die das aufgrund ihrer rechtlichen Lage als Ehepartnerin, Sklavin oder anders Unterworfene zu erfüllen hatten. Der Versuch, die eigene Fortpflanzung selbstbestimmt einzuschränken, galt als eine Maßnahme gegen Gott, Natur und Staat. Und Gebärfähige waren offenbar die Letzten, die da etwas zu sagen haben sollten.

In vielen westlichen Ländern waren Mittel, um Schwangerschaften zu verhindern, noch bis vor weniger als hundert Jahren nicht erhältlich oder sogar staatlich verboten. Doch um die Jahrhundertwende änderte sich die Ansicht auf Verhütung als »Teufelszeug« allmählich. Und das ist angesichts der geschichtlichen Entwicklung wieder kein Zufall.

VERHÜTUNG WURDE ERST ERLAUBT, ALS DIE PANIK VOR ÜBERBEVÖLKERUNG AUFKAM

Durch immer mehr neue Erfindungen, die die menschliche Lebensqualität verbesserten, hatte sich zunehmend die Möglichkeit ergeben, mehr anzupflanzen und zu ernten, mehr zu essen, länger zu leben und mehr Kinder zu bekommen, die weniger häufig starben. Spätestens zu Beginn des 20. Jahrhunderts schien die Population regelrecht zu »explodieren«. Eines Tages, so die Überzeugung, die sich allmählich verbreitete, sei nicht mehr genug Platz für so viele Leute und ihre Bedürfnisse. Nach dem Motto: »Das Boot ist voll.« Doch wer sollte über Bord?

Anhänger:innen dieser Denkart, die bis heute nicht ausgestorben ist (wir kommen noch dazu), berufen sich auf den britischen Ökonomen Robert Malthus, der 1789 eine Theorie über das weltweite Bevölkerungswachstum entwickelte. Malthus setzte zum ersten Mal Bevölkerungswachstum mit Ressourcenwachstum in Beziehung: Immer mehr Menschen führen zu immer weniger Lebensqualität, so die These. Die Panik vor einer zu vollen Welt, in der irgendwann nicht mehr genug Nahrung für alle übrig sei, führte schnell zu menschenverachtenden Vorschlägen, um das Bevölkerungswachstum besonders in bestimmten Gruppen aufzuhalten. So drängten *weiße* Wissenschaftler:innen, Politiker:innen und andere gesellschaftliche Influencer:innen des 19. Jahrhunderts darauf, die wirtschaftliche Situation von Armen und rassifizierten Menschen zu verschlechtern, damit sie weniger Kinder bekamen. Krankheit, Leid und Hunger in Arbeiter:innenvierteln und (ehemaligen) Kolonien wurden gerne als eine »natürliche Reaktion« dargestellt, mit der sich die Erde gegen die Menschheit wehre. Als wären Menschen, die Ausbeutung und Unterdrückung erfahren, selbst an ihrer Situation Schuld. Anstatt Ressourcen und Reichtum gerechter zu verteilen und so mehr Menschen und ihren Kindern eine lebenswerte Zukunft zu ermöglichen, wälzte man mithilfe dieser pseudomathematischen Theorie die Verantwortung von sich.

Besonders ab den Zwanzigerjahren nahmen westliche Politiker:innen und Institutionen Malthus' Theorien auch als Grundlage, sich ganz aktiv in die Fortpflanzung von Gesellschaftsgruppen einzumischen, denen eine besonders hohe »Fruchtbarkeitsrate« nachgesagt wurde. Nicht zufällig fing man in den Zwanzigern an, mit Hochdruck an anderen Verhütungstechnologien als der operativen Sterilisation zu forschen. Die gezielte Kontrolle der Bevölkerung war ein großes Anliegen – und besonders der Geburtenreichtum in den ehemaligen Kolonien wirkte mit der Abschaffung der Zwangsarbeit auf einmal zunehmend bedrohlich.

1919, mit dem Versailler Friedensvertrag, musste Deutschland seine Kolonien abtreten. In den kommenden Jahrzehnten bis in die Sechzigerjahre erkämpften sich immer mehr Länder und Nationen die Unabhängigkeit. Gleichzeitig erstarkten in Europa soziale Bewegungen für mehr Rechte für Arbeiter:innen und Frauen. 1918 wurde in Deutschland nach Jahrzehnten des Kampfes und der Proteste das Frauenwahlrecht eingeführt. Reproduktive Selbstbestimmung war neben dem Recht auf demokratische Mitsprache und Bildung ein zentraler Punkt auf der Agenda (kaum zu glauben, dass ein Slogan wie »Dein Bauch gehört dir« seit nun mehr als einhundert Jahren gerufen wird).[29]

Unter den bekanntesten Menschen, die sich Anfang des 20. Jahrhunderts für die Demokratisierung von Verhütungsmitteln einsetzten, war auch Marie Stopes. Die schottische Botanikerin und Frauenrechtsaktivistin entwickelte eine Reihe von Kontrazeptiva (vor allem Diaphragmen und Zervixkappen sowie Spermizide). In Indien bewarb sie bis 1952 ganz gezielt eine Verhütungsmethode mit Baumwolle und Öl, obwohl sie selbst nicht an ihre Sicherheit glaubte. Stopes schienen die medizinischen Risiken dieser Methoden egal zu sein, denn ihr lag die Gesundheit, die Rechte und die Selbstbestimmung von indischen Frauen – anders als die der schottischen – nicht sonderlich am Herzen. Stopes verfolgte mit ihren unter dem Namen »Pro Race« verteilten Verhütungsmittel das Ziel, die menschliche »Rasse« zu *verbessern*. Sie war bekennende Eugenikerin.

DIE EUGENISCHE VERZERRUNG HINTER DEM KAMPF FÜR VERHÜTUNG

In der Biologie des frühen 20. Jahrhunderts war es weit verbreitet, in gutes und schlechtes Erbmaterial zu unterteilen: Menschen wurden entweder als »fit« oder als »unfit« zur Reproduktion kategorisiert. Aufgrund von Faktoren wie ihrer Herkunft, ihrer Physiologie oder auch ihres Verhaltens (zum Beispiel weil sie in der Sexarbeit tätig oder alkoholabhängig waren) sollte sich die menschliche Fortpflanzung ganz präzise nach »rassenhygienischen« Vorstellungen entwickeln. Im Rahmen dieser pseudowissenschaftlichen Erblehre, der Eugenik, ließ man noch bis in die Sechzigerjahre weltweit unzählige

Menschen gegen ihren Willen sterilisieren, darunter viele Indigene, Schwarze, People of Color und behinderte Menschen, Rom:nja und Sinti:zze, Patient:innen in Psychiatrien, Inhaftierte oder Personen, die aufgrund ihrer Religion oder sexuellen Identität verfolgt wurden.

Viele, die als Vorreiter:innen moderner Verhütung gelten, waren Rassist:innen und Eugeniker:innen, und dazu zählt auch die US-amerikanische Aktivistin Margaret Sanger, bekannt als »Mutter der Pille«. Zweifelsfrei war Sanger, eine Krankenpflegerin aus Brooklyn, eine radikale Vertreterin einer klaren Vision: Das Leben von Frauen durch Familienplanung zu verbessern und Armut zu bekämpfen. So schmuggelte die Verhütungs-Hardlinerin Diaphragmen aus Europa in die Vereinigten Staaten und ging deswegen bis 1951 achtmal in den Knast. Niemals wurde sie müde zu betonen, wie wichtig Familienplanung sei, nur dadurch könne Selbstbestimmung ermöglicht und Armut bekämpft werden. Zeit ihres Lebens hielt sie unzählige Vorträge, vor allen, die ihr ein Ohr schenkten – darunter auch eine Frauengruppe des Ku-Klux-Klans.[30]

Anders gesagt: Margaret Sanger hatte Dreck am Stecken. Nicht nur distanzierte sie sich nicht von Gruppierungen, die von »Menschenrassen« und ihrer vermeintlichen Überlegenheit überzeugt waren (und deren Motivation, Mittel zur Geburtenkontrolle zu finden, sicher nicht von sozialen Werten bestimmt war). Auch selbst befürwortete sie »Rassenhygiene«, Zwangssterilisation für »Schwachsinnige« und besondere Maßnahmen zur Empfängnisverhütung bei »Problemfällen« (in ihren Augen Obdachlose, Sexarbeiter:innen und Süchtige).[31]

Und mit diesem menschenfeindlichen Mindset war Sanger in der Entwicklung der ersten Antibabypille längst nicht die Einzige.

3

WIE FEMINISTISCH IST DIE PILLE?

Die grausame Geschichte der hormonellen Verhütung

Die Pille sei ein feministischer Meilenstein, heißt es oft, ein hart erkämpftes Recht nicht müde werdender Suffragetten, die sich für das Wahlrecht im Korsett vor Kutschen warfen und es leid waren, im Namen von Gott, Staat und Patriarchat fleißig für Nachkommenschaft zu sorgen. Das ist nicht falsch. Viele Frauen bezahlten mit ihrem Leben und ihrer Freiheit dafür, reproduktive Selbstbestimmung zu erkämpfen. Doch sieht man sich die Geschichte der ersten Antibabypille etwas näher an, wird schmerzhaft klar, dass der Forderung nach Langzeitverhütung Anfang des 20. Jahrhunderts nicht allein soziale Motivationen nach mehr Chancen und Rechten für alle zugrunde lagen.

Bevor wir uns die Frage stellen, ob die Pille feministisch ist oder nicht, ist zu klären, was Feminismus überhaupt bedeutet (oder bedeuten soll), denn kaum ein anderes Wort ist so sehr von kulturellen Vorstellungen, Stereotypen und Widersprüchen geprägt. Während die einen sofort an Alice Schwarzer denken, stehen viele ihrer Aussagen für die anderen (wie auch mich) im ziemlich kompletten Widerspruch zu feministischen Werten. Grundlegend ist wichtig: Es gibt nicht den *einen* Feminismus, an den sich alle halten. So wie ich etwa Feminismus verstehe, handelt es sich dabei nicht nur um einen Kampf für mehr Geschlechtergerechtigkeit, damit verbunden ist auch ein Blickwinkel auf eine Welt, die in vielerlei Hinsicht nicht gerecht ist.

Intersektionaler Feminismus bedeutet das Erkämpfen sozialer Gerechtigkeit für Menschen aller Geschlechter – und zwar unter Einbeziehung von vielen, gleichzeitig laufenden ungerechten Strukturen. Als *weiße*, heterosexuelle cis Frau genieße ich sehr viele Privilegien, die Frauen of Color, trans*, nichtbinäre und queere Menschen nicht gegeben sind, weil wir in einer Gesellschaft leben, die von Sexismus, Rassismus, Ableismus, Queer-, Dicken- und Fremdenfeindlichkeit nur so strotzt. Diskriminierung ist vielfältig und passiert auf vielen Ebenen gleichzeitig. Ob ich als *weiß* oder *nicht weiß* gelesen werde, welche soziale Klasse mir zugeordnet wird, ob ich als schlank oder mehrgewichtig gelte, wie ich gekleidet bin, was ich mache und mit wem ich meine Zeit verbringe – all das macht einen Unterschied, wenn es darum geht, welcher Raum, welche Anerkennung, Glaubwürdigkeit und Rechte mir in der Gesellschaft zugeteilt werden und auch, wie ich verhüte (oder nicht).

Wir brauchen einen Feminismus, der sich nicht nur für eine bestimmte Gruppe von Menschen (zum Beispiel ausschließlich cis Frauen oder gar *weiße* cis Frauen) einsetzt, sondern die Dinge in ihrer Vielschichtigkeit versteht. Diskriminierung aufgrund des Geschlechts ist nur ein Baustein eines Gefüges, das sich vieler Arten von Diskriminierung bedient, um Menschen ungleich behandeln zu können. Nur wenn wir das große Ganze sehen, können wir nachhaltig etwas an einem System verhindern, das darauf ausgerichtet ist, nach unten zu treten. Letztendlich müssen wir uns auch von Binaritäten verabschieden. Die Welt ist komplexer. Und die Frage, ob die Pille feministisch oder nicht bewertet werden soll, ist dafür das beste Beispiel.

DIE MOTIVATION FÜR HORMONELLE VERHÜTUNG WAR ANFANGS NICHT GLEICHSTELLUNGS-, SONDERN VERNICHTUNGSPOLITIK

Was in all den Lobeshymnen um die Pille meist überhaupt keine Erwähnung findet, ist, dass die Forschung über Verhütungshormone maßgeblich durch die »Rassenhygiene« des NS-Regimes etabliert wurde. Zwar hatten die Nazis kein Interesse daran, »deutsch-blütigen«, »erbgesunden« und »würdigen Frauen«, wie sie es nannten, reproduktive Selbstbestimmung zu ermöglichen – die Mutterkultpropaganda der Nazis beinhaltete Mutterkreuze gemäß Kinderanzahl in Bronze (ab vier Kindern), Silber (ab sechs) und Gold (ab einer Anzahl von acht Kindern) und erzog junge Mädchen und Frauen zu grenzenloser Gebärbereitschaft für das *deutsche Volk*.[1] Aber sie interessierten sich in diesem Sinne auch für menschliche Selektion und eine radikale Eugenik. Schon seit 1871 stellte der Paragraf 218 Schwangerschaftsabbrüche mit bis zu fünf Jahren Zuchthaus unter Strafe. 1933 kam unter den Nazis 219a dazu, jenes Gesetz, das bis vor kurzem auch Menschen, die nur Informationen über Abtreibungen verbreiteten, mit bis zu zwei Jahren Gefängnis oder Geldstrafe bestrafbar machte. Im selben Jahr wurde übrigens auch das »Gesetz zur Verhütung erbkranken Nachwuchses« verabschiedet – es erlaubte die Zwangssterilisation von Menschen, die nicht dem arischen Ideal des reproduktiven *deutschen Volkskörpers* entsprachen.[2]

Doch Sterilisationen mit Messer und Zange sind ein aufwändiger Eingriff. In den Dreißigerjahren fand der SS-Arzt Carl Clauberg heraus, dass sich durch synthetische Hormone die Menstruation, und damit auch der Eisprung, verhindern ließen. 1942 wurde er im Auftrag von Reichsführer-SS Heinrich Himmler nach Auschwitz-Birkenau geschickt, um dort möglichst viele Frauen mit seiner Methode zur operationslosen

Massensterilisation unfruchtbar zu machen. Bis zum Kriegsende führte er schmerzhafte bis tödliche Experimente an Hunderten von Menschen durch.[3] Auch der erste Forscher, dem es gelang, Östrogen, Progesteron und Testosteron zu isolieren, war ein bekennender Nationalsozialist. Adolf Butenandt trat 1938 der NSDAP bei, im folgenden Jahr erhielt er für sein Tun den Nobelpreis für Chemie. Ohne diese Naziforschung wäre es gut zwanzig Jahre später niemals zur Entwicklung der ersten Antibabypille gekommen.[4]

New York. Wir schreiben das Jahr 1951, als bei einem Abendessen der American Birth Control League (seit 1942 unter dem Namen Planned Parenthood Federation bekannt) das Projekt Verhütungspille Form annimmt. Gastgeberin ist die Präsidentin und Gründerin des Vereins, und das ist keine andere als Margaret Sanger – wir erinnern uns, die »Mutter der Pille« mit ihren sehr menschenverachtenden Ansichten. Die damals Zweiundsiebzigjährige – nach wie vor von ihrer Vision einer umfassenden Geburtenkontrolle beseelt – soll sich über Speis und Trank an einen der anwesenden Hormonforscher mit der Frage nach dem Preis für eine »perfekte Lösung für das Problem der Empfängnisverhütung« gewandt haben.[5] Angesichts zunehmender Globalisierung pochen Mitte des 20. Jahrhunderts immer mehr Wissenschaftler:innen, Politiker:innen und Personen aus der Wirtschaft auf bessere Mittel zur Geburtenkontrolle. Doch obwohl Sanger offene Verfechterin von Verhütung ist, darf dabei nicht vergessen werden: Das Thema ist weiterhin noch sehr verpönt. Auch in den USA ist es zu dieser Zeit noch gesetzlich verboten, Informationen über Verhütung oder gar Schwangerschaftsabbrüche zu verbreiten – Wissenschaftler:innen, die sich mit Sex beschäftigten, können Ruf, Job und Ehre verlieren. Doch Gregory Pincus, ein beim Abendessen anwesender Biologe, der sich mit Hormonen auskennt und weiß, dass synthetische Östrogene den Eisprung unterdrücken, hat nicht viel zu verlieren. Unter seinen Kolleg:innen ist der Endvierziger mit dem »dunklen, durchdringenden Blick«, wie er beschrieben wird, dafür bekannt, keine Angst zu haben, wenn es gilt, sich aus dem Fenster zu lehnen.[6] Nach seinem Rauswurf an der Harvard University und vielen verpatzten Beziehungen ist Pincus ohnehin schon länger auf der Suche nach einem Projekt, mit dem er endlich beweisen kann, was für ein draufgängerischer Visionär er ist.

Ebenfalls beim Abendessen anwesend ist der etwa zehn Jahre ältere John Rock, Leiter einer Frauenklinik in Boston (Jahrzehnte später wird er eines der ersten Verhütungsmittel *für den Mann* entwickeln – wir kommen noch dazu). Der überzeugte Katholik will vorrangig armen Frauen und ihren Familien helfen – ähnlich wie die ehemalige Krankenschwester Margaret Sanger ist er als Arzt täglich Zeuge von Armut, Gewalt und ungewollten Schwangerschaften. Für Rock schließen sich Kirche und Pille nicht aus, im Gegenteil. Der Gynäkologe ist von der Vereinbarkeit von Katholizismus und Kontrazeption derart überzeugt, dass er nach der Marktzulassung der Pille sogar vergeblich versuchen wird, den Vatikan von moderner Verhütung zu überzeugen (übrigens besteht die ablehnende Haltung der Kirche auf Grundlage der im Jahr 1968 von Papst Paul VI. verfassten Humanae Vitae, ein belehrendes Rundschreiben, das Gläubige an ihre ehelichen Pflichten, »biologische Fortpflanzungskräfte« und die »Treue zum Schöpfungsplan Gottes« erinnern soll, bis heute fort).[7]

Zusammen haben Pincus und Rock sowohl das Know-how als auch Beziehungen, um eine hormonelle Verhütungsmethode zu entwickeln. Weil die Pharmaindustrie jedoch nichts mit der Angelegenheit zu tun haben will, werden erste Untersuchungen von einer reichen Freundin von Margaret Sanger finanziert – Katharine McCormick, eine Biologin und Millionenerbin.

Anfangs werden die Versuche zur hormonellen Verhütung in

Rocks Klinik durchgeführt. Die Testpersonen sind Patientinnen aus unteren Einkommensschichten und mit niedrigem Bildungsniveau. Doch McCormick geht die Sache nicht schnell genug. In einem Brief aus dem Jahr 1955 schreibt sie an Sanger, sie wünsche sich »einen Käfig von ovulierenden Frauen, mit denen man experimentieren kann«.[8] Infolgedessen werden weitere Hormonexperimente an Patientinnen einer psychiatrischen Anstalt durchgeführt. Sechzehn Frauen wird der Uterus aufgeschnitten, um die Wirkung der Hormontherapie in den inneren Reproduktionsorganen nachvollziehen zu können.[9]

Nach vielversprechenden Ergebnissen verlagert man die Studien mit »Enovid«, wie man die erste Pille tauft, schließlich weiter nach Puerto Rico. Liberale Gesetze und der (bis heute!) semikoloniale Status des Landes erlauben Mitte der Fünfzigerjahre eine besonders rasche Studiendurchführung. Oder anders gesagt: Ein besonders ausgeklügeltes Ausbeutungssystem. Durch frühe Familienplanungsprogramme gibt es bereits Kliniken, in denen Puerto-Ricanerinnen im großen Stil sterilisiert werden – gegründet von dem US-amerikanischen Eugeniker Clarence Gamble (ja, genau, Gamble wie Procter & Gamble – jenes Unternehmen, das Menstruationsprodukte, Babypuder und Gesichtscremes verkauft, die dabei helfen sollen, die Haut heller zu machen).

Clarence Gamble ist Erbe der damaligen Seifenfirma, Harvard-Absolvent, überzeugter Eugeniker und Kollege von Margaret Sanger, aka feministische Vorreiterin meets Ku-Klux-Klan. Mehr als ein Projekt zur Familienplanung der beiden hat zum Ziel, besonders die Geburtenkontrolle nicht *weißer* Menschen einzuschränken. Schon zehn Jahre vor der Entwicklung der ersten Antibabypille treten sie mit einem Familienplanungsprogramm namens »Negro Project« bewusst an die Schwarze Bevölkerung der US-amerikanische Südstaaten heran.

Die 132 puerto-ricanischen Frauen, die ab 1956 täglich einen Prototypen der ersten Verhütungspille einnehmen, wissen nicht, dass sie Teil eines Experiments sind. Weder werden sie über Nebenwirkungen aufgeklärt noch ernst genommen, wenn sie über Schwindel, Erbrechen oder Menstruationsbeschwerden klagen – die Hormone sind damals noch viel höher dosiert als heute. Fünf Frauen sollen während der Testreihe sogar ums Leben kommen (eine davon durch Suizid).[10] Doch viele der heute als gravierend eingestuften Nebeneffekte werden von den Forschenden und Geldgebenden als psychisch bedingt abgetan, um die Marktzulassung nicht zu behindern. Gregory Pincus, der ruchlose Draufgänger-Wissenschaftler mit dem dunklen Blick bezeichnet in einem Fernsehinterview puerto-ricanische Frauen, die über Nebenwirkungen berichten, als »Märchentanten«.[11] Ihnen wird die Glaubwürdigkeit abgesprochen – mit Erfolg. Enovid kommt in den USA 1957 nach nur einem Jahr klinischer Studien zunächst als Mittel gegen Menstruationsbeschwerden auf den Markt (mit Erlaubnis zum Off-Label-Use, außerhalb einer offiziellen Zulassung). Die Freigabe zu Kontrazeptionszwecken folgt 1960, und ein Jahr später auch in Deutschland – dort unter dem Namen »Anovlar« und über viele Jahre nur unter starken Restriktionen.[12] Die Angst vor weiblicher Promiskuität, vor Frauen, die sich nicht mehr vor ungewollten Schwangerschaften fürchten müssen und sich dementsprechend womöglich männlich-bürgerlicher Kontrollprinzipien entziehen, ist offenbar groß genug, dass die Pille jahrelang nur für verheiratete Frauen und mit Einverständnis ihres Ehemanns verschrieben wird. Ehemänner und Ärzte bestimmen weiterhin über die Körper *ihrer* Frauen, ob sie zu gebären haben oder nicht.[13] Erst im Laufe der späten Sechzigerjahre wird die Pille zunehmend auch an Ledige vergeben. Von wegen Freiheit. Die Pille wird für viele zum kleineren Übel. Gleichzeitig bringt sie aber auch soziale, finanzielle und sexuelle Freiheiten. Sie trägt zu einer Bewegung bei, die heute als »sexuelle Revolution« bekannt ist, und ermöglicht es unzähligen Frauen und Menschen mit Uterus, sich sexuell auszuprobieren, ohne direkt den ersten Mann, mit dem sie schlafen, heiraten zu müssen.

Doch während die Pille in Europa und den USA mehrheitlich unter den wehenden Fahnen als gesellschaftlicher, sozialer und wissenschaftlicher Fortschritt und als Freiheit gefeiert wird, verzeichnet sich in Puerto Rico kein großer Erfolg des Medikaments, das die dortige Gesellschaft (unfreiwillig) mit hervorgebracht hat. Auch noch viele Jahre nach ihrer Marktzulassung ist die Pille für die meisten Frauen zu teuer. Stattdessen bleibt die weibliche Sterilisation bis ins 21. Jahrhundert das erste Mittel zur Verhütung.[14]

Wie feministisch ist also die Pille? Fassen wir zusammen:

Die Leidtragenden ihrer Entwicklung waren vor allem diskriminierte, nicht *weiße*, jüdische oder als psychisch krank kategorisierte Frauen. Kapitalistisch-koloniale Motivationen, menschenverachtende Pseudowissenschaften und Propaganda waren die Haupttreiber. Die wissenschaftliche und selbst die aktivistische Vorarbeit beruhte auf Vorstellungen von »Rassen« und »Rassenhygiene«, dem Drang nach gezielter Bevölkerungskontrolle, der Angst vor einer nicht *weißen* Bevölkerung und vor der Verschiebung kolonialer Machtverhältnisse. Bis heute wurden weder die darin involvierten bekennenden Nationalsozialisten wie Clauberg oder Butenandt noch die Eugenikerin Sanger für ihre Verbrechen und unmenschlichen Ansichten zur Verantwortung gezogen. Nicht einmal die milliardenschweren Unternehmen, die gegenwärtig davon profitieren, erinnern an die grausame Geschichte der Verhütung. Auf der Webseite des Chemie- und Pharmakonzerns Bayer ist anlässlich des sechzigsten Pillenjubiläums 2021 von einem »Schlüsselfaktor in der Emanzipation« die Rede: »In den letzten sechzig Jahren war Bayer für zahlreiche weitere Meilensteine auf dem Gebiet der Verhütung verantwortlich.«[15] Die Pille sei nur der Anfang gewesen. Dem kann man nur zustimmen. Auch Verhütungsimplantate und Spritzen haben in ihrer Entwicklung besonders bei Frauen of Color Leid verursacht.

Darüber, wie gut oder schlecht die Pille ist, lässt sich streiten. Doch ein »feministisches Erfolgsprojekt« ist sie sicher nicht. Sie ist höchstens ein kapitalistisch-patriarchales Produkt einer menschenfeindlichen Gesellschaft, die sich bis in die Gegenwart – samt Gratis-Schminkspiegel – gerne als feministisch *verkauft*. Das klingt nämlich gut.

Bei der Entwicklung der Pille war das Wohl von gebärfähigen Menschen nicht vordergründig. Die Verbreitung und Vermarktung von Verhütung wurden erst okay, als ein wirtschaftlicher und neokolonialer Nutzen darin gesehen wurde. Die Gesundheit und teils sogar das Leben Schwarzer Frauen wurden geopfert, um das Leben *weißer* Frauen zu verbessern. Moderne Verhütung ist ein Geschäft, und es hat Kontrolle gebracht – über den eigenen Körper, aber auch über das Leben ganzer Gesellschaften. Frauen haben gelernt, sich selbst zu überwachen, reproduktive und kontrazeptive Arbeit zu leisten, denn täten sie das nicht, würden sie (und ihre Kinder) am meisten leiden. Dass ihnen keine Alternative gegeben wird, als die komplette körperliche, seelische, zeitliche und oft auch finanzielle Verantwortung für nebenwirkungsreiche Kontrazeption zu übernehmen, während Männern entsprechende Möglichkeiten komplett vorenthalten werden, ist alles andere als feministisch. Denn Feminismus bedeutet, die Wahl zu haben. Nehme ich die Pille oder nehme ich sie nicht? Wie viel Zeit will ich für Lohn- und Hausarbeit aufbringen? Mit wem will ich eine sexuelle Beziehung eingehen oder eben nicht? Will ich Kinder und wenn ja, wann und wie viele? Feminismus bedeutet, dass die Antworten auf diese Fragen nur bei der Person selbst liegen – unabhängig vom Geschlecht oder anderen Faktoren, die die Identität bestimmen.

Heute nutzen weltweit mehr als 150 Millionen Menschen die Pille.[16] Das klingt erst mal viel. Doch sieht man sich aktuelle internationale Statistiken zur Kontrazeptionsnutzung an, zeigt sich, dass nicht orale Kontrazeption, sondern die Sterilisation weltweit immer noch das meistgenutzte Verhütungsmittel ist. Besonders in Zentral- und Südasien sowie in Lateinamerika und der Karibik ist die Sterilisation nach wie vor viel weiter verbreitet als die Spirale oder Pille. Global betrachtet ist im Jahr 2019 knapp ein Viertel (!) der Frauen im reproduktiven Alter sterilisiert.[17] Zum Vergleich: In Deutschland sind es gerade fünf Prozent. Auch Spiralen, Spritzen oder Implantate, also Mittel, die besonders lange und sicher vor Schwangerschaften schützen, ohne dass dabei täglich aktiv an die Anwendung gedacht werden muss, sind in Ländern des globalen Südens insgesamt viel stärker im Gebrauch als in Europa und den USA. In Ost- und Südostasien werden Spiralen ungefähr fünfmal häufiger genutzt als die Pille, in Ländern südlich der Sahara sind die am meisten verwendeten Verhütungsmittel Hormonspritzen, gefolgt von Implantaten, die in den Arm eingesetzt werden. Weniger als fünf Prozent der Frauen in Sub-Sahara-Ländern nehmen die Pille (in Deutschland sind es 47 Prozent).[18]

Nach wie vor werden Menschen dazu gedrängt, sich Langzeitverhütungsmittel wie Implantate (sogenannte Long Acting Reversible Contraceptives, kurz LARCs) verabreichen zu lassen, obwohl sie sich vielleicht andere, kurzfristigere Mittel wünschen oder gewünscht hätten. Auch im 21. Jahrhundert wird das Kinderbekommen in Schwarzen Communities, »als Bedrohung einer *weißen* Vorherrschaft inszeniert, die es … zu bekämpfen gilt«, wie die Sozialwissenschaftlerin und Aktivistin Anthea Kyere feststellt.[19] Rassistische Geburtenkontrolle und biopolitische Tendenzen in der Entwicklungszusammenarbeit, *Bevölkerungsdynamik* oder *Demografiepolitik*, wie es im Jahr 2023 heißt, sind keineswegs Schnee von gestern. Im dritten Teil des Buchs wird es ausführlicher um die Hintergründe dessen gehen.

DAS PILLEN-PARADOX: DIE ZWEI SEITEN DER VERHÜTUNGSMEDAILLE

Wie in vielen politischen Bereichen gilt es auch in Bezug auf Verhütung Ambivalenzen auszuhalten. Die Pille ist nicht per se schlecht. Es besteht kein Zweifel daran, dass Kontrazeptionsmittel enorm wichtig für die Selbstermächtigung sind, ganz egal wo. Allein dadurch, dass sie Menschen mit Uterus Möglichkeiten gibt, selbst zu bestimmen, wann, ob und mit wem man Kinder möchte. Mittel zur Familienplanung bringen in einer Kultur der Abhängigkeiten für Milliarden von Menschen die Möglichkeit mit sich, ein Leben nach eigenen Vorstellungen zu leben, zu reisen, Hobbys zu betreiben, Freund:innenschaften zu pflegen, sich politisch zu engagieren, ein Teil der Gesellschaft zu sein und diese aktiv mitzugestalten – sichtbar in Politik, Wissenschaft und auf der Straße. Mit und ohne ein Baby im Bauch oder am Busen oder einem Bauklotz in der Hand. Doch dass sie nicht die Lösung für ein viel tiefer liegendes Problem – sexuelle und reproduktive Ausbeutung – sind, sollte deutlich geworden sein.

Familienplanungstechnologien wurden ab dem 20. Jahrhundert nicht nur zum Teil einer feministischen Befreiung, sondern auch zum Unterdrückungsinstrument. Und zwar gleichzeitig.

US- Forscherinnen haben daher den Begriff »contraceptive paradox« hervorgebracht: Einerseits kann Verhütung zur Selbstermächtigung dienen, andererseits zur Fremdbestimmung.[20] Je nachdem, zu welchen Teilen sie freiwillig und aus einer informierten Entscheidung heraus selbstbestimmt angewendet wird oder ob Zwang und fehlende Alternativen die Ursache dafür sind, kann eine Pille, eine Spritze, ein Implantat oder auch eine Sterilisation für ein und dieselbe Person zur selben Zeit sowohl positive Wirkungen mit sich bringen als auch Schmerz, Ohnmacht, Verzweiflung und sogar eine Menschenrechtsverletzung bedeuten.

NICHT VERHÜTUNG AN SICH IST DAS PROBLEM, SONDERN WIE SIE VERTEILT WIRD

Selbstbestimmte, sichere Verhütung ist wichtig, damit es uns *allen* gut geht. Damit wir *alle* Sex haben können, wenn wir dies wollen, ohne ungewollte Konsequenzen befürchten zu müssen. Verhütung bringt Zeit und Freiheiten mit sich – doch sie ist nicht umsonst, sondern kostet Geld, gesundheitliche Einbußen, zeitliche und emotionale Ressourcen. Wer dafür zu zahlen hat, ist in einer Welt, in der ein *weißer*, männlicher Blick nach wie vor in Medizin, Wirtschaft, Arbeitswelt und Recht als neutral gilt, unschwer zu erkennen.

Die seit einigen Jahren zunehmend sichtbar werdende »Pillenmüdigkeit« ist keine Modeerscheinung gelangweilter Feminist:innen des 21. Jahrhunderts. Die Forderung nach weniger gesundheitsschädlicher, gerechterer Verhütung ist so alt wie die Pille selbst. Bereits Anfang der Sechzigerjahre klagten Pillenanwenderinnen in den USA über Übelkeit, Erbrechen, Blutungen, Schmerzen und Stimmungsschwankungen. In Folge von Sammelbeschwerden wurde im Jahr 1970 im Senat von Wisconsin sogar darüber debattiert, die Pille wieder vom Markt zu nehmen – bezeichnenderweise ausschließlich von *weißen*, älteren Herren aus der Politik, der Medizin und der Pharmaindustrie. Frauen, die im Publikum die Hand hoben, wurden ignoriert, weshalb eine von ihnen, eine Studentin namens Alison Wolfson, irgendwann empört aufsprang. »Es ist kaum auszuhalten, hier zu sitzen und sich die schrecklichen Nebenwirkungen dieser Pillen anzuhören, ohne dass eine einzige Frau zu Wort kommt!«, rief sie mutig in den Saal voller Männer mit Seitenscheitel und Hornbrille. »Wo bleibt die ›Pille für den Mann‹?«[21]

Mehr als sechzig Jahre später stellen wir uns die gleiche Frage. *Eine* Antwort darauf lässt sich aus dem Setting ableiten, in das Alison Wolfson ihre Frage warf und das für die Art, wie gesundheitspolitische Entscheidungen getroffen werden, nur zu bezeichnend ist. »Wir werden denen zuhören, die sich mit den Nebenwirkungen der Pille am besten auskennen!«, rief der US-Senator Gaylord Nelson als Reaktion auf die Pillenproteste im Senatssaal von Wisconsin – und damit gemeint waren ausschließlich männliche Ärzte wie Pharmavertretende und keine einzige Person, die die Nebenwirkungen am eigenen Leib erfahren konnte. Alison Wolfson und die anderen Frauen wurden durch Sicherheitskräfte aus dem Raum entfernt.[22]

Seitdem Hormone zur Verhütung auf dem Markt sind, scheint es keinen großen Anlass zur kontrazeptiven Veränderung gegeben zu haben. Die Tatsache, dass Menschen, die die Pille nehmen, immer noch vergleichsweise selten auch gleichzeitig diejenigen sind, die Politik machen, ist dabei nicht unentscheidend. Im Zulassungsjahr von »Anovlar«, der ersten deutschen Antibabypille, waren gerade mal neun Prozent der Abgeordneten im Deutschen Bundestag überhaupt im Besitz eines Uterus. Heute sind es immerhin knapp 35 Prozent.[23] Doch der durchschnittliche Bundestagsabgeordnete ist auch im Jahr 2022 ein siebenundvierzigjähriger Mann – und damit nicht gerade die klassische Pillenanwenderin.[24]

»Politik ist am Ende nur so gut wie die Köpfe dahinter divers«, wie Kristina Lunz es sehr treffend formuliert.[25] Gleiches gilt auch für Medizin, Forschung und Wirtschaft – alles Bereiche, in denen bis heute der Großteil der Entscheidungsposten sehr einseitig, nämlich cis männlich und *weiß*, belegt sind. Forschung wird in Deutschland zu mehr als zwei Dritteln von

Männern gemacht,[26] unter den 200 größten hiesigen Unternehmen liegt der weibliche Anteil in den Vorständen gerade mal bei rund 15 Prozent,[27] und auch die Chefetagen in Krankenhäusern sind voller *white old men* und ihrer Sicht auf die Welt. Nicht falsch verstehen, nichts gegen *weiße alte Männer* per se, aber ihre Sichtweise spricht nicht für die Lebensrealität vieler anderer, zum Beispiel von Menschen, die sich Veränderung in Sachen Verhütung wünschen. Kontrazeptions- und Reproduktionsarbeit sind für viele Politiker:innen kein Teil der eigenen Lebensrealität und daher auch keines der politischen Agenda.

Es ist nicht unwichtig zu betonen, dass Verhütungsmedikamente so ziemlich die einzigen medizinischen Mittel sind, die speziell auf den Körper mit Uterus ausgerichtet sind. Die allermeisten anderen Medikamente orientieren sich an einer cis männlichen (und *weißen)* Körpernorm. Potenziell Gebärfähige werden bis heute aus vielen medizinischen Studien komplett ausgeschlossen, weil es heißt, ihr Zyklus sei zu kompliziert. Außerdem könnten sie ja schwanger sein – und wehe, es droht die Gefahr für das ungeborene Leben! Zwei Drittel aller Testpersonen bei Medikamententests sind männlich. Dabei haben viele Medikamente für Menschen unterschiedlichen Geschlechts eine ganz andere Wirkung. Kein Wunder, dass Frauen bis zu doppelt so häufig an Nebenwirkungen von Medikamenten leiden.[28] Oft werden Nebeneffekte als Stress oder andere psychische Probleme abgetan, bleiben wenig beachtet und nicht behandelt. Seit Jahrhunderten gilt das als normal, was männlich ist. Wir alle haben eine Verzerrung inhaliert, einen »male gaze«, bei der Feminismus und eine weibliche Perspektive höchstens eine pink gefärbte Sonderausgabe darstellen.[29]

Dadurch wird klar: Es braucht einen Perspektivwechsel.

Was kaum jemand weiß: Die allererste Verhütungspille war eigentlich *für den Mann*. Zumindest streng genommen. Aber fangen wir von vorne an.

4

WIN OR LOSE

Das tragische Scheitern der ersten »Pille für den Mann«

Viele bahnbrechende Erfindungen gehen auf Zufälle zurück. Die Mikrowelle, Eis am Stiel, LSD und Viagra, das anfangs als Bluthochdruckmedikament gedacht war, wurden auf Umwegen entdeckt. Und so ähnlich war das auch bei der ersten, echten »Pille für den Mann«: WIN 18,446. Sie wäre jetzt ungefähr siebzig Jahre alt – und damit älter als ihre Schwester, die Pille für die Frau, die unlängst mit knallenden Korken ihren sechzigsten Geburtstag feierte. Deswegen lasst uns am Friedhof der vergessenen Erfindungen kurz vor dem Grabstein von WIN 18,446 anhalten und eine kleine Wehmutsträne verdrücken, denn: Die Geschichte der ersten »Pille für den Mann« ist dramatisch.

Wir befinden uns in den frühen Fünfzigerjahren, in einem New Yorker Chemielabor. Eine Gruppe von Forschenden ist dort gerade auf der Suche nach einem Wurmmittel – man experimentiert für dieses Ziel mit Mäusen. Niemand versteht so richtig, warum WIN 18,446 bei den kleinen Nagern nicht gegen Parasiten helfen will. Doch in Anbetracht eines sehr viel aufregenderen Effekts, den man stattdessen beobachtet, verfliegt die Enttäuschung schnell: Die Mäuse haben aufgehört, sich zu vermehren. Und das trotz eines normal wirkenden Ess-, Putz- und Paarungsverhaltens. Scheiß drauf, ob die Würmer haben oder nicht, denkt man sich. Die Nager fressen Käse und haben Sex, aber die Jungen bleiben weg. Was für ein Leben!

Zur weiteren Einordnung: Es sind die Fünfzigerjahre. Die Kontrazeptionstechnologie steckt in den wissenschaftlichen Kinderschuhen. Was wir heute als »die Pille« kennen, ist damals noch Jahre von einer Marktzulassung entfernt. Gerade ist man also zum ersten Mal auf ein Medikament gestoßen, mit dem langfristig und sicher verhütet werden könnte. Und zwar ohne Hormone.[1] Heureka!

Nach einigen Untersuchungen war klar: Die Spermienproduktion der Mäuse-Männchen hatte sich komplett eingestellt. Da alle anderen Körperfunktionen unbeeinträchtigt schienen und keines der Tiere die wissenschaftliche Freude durch Schaum vorm Mund, plötzlich wachsenden, mithin mutierten Gliedmaßen oder anderen besorgniserregenden Abnormalitäten trübte und sich nach Absetzen des Medikaments auch alle wieder ganz emsig fortpflanzten, war klar: WIN 18,446 seine wundersame Wirkung auch bei menschlichen Geschlechtsgenossen unter Beweis stellen. Und zwar schnell.

Durch die damalige medizinethische Gesetzeslage in den USA ging die Sache recht fix. WIN 18,446 wanderte in den Knast, um dort seine Wirkung an Menschen zu erproben. Damals war es gang und gäbe und völlig legal, die Wirkung rätselhafter Substanzen an Gefängnisinsassen zu testen – relativ unabhängig von ihrem Willen oder ihrer Zustimmung. Die knapp hundert männlichen Insassen einer Strafanstalt in Oregon, die für die Studie ausgesucht wurden, waren die perfekten Versuchskaninchen: jung, gesund, im reproduktiven Alter und nicht dazu in der Lage, wegzulaufen. Besser noch, sie wurden rund um die Uhr überwacht, und falls doch einer von ihnen während der Testphase aus heiterem Himmel erblinden oder eines plötzlichen Hirntods sterben würde, war der institutionelle Teppich, unter den man die Sache schnell hätte kehren können, groß genug. Keiner der Probanden hätte eine realistische Chance gehabt, sich im Fall von gesundheitlichen Kurz- oder Langzeitschäden durch Medikamentenverabreichung gegen das staatliche Unrecht mit anwaltlicher Hilfe zu wehren. Aber – Glück für alle – das Mittel zeigte laut Studienprotokollen bei niemandem unerwartete, negative Nebenwirkungen. Auch nicht, nachdem die Inhaftierten die Pillen ein ganzes Jahr lang einnahmen und ihre Hoden dabei von Freilandeiern der Größe L auf die Ausmaße ausgedörrter Pflaumen schrumpften. Sofern es aus den medizinischen Unterlagen hervorgeht, fühlten sie sich gut und gesund – vermutlich den Umständen einer US-Strafanstalt in den späten Fünfzigern entsprechend. Spätestens nach zwölf Wochen war bei jedem Einzelnen von ihnen die Spermienproduktion tatsächlich in die Betriebspause gegangen. Nach Absetzen des Medikaments entwickelten sich die Samenzellen unbeschadet zurück.

Was also bei männlichen Mäusen funktioniert hatte, war auch bei Menschen möglich: die Produktion von neuem Leben in seiner frühesten Vorstufe an- und wieder auszuknipsen. Durch eine Pille. Ohne Nebenwirkungen. Magic. So dachte man zumindest.

Die Wissenschaftler hatten vermutlich schon die Champagnerflaschen kalt gestellt, um auf Ruhm, Ehre und Reichtum anzustoßen. Doch es gab einen Haken. Denn: Was hatten Labormäuse und Gefängnisinsassen gemeinsam, abgesehen von ihrer mehr oder weniger selbst verschuldeten Unfreiheit? Sie trinken keinen Whiskey. Doch genau dies tun freie US-amerikanische Männer mit ihren Hüten, Trenchcoats und Zigarillos zu dieser Zeit nur allzu gern. Und so kam es zum Niedergang der neuen Wunderpille: Sie vertrug sich nicht mit Alkohol.

Diese verhängnisvolle Entdeckung machte man, als einer der Insassen mit glasigem Blick und rot unterlaufenen Augen den damaligen Studienleiter sprechen wollte. »Man kann das Zeug nicht nehmen, wenn man trinkt«, soll er zu einem Arzt namens

Dr. Paulson gesagt haben (ich stelle mir ihn mit Zigarillo im Mundwinkel und Flachmann im weißen Kittel vor), woraufhin dieser besorgt wissen wollte, ob der Gefangene nicht heimlich Putzmittel gesoffen hätte. Doch wie sich herausstellte, war der außergewöhnlich heftige Kater des sonst trinkfesten Straftäters kein Zufall. Der Insasse, der die Nacht über einem Kübel verbracht hatte, holte zum Beweis eine geschmuggelte Flasche Jack Daniel's aus seiner Zelle hervor. Und Dr. Paulson wusste augenblicklich, dass das Ende der Pilleneuphorie damit eingeläutet war.[2]

Natürlich war es absolut nicht vorstellbar, dass es heterosexuell aktive Männer geben könnte, die nicht trinken, zum Beispiel aus religiösen, gesundheitlichen oder ethischen Gründen. Und damit aufzuhören, um eine reproduktive Revolution zu unterstützen, hielt man für mehr als unwahrscheinlich. Echte Männer trinken, und solche, die es nicht tun, haben auch keinen Sex, weil sie Mönche oder Priester sind, dachte man damals und warf die Forschungserrungenschaften zusammen mit WIN 18,446 in die Tonnen der Haftanstalt. Alles verloren, alles umsonst.

Und so kommt es, dass WIN *für den Mann* fast als erste Pille überhaupt in die Geschichte eingegangen wäre, aber eben nur fast. Stattdessen geriet das Mittel und sein Potenzial völlig in Vergessenheit. Das Einzige, was am Ende bleibt, ist ein ähnliches Medikament, das heute in der Therapie alkoholabhängiger Menschen eingesetzt wird, um sich beim kleinsten Schluck so mies zu fühlen, dass man nie wieder trinken will. Und damit lege ich ein Blümchen nieder.

Warum ich diese Story erzähle? Nun ja, sie ist sehr bezeichnend für die gesamte Geschichte männlicher Kontrazeptionstechnologie.

In den letzten siebzig Jahren schien man schon oft kurz davor zu sein, ein Mittel zu finden, durch das spermienproduzierende Menschen verhüten könnten. Denn: Theoretisch gibt es für Männer ähnlich viele Möglichkeiten, die Fruchtbarkeit langfristig und reversibel zu stoppen wie für Frauen. Auch ganz klassisch, mithilfe künstlicher Hormone.

In meiner ersten Beziehung mit vierzehn stellte ich mir nie die Frage, was wohl passieren würde, wenn mein Freund statt mir täglich die Antibabypille nähme. Allein der Gedanke daran schien offenbar viel zu abwegig. Schon mal darüber nachgedacht, wie cis Männer auf künstliche Hormone reagieren?

Die Antwort mag vielleicht einige überraschen: Sie werden vorübergehend unfruchtbar. Dabei kann es zu Stimmungsschwankungen, Akne, Gewichtszunahme und Libidoveränderungen kommen. Und auch das ist wenig überraschend, denn die Wirkungsmechanismen hormoneller Verhütung sind bei Menschen unterschiedlichen Geschlechts nicht stark voneinander abweichend. Durch die Einnahme von synthetisch hergestellten Hormonen wird in den körperlichen Hormonhaushalt eingegriffen. Diese künstlichen Stoffe wirken auf die Hypophyse (eine Schnittstelle, mit der das Gehirn über die Freisetzung von Hormonen Vorgänge wie die Fortpflanzung reguliert) und Hypothalamus (der Teil des Hirns, der Hormone ausschüttet). Dadurch wird, einfach erklärt, entweder der Eisprung oder die Spermienproduktion eingeschränkt oder gänzlich verhindert, wodurch eine Person unabhängig vom Geschlecht vorübergehend unfruchtbar wird.[3]

Da die herkömmliche Antibabypille auf Menschen, die schwanger werden können, zugeschnitten ist und normalerweise auch nur ihnen verschrieben wird, fehlt es an medizinischen Studien, die ihre Wirkung auf spermienproduzierende Körper im Detail beschreiben. Es ist davon auszugehen, dass die Hoden schrumpfen würden und neben der Spermienanzahl könnte sich auch die Libido zurückentwickeln. Vermutlich würde die Einnahme von synthetischen Östrogenen zudem zu leichten Effekten auf das körperliche Erscheinungsbild führen: breitere Hüften, weichere Haut und leichte Brustentwicklung. Allerdings ist die herkömmliche Pille viel zu niedrig dosiert, als dass sie zu einer wirklich großen optischen Veränderung führen würde (die Hormonlevel sind in etwa nur ein Zehntel so hoch wie bei Hormonpräparaten, die trans Frauen bei der Transition verschrieben werden).

Bei bisher getesteten hormonellen Verhütungsmethoden für spermienproduzierende Menschen wird aber auch nicht auf Östrogen, sondern auf Testosteron in Kombination mit Progesteron gesetzt. Dies würde im Zweifel sogar eher zu einem »männlicheren« Erscheinungsbild führen: mehr Körperhaare, kantigeres Gesicht, gesteigerte Muskelmasse.

Dass hormonelle Verhütung bei Menschen unterschiedlichen Geschlechts grundsätzlich den gleichen Wirkungsmechanismus hat, ist keine neue Erkenntnis. Auch die allererste Antibabypille wurde bereits vor ihrer Marktzulassung an Männern getestet. Bei einem Versuch mit zwanzig Inhaftierten einer US-Strafanstalt zeigte sich, dass die Spermienproduktion durch die Einnahme von Steroidhormonen (Testosteron und Progesteron) komplett eingestellt werden konnte. Allerdings litten die meisten unter Nebeneffekten. Bei fast allen verkleinerten sich die Hoden, viele hatten Probleme bei der Erektion, und das führte dazu, dass man die Studien recht schnell abbrach. Über viele Jahre war man sich sicher: Verhütung bei Männern funktioniert nicht, denn ohne Erektion braucht es auch keine Mittel gegen fertile Spermien (fair enough). Erst in den Achtzigerjahren stellte sich heraus, dass es bereits reicht, die Spermienproduktion mittels niedriger dosierter Hormone stark zu vermindern, anstatt sie komplett herunterzufahren und dadurch ungewollten Nebenwirkungen vorzubeugen.[4] Die klinische Forschung der männlichen Verhütung lag jedoch solange mehr oder weniger auf Eis – währenddessen eroberte die klassische Pille *für die Frau* die internationalen Märkte, Arzt- und Apothekenschränke.

Und WIN 18,446? Bis vor Kurzem war der Wirkmechanismus hinter der Gefängnispille völlig unklar, quasi ein Fall für Aktenzeichen XY, nur dass kein Hahn auf dem Friedhof der vergessenen Erfindungen je danach krähte. Erst ein halbes Jahrhundert nach ihrer Entdeckung wurden die Forschungsergebnisse aus der US-Strafanstalt wieder hervorgeholt. John Amory, Medizinprofessor aus Washington, las 2007 in einem Fachmagazin über WIN 18,446, schnappte sich, davon inspiriert, ein paar Versuchskaninchen (diesmal echte) und fand heraus, dass das Problem mit dem Alkohol auf ein Enzym zurückgeht, das für den Abbau von ebendiesem verantwortlich ist.[5] WIN 18,446 blockiert dieses Enzym, und damit sollte es auf keinen Fall verabreicht werden, denn wenn Alkohol (auch in sehr geringen Dosen, etwa durch gegorenes Obst) ins Spiel kommt, kann das lebensgefährlich werden. Doch das Mittel hat nach wie vor Potenzial.

Mit einem Team arbeitet Amory aktuell daran, das Molekül so zu modifizieren, dass es sich nur an das für das Spermawachstum verantwortliche Enzym bindet und das Jack-Daniel's-Verarbeitungs-Enzym in Ruhe lässt. Es gibt also einen Menschen, der mit am Grab von WIN 18,446 steht und die Hoffnung noch nicht aufgegeben hat, dass eine »Pille für den Mann« eines Tages doch noch wie Phönix aus der Asche aus der westlichen Trinkkultur emporsteigt. Und er ist längst nicht der Einzige.

INSGESAMT SIND DER WISSENSCHAFT MEHR ALS EINHUNDERT MÖGLICHE METHODEN ZUR VERHÜTUNG *FÜR DEN MANN* BEKANNT

Es mag überraschen, dass es sich bei den allermeisten von ihnen um nicht hormonelle Wirkstoffe oder mechanische Präparate handelt. Aber bevor wir jetzt wonnevoll auf eine Party Pinata in

Form eines riesengroßen Spermiums einhauen, um uns von den für viele sehr spürbaren seelischen und körperlichen Belastungen jahrzehntelanger Hormonbomben und Kupferpräparate zu befreien: Belastbare Daten zu Wirksamkeit und Sicherheit der meisten dieser Methoden fehlen, da sie es bislang nicht in die letzte Phase der klinischen Entwicklung geschafft haben. Der Grund dafür ist auch, dass sich die Nebenwirkungen anders als bei hormonellen Stoffen (die ja schon lange zur Verhütung angewendet werden) einfach sehr schwer abschätzen lassen, was die Investition in so ein großes Forschungsprojekt unattraktiv macht.

Neben der in Kombination mit Alkohol womöglich lebensgefährlichen WIN-Pille ist ein weiteres Beispiel dafür eine Substanz namens Gossypol. In den Zwanzigerjahren zeigte sich, dass Männer in China nach dem Verzehr bestimmter Gerichte unfruchtbar wurden. Die Ursache dafür fand man in einem bestimmten Baumwollsamenöl, das damals zum Kochen verwendet wurde. Darin enthalten war ein natürliches Insektizid, also ein Giftstoff, mit dem sich die Baumwollpflanzen vor Schädlingen schützen. Über Jahre hörte man auf, das Öl in der Küche zu benutzen. Doch in den Sechziger- und Siebzigerjahren wurde die Forschung an Gossypol, wie die toxische Substanz der Baumwollsamen genannt wurde, im Rahmen chinesischer Familienplanungsprogramme zum Megaprojekt. Die Gossypol-Studien wurden mit über 12 000 Testpersonen und über einen Zeitraum von mehr als zehn Jahren sogar die größten, jemals durchgeführten Untersuchungen, was männliche Kontrazeption betraf. Und die Ergebnisse waren zunächst vielversprechend: Nahezu alle Testpersonen wurden durch Gossypol unfruchtbar (die tägliche Einnahme erbrachte nur eine Fehlerquote von einem Prozent – also Schwangerschaften trotz Anwendung). Doch: Gossypol ist giftig. Und zwar nicht nur für Insekten. Irgendwann stellte sich heraus, dass sich die lahmgelegte Spermienproduktion nach dem Absetzen der Gossypol-Pillen bei ziemlich vielen Männern nicht wieder normalisierte. Die Substanz führte also vermehrt zu dauerhaft eingeschränkter Fruchtbarkeit und Infertilität. Spätestens als sich auch noch ein Kaliummangel im Blut und Herzrhythmusstörungen abzeichneten, die im schlimmsten Fall sogar zum Tod führen, empfahl die WHO, die Studien abzubrechen.[6]

Hormonfrei bedeutet nicht immer besser. Fängt man an, mit bisher wenig bekannten Substanzen, künstlichen Enzymen oder Proteinen zu experimentieren, kann das zu unerwarteten Effekten führen: Neben bleibender Unfruchtbarkeit sind Krankheiten wie Krebs möglich oder gar Auswirkungen auf die Nachkommen.

Tatsächlich haben hormonelle Methoden, bei denen man auf Jahrzehnte alte Erfahrungswerte aufbauen kann, die besten Chancen, die ersten offiziellen männlichen Verhütungsmedikamente zu werden (auch ein Grund, weshalb die Panik vor synthetischen Hormonen uns auf dem Weg zu geschlechtergerechterer Verhütung nicht wirklich weiterbringt). Möglich wäre die Verabreichung entweder durch eine Spritze, die alle paar Wochen in den Hintern gesetzt wird, oder durch ein Gel, das man sich täglich auf die Schultern reibt. Eine tatsächliche »Pille für den Mann« ist nach aktuellem Stand der Forschung hingegen eher unwahrscheinlich. Der Grund: Testosteron wird im Magen sehr schnell abgebaut. Um zu wirken, müsste die Pille täglich zusammen mit einer recht fettigen Mahlzeit eingenommen werden (Studienteilnehmende nahmen innerhalb weniger Wochen mehrere Kilo zu).[7]

Ebenfalls klinisch getestet werden gegenwärtig auch reversible Samenleiterverschlussmethoden, bei denen der Samenleiter mittels künstlichen Gels vorübergehend blockiert wird. Die Methode ist hormonfrei. Durch eine einfache wasserlösliche Substanz, die in den Samenleiter gespritzt wird, können Spermien daran gehindert werden, sich dem Ejakulat beizumischen. Sie werden quasi herausgefiltert.

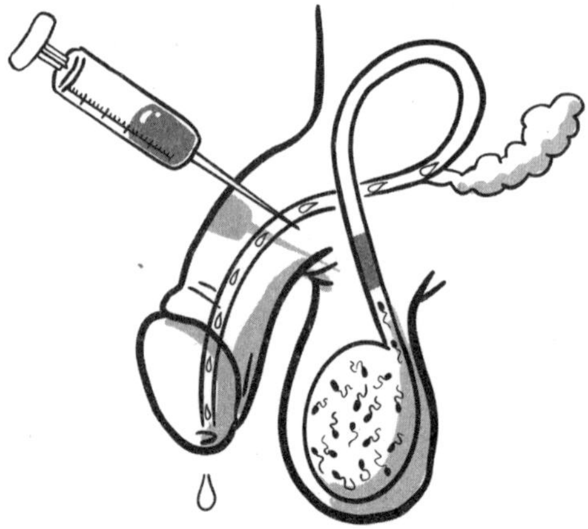

Reversible Samenleiterverschlussmethode durch ein wasserlösliches Gel, das in den Samenleiter gespritzt wird und Spermien den Weg versperrt

Der Samenleiter ist eine Art Tunnel, durch den die Spermien von den Hoden ans Tageslicht gelangen. Bei einer klassischen Vasektomie wird er komplett durchtrennt. Zwar ist es grundsätzlich möglich, eine Vasektomie rückgängig zu machen, jedoch ohne Erfolgsgarantie (die Chancen liegen zwischen null und 90 Prozent). Für junge Männer mit möglichem Kinderwunsch kommt ein solcher Eingriff nicht infrage. Mittels eines künstlichen Gels, das die Samenleiter jedoch nur vorübergehend verschließt, soll die Reversibilität garantiert sein. Die Substanz kann bei Bedarf entfernt werden oder löst sich nach ein paar Jahren von selbst auf.

Es gäbe also viele Wege und Mittel zur geschlechtergerechten Verhütung. Aber ganz egal über welche Methode zur Zeugungs- oder Schwangerschaftsverhütung wir sprechen: Damit sie sich verbreiten können, braucht es Menschen, die bereit sind, sie anzuwenden.

TEIL II

MÄNNERSACHE

Verhütung und Männlichkeit

5

SPERMIENWISSEN IST MACHT!

Über Spritzenangst, Samenstau und überaus tapfere Spermien

Oktober 2021. Wolfsburger Fußgängerzone.

Mit einem Aufnahmegerät bewaffnet steuere ich fremde Männer an. »Würdet ihr eine Art ›Pille für den Mann‹ nehmen?«

Es nieselt. Die Reaktionen sind durchwachsen. Das Spektrum zwischen aufgeschlossener Bereitschaft und hartnäckiger Skepsis zeigt mal wieder, dass es nicht »die Männer« gibt. Einige wären durchaus bereit, so was mal zu probieren, andere nicht. Die am häufigsten geäußerte Sorge: »Hab ich davon Nebenwirkungen?« zeigt eine Tendenz.

»Eventuell«, gebe ich zu. »Vielleicht sogar ganz ähnliche wie eure Freundinnen.«

Auffällig viele, mit denen ich mich über Verhütung unterhalte, wollen ungern selbst Hormone einnehmen. »Alternativ dazu könnte man sich auch die Samenleiter reversibel verschließen lassen!«, erkläre ich wildfremden Leuten mit teils verwirrt, teils ängstlichen Blicken, während mir der Herbstwind die Haare ins Gesicht weht.

Bereits seit den Achtzigerjahren wurden in Indien Tausende Ratten, Hasen, Affen, Hunde und Männer mit einem Mittel namens RISUG[1] erfolgreich vorübergehend unfruchtbar gemacht. Aktuell wird RISUG dazu verwendet, Affen und Hunde in Großstädten wie Neu-Delhi daran zu hindern, sich zu vermehren. Für Menschen ist es bislang nicht zugelassen. In Testphasen sollen sich keine großen Unannehmlichkeiten gezeigt haben – Nebenwirkungen beschränken sich laut den Studien maximal auf Schwellungen, die von selbst verschwinden.[2]

Was sich für mich nach einem großen Potenzial mit wenig Aufwand anhört (hormonfrei, unkompliziert, ein Eingriff reicht und man hat jahrelang Ruhe), klingt für andere nach »Samenstau«.

Zwei Achtzehnjährige, die sich in der Fußgängerzone gerade vermutlich das sechste Paar weiße Sneaker zugelegt haben, sind zudem »nicht gerade Spritzenfans«, wie sie mir skeptischen Blickes mitteilen.

»Ich auch nicht«, entfleucht es mir da spontan. Sorry, aber: Wer ist das schon? Als mir ohne Betäubung ein Stück Draht in den Uterus geklemmt wurde, habe ich nicht laut »Juhu!« gerufen. Bei Menschen mit Uterus scheinen mögliche Unannehmlichkeiten keine große Rolle zu spielen.

Die allermeisten Männer, mit denen ich über reversible Samenleiterverschlussmethoden spreche, gehen davon aus, dass sie anschließend nicht mehr ejakulieren können. Kaum jemandem ist bekannt, dass Spermien nur ein bis maximal fünf Prozent jener Flüssigkeit ausmachen, die irreführenderweise als Sperma bekannt ist. Der Rest ist Prostataflüssigkeit, die gar nicht aus dem Hoden kommt und dementsprechend auch nicht blockiert wird. Die Gleichsetzung von männlichem Ejakulat und Sperma ist in etwa so falsch, wie bei einer industriellen Zuckerlimonade von Zitronensaft zu sprechen, obwohl der Fruchtanteil gerade mal zwei Prozent ausmacht. Ob sich im Ejakulat Spermien befinden, kann man mit bloßem Auge nicht sehen. Zwischen zwanzig und sechzig Millionen von ihnen befinden sich in jedem Milliliter Ejakulat, doch sie sind maximal fünfzig Mikrometer groß (zum Vergleich: eine Eizelle hat ungefähr die 10 000-fache Größe und ist damit gerade noch mit dem Auge erkennbar).[3] Auch Männer, die eine Vasektomie hinter sich haben, ejakulieren. Durch eine reversible Verhütungsmethode wäre dies nicht anders.

So wie es keinen dauerhaften Rückstau der Spermien gibt, so existiert auch kein natürliches Recht auf einen Samenverlust, erst recht nicht in Verbindung mit den Körpern anderer Menschen. Werden Spermienzellen nicht mit dem Ejakulat herausgewedelt, resorbiert sie der Körper von selbst. Ähnlich wie er das täglich mit unzähligen anderen Zellen auch macht.[4]

Warum lernen wir so etwas nicht in der Schule?

Gefühlt stehen in sämtlichen Gesichtern der Wolfsburger Fußgängerzone Fragezeichen. Es ist vor allem das Unwissen, das Skepsis, Angst und Vorbehalte erzeugt. Und dieses Problem existiert längst nicht nur unter durchschnittlichen Passanten in der Shoppingmeile. Jetzt mal im Ernst: Weiß irgendjemand, wie Reproduktion bei Spermienproduzierenden funktioniert? Welche Körperteile, Körperfunktionen und Hormone spielen zusammen, damit spermienproduzierende Menschen tagtäglich, ohne es zu merken, kleine kaulquappenähnliche Tierchen in sich herankochen, die in magischer Verbindung mit einer Eizelle das Abgefahrenste ist, das ich mir vorstellen kann?

Wir wissen, dass das Zusammentreffen von Samen- und Eizelle neun Monate später einen neuen Menschen zum Resultat haben kann. Wir kennen Begriffe wie »Eisprung« und »Menstruation«, »Schwangerschaft« und »Geburt«, und den meisten von uns ist auch ein unfreiwillig einschneidender Moment in Erinnerung, in dem überfordert nach den passenden Worten ringende Eltern versuchen, dem Storchmythos entschlossen ein Ende zu setzen. Doch Babys entstehen nicht allein durch Sex, wenn »Mama und Papa sich liebhaben« oder zwei Menschen miteinander schlafen. Dazu gehört auch mehr als das perfekte ovulative Timing (»Eisprung«). Selten fällt der Blick auf die reproduktive Gesundheit des Mannes. Dass Spermien anwesend sind, wird einfach hingenommen. Und dass sie funktionieren auch.

Laut der Newcastle University sind bis zu sieben Prozent der Männer im reproduktiven Alter unfruchtbar,[5] Zahlen aus den USA gehen sogar von neun Prozent aus[6] – und viele sind sich dessen nicht bewusst. Kein Wunder, wenn der Besuch beim »Männerarzt« als Altherrentätigkeit irgendwo zwischen Erektions- und Prostataproblemen gilt.

LET'S TALK ABOUT SPERM

Wie mir eine befreundete Urologin mal bei einer WG-Party erklärte, kann man sich Spermien vorstellen wie ein dörfliches Fußballteam. Damit, sagen wir, Harsewinkel gegen Brackwerder antreten kann, braucht es nicht nur eine bestimmte Anzahl von Spieler:innen, sie müssen auch gewisse Fähigkeiten mit sich bringen und über einen Körperbau verfügen, der es ermöglicht, sich gut und schnell fortzubewegen. Eben diese vier Faktoren sind entscheidend, um die Qualität des Ejakulats zu bestimmen: Anzahl, Form, Beweglichkeit und Geschwindigkeit.

Wir wissen: Ungefähr einmal im Monat wächst eine Eizelle heran. Doch wem ist bekannt, dass ungefähr drei Monate vergehen, bis Spermien unter den richtigen Voraussetzungen heranreifen? Ungefähr zwölf Wochen dauert der Prozess, den Samenzellen durchlaufen, um eines Tages für einen ganz kurzen Moment die Chance zu haben, zur Reproduktion zu dienen. Übrigens ist das ist auch der Grund dafür, dass jede Form von »Verhütung für den Mann« – einschließlich der Vasektomie – erst nach sechs bis acht Wochen wirkungsvoll ist. Ansonsten kann es sein, dass irgendwo doch noch fertile Spermien in der Produktions- und Lieferkette feststecken und im schlimmsten Fall eine ungewollte Schwangerschaft verursachen.

Die Eizelle wächst nach und nach heran, bewegt sich irgendwann in Richtung Eileiter und Uterus und wird dann entweder befruchtet oder sie wird abgestoßen. Im Schnitt dauert dieser Kreislauf vier Wochen und geht dann von vorne los. Die Spermienproduktion ist im Gegensatz dazu kein Zyklus, sondern ein stetiger Prozess. Spermien werden hundertmillionenfach fortlaufend produziert.

Die erste Station der Spermienmanufaktur ist uns allen ein Begriff, die Hoden. Die zweite ist bereits weniger bekannt. Schon mal von den Nebenhoden gehört? Das ist ein vier bis sechs Meter (!) langer Schlauch, der auf wenige Zentimeter zusammengepresst wie Gehirnmasse am Rand der Hoden sitzt und durch den die Spermien über Wochen hindurchgeleitet werden (vier bis sechs Meter, in etwa so lang wie ein mittelgroßer Kleinlaster!)

Anschließend schwimmen Spermien in unterschiedlichen Stilen – mal schnurstracks, mal vibrationsartig oder auch mal zickzackförmig durch Penis, Vagina und Uterus (ich verkneife mir den naheliegenden Joke, dass sich dabei einiges an Charakterzügen ihres Produzenten niederzuschlagen scheint). Zwischen dem Prozess, in dem Spermien in einem Körperteil produziert werden und schließlich in einem anderen irgendetwas befruchten können, liegt also eine beachtlich lange Reise.

Und aus allen Stadien der Spermienproduktion, von ihrer Mobilmachung bis zum Transport, ergeben sich logischerweise ganz unterschiedliche Wege, eine Verhütungsmethode *für den Mann* zu entwickeln: Angefangen von Mitteln, die Spermien am Wachsen hindern, über solche, die ihnen die Beweglichkeit nehmen und weiter zu Methoden, bei denen fertigen Spermien der Durchgang zum Uterus versperrt wird. Führt man sich all die möglichen Mechanismen vor Augen, die bereits vor der Fertilisierung beeinflusst werden können, verwundert es schon ziemlich, dass wir uns seit mehr als sechzig Jahren auf den allerletzten Schritt in der Befruchtung beschränkt haben, das Außerkraftsetzen des Menstruationszyklus.

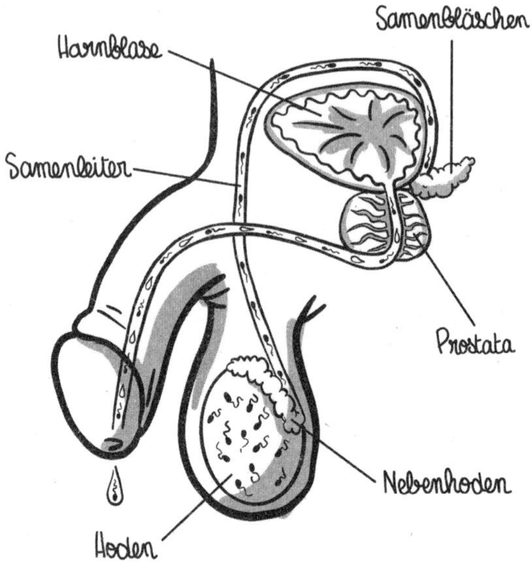

Reproduktionstrakt ohne Verhütung

Auch Männer sind reproduktive Wesen, und auch bei Männern kann zu Verhütungszwecken in Reproduktionsprozesse eingegriffen werden. Doch während Menschen mit Uterus maximal ein Baby alle neun bis zehn Monate bekommen können, sind Personen die Spermien produzieren theoretisch in der Lage, im selben Zeitraum Hunderte oder Tausende Babys zu zeugen. »Macht es nicht mehr Sinn, eine Waffe zu entladen, statt sich eine schusssichere Weste anzuziehen?«, wie es ein User namens Markus unter Tausenden Likes auf Facebook ausdrückt.

Mal ganz abgesehen von der total problematischen Penis-Waffen-Metapher – da ist doch was dran? 365 Tagen im Jahr der Spermienproduktion einen Schalter vorzulegen, könnte unter Umständen tatsächlich sogar effizienter zum Ziel führen, als Menschen, die durchschnittlich gerade mal fünf Tage im Montag fruchtbar sind, über Jahre bis Jahrzehnte hinweg ununterbrochen unter Hormone zu setzen. Wieso sind Verhütungsfragen dennoch so klar verteilt?

Vielleicht liegt ein Problem darin, dass Menschen mit Uterus immer noch gerne für alles, was mit Schwangerwerden und Kinderkriegen zu tun hat, allein verantwortlich gemacht werden. Babys zu bekommen gilt unumstößlich als »Frauensache«. (Wichtig: Auch nichtbinäre Personen und trans Männer können schwanger werden und Kinder kriegen). Ähnlich wie Babys stillen, schuckeln, füttern und von Essenresten, Kacke und Sandkastendreck zu befreien. Ganz anders, als Babys zu zeugen. Seit Einführung der monotheistischen Religionen, in denen das Göttliche und damit die Spitze der Schöpfung insbesondere im Christentum mit einem alten, weisen Mann imaginiert wird, hat sich eine seltsame Ansicht auf die menschliche Reproduktion etabliert. Das zeigt sich besonders schön jedes Jahr zu Weihnachten, wenn aufgeregte Kinderkehlchen zwischen piksendem Stroh und schwenkenden Weihrauchschwaden die »unbefleckte« Geburt des »Sohnes« Jesus Christus besingen.

Einerseits wurde die Gleichung Frau = Mutter als unumstößliche Wahrheit durchgesetzt, andererseits wurde Frauen auch auf seltsame Weise die aktive Anteilnahme an der Schaffung von Leben abgesprochen. Schwangerschaft wird gerne als etwas verstanden, was Gebärfähigen »passiert« – der alten Vorstellung nach scheinen sie vollkommen passiv, ja in besonders hartnäckig zelebrierten Idealfällen sogar »jungfräulich«, ohne groß etwas zu merken, geschwängert zu werden. Als sei es nun mal ihr Schicksal und darüber hinaus auch noch eine große Ehre, zwischen Ochs und Esel ohne viel Murren ein allseits erwartetes Baby zu liefern.

Aus unzähligen Königshäusern sind Frauen nur dann bekannt geworden, wenn sie durch das fehlende Erbringen eines männlichen Thronfolgers negativ auffielen. Heinrich IIX. zum Beispiel tauschte seine erste Frau, Katharina von Aragon, nach mehreren Fehlgeburten und der Geburt einer Tochter durch ihre zwanzig Jahre jüngere Hofdame Anne Boleyn aus. Und als auch diese nach zwei Fehlgeburten seine Hoffnungen auf männlichen Nachwuchs enttäuschte, bezichtigte er sie zunächst der Hexerei und ließ sie schließlich wegen Hochverrats enthaupten (danach heiratete Heinrich noch drei weitere Frauen – eine davon, Jane Seymour, starb bei der Geburt, aber immerhin war es ein Sohn; die andere war Anne Boleyns Cousine, die er 1542 wegen Ehebruches hinrichten ließ). Über Jahrhunderte wurden Gebärfähige auf ihre Gebärfähigkeit beschränkt, sexuell und reproduktiv missbraucht und dazu verpflichtet, Babys auszutragen und zu gebären, und zwar in einem beachtlich perfiden Maße, bei dem es wirkt, als hätten sie dabei tatsächlich nichts beizutragen als die passende Hülle. Den Stoff aber liefert jemand anderes.

Bis ins 19. Jahrhundert ging man in den Naturwissenschaften davon aus, dass sich im männlichen Samen bereits ein winziger fertiger Mensch befindet, der im uterinen Brutkasten nur noch heranwachsen muss. Erst nach der Entdeckung der Eizelle im Jahr 1827 musste man sich eingestehen, dass Gebärfähige vielleicht doch etwas mehr zur menschlichen Entwicklung beizutragen haben als ein Vergrößerungsgerät.

Bis heute scheint der kulturell androzentrisch verzerrte Blickwinkel auf die Befruchtung nicht ganz überwunden zu sein. Spermien werden immer noch, vorsichtig formuliert, leicht überbewertet.

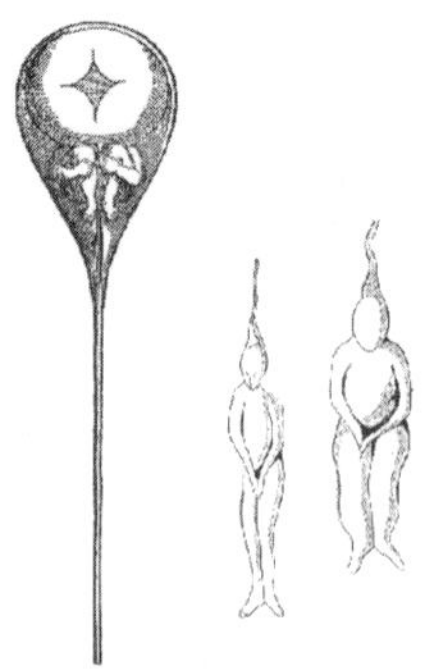

Präformationslehre – der fertige Mensch im Spermium, eine Zeichnung von Nicolas Hartsoeker aus dem Jahr 1695

In einem Aufklärungsfilm aus einer KiKa-Sendung (kann man sich auf YouTube ansehen[7]), werden Spermien als Bewohner einer männlichen Comic-Figur im Loriot-Look personifiziert. Die Samenzellen von Herrn Braun haben nicht nur Gesichter, sondern auch Namen und Talente. Willi, das sympathische Spermium und Protagonist der Geschichte, ist nicht gut im Kopfrechnen, dafür im Schwimmen (wie könnte es auch anders sein). Mit seinem »Konkurrenten«, einem Spermium mit Namen Bernd, liefert er sich ein spannendes Kopf-an-Kopf-Rennen um den »einzigen Preis«: das Ei, ein Objekt, das es in einem heiklen Hindernislauf durch Frau Brauns Reproduktionstrakt zu finden und »zu gewinnen« gilt. Während die bürgerlichen Spermien vom kartoffelnasigen *Herrn* Braun als kleine Sprinter, Schwimmer, Rechner und Kämpfer inszeniert werden, sind die reproduktiven Organe von *Frau* Braun nichts weiter als eine statische Landkarte, an dessen verwinkeltem Ende sich ein Schatz befindet. Dieses Narrativ vom kämpfenden Spermium, das die Eizelle »erobert«, spiegelt die gesellschaftliche Konstruktion heteronormativer Geschlechterrollen wider. Er ist aktiv, sie ist passiv. Er sorgt dafür, dass die Dinge ihren Lauf nehmen, sie wartet darauf, dass *er* kommt und sie wie den Mond mit einer Flagge bestückt. Analysen der US-amerikanischen Anthropologin Emily Martin von der New York University zeigen, wie Samenzellen selbst in modernen naturwissenschaftlichen Texten und medizinischen Lehrbüchern personifiziert werden. Als wären sie kleine Entdecker, Krieger oder Ritter, kämpfen sie sich vor und liefern sich ein Rennen um die Eizelle, die wie eine eingesperrte Prinzessin, ein unentdecktes Land oder eine Jungfrau in Not wirkt – schrecklich passiv eben.[8]

Unter so vielen Konkurrenten und Mitstreitern, die nach und nach scheitern, kann *nur einer* der schnellste und beste Typ sein, nämlich derjenige, der am längsten *überlebt* in einem gefährlichen, wilden Gefilde. Wenn Frauen nicht gerade als passiv dargestellt werden, scheitern sie auch noch daran, sich gegen ihren Eroberer zu wehren. Mal ehrlich: Ist das nicht als Wissenschaft verkaufte Rape Culture? Als würde sich alles im weiblichen Reproduktionstrakt dagegen wehren, dass Spermien und Eizelle zusammenfinden. Als sei dies der »natürliche Lauf der Dinge«.

Seit Jahrzehnten kritisieren feministische Naturwissenschaftler:innen, dass die gegenwärtigen Darstellungen der menschlichen Fortpflanzung in populären sowie wissenschaftlichen Quellen mehr an Szenen aus dem letzten Blockbuster oder an eine Märchensaga erinnern, als eine wirklich neutrale, objektive Vorstellung von Fortpflanzungsprozessen zu vermitteln.

Damit sich zwei Menschen reproduzieren können, müssen Zellen auf beiden Seiten zusammenarbeiten. Spermien – mikroskopisch kleine Zellen, hirnlos wie alle anderen auch (von wegen gut im Kopfrechnen) –, werden in Uterus und Vagina am Leben erhalten, unter anderem durch eine rund um den Eisprung veränderte Körpertemperatur und einen für Spermien optimal angepassten pH-Wert).[9] Bestimmte Proteine und Kohlehydrate, die im Rahmen des Ovulationszyklus durch Hormone gebildet werden, spielen eine große Rolle, wenn es darum geht, aus Hunderten Millionen von Spermien, die zum Teil zu einfach gebaut sind, um überhaupt ihren eigenen Schwanz zu jagen, im Kreis oder gar nicht schwimmen, halbwegs brauchbare zu selektieren und eines davon zur Eizelle zu führen. Wenn sich Spermien zuzeiten des Eisprungs dem Uterus nähern, öffnet sich der Muttermund. Bei sexueller Erregung und einem daraus resultierenden »Feuchtwerden« geraten sie leichter voran.[10] In manchen Kulturkreisen, jenseits christlich-westlicher Vorherrschaft, war man lange Zeit auch sicher, dass eine Befruchtung überhaupt nur dann möglich ist, wenn die Person mit Vulva beim Sex einen Orgasmus hat (und/oder dabei ejakuliert).[11] Heute gehen Wissenschaftler:innen davon aus, dass die uterinen Kontraktionen durch den Orgasmus die Chancen für eine Befruchtung bis zu fast 16 Prozent steigern können (Spermien werden durch die zuckenden Bewegungen besser zur Eizelle geleitet).[12] Aus indischen und chinesischen Sexualpraktiken wie dem buddhistischen Tantra und dem Sahaja Yoga ist darüber hinaus der Coitus reservatus bekannt – quasi der große Bruder des Coitus interruptus und zur Verhütung ebenfalls nicht ganz ungeeignet. Verbunden damit, den Sexualakt nicht mit der männlichen Ejakulation als Höhepunkt zu definieren, ist es möglich, durch Übung die Ejakulation bewusst hinauszuzögern, zu vermeiden oder sogar gänzlich vom Orgasmus zu entkoppeln. In zahlreichen philosophischen und religiösen Schriften wird ein Coitus reservatus als eine Art Meisterpraxis des spirituellen Seins beschrieben. Anstatt nur auf die eigene Ejakulation hinzuarbeiten, steht das Lesen, Verstehen und Hinwirken auf weibliche Lust im Zentrum sexueller Praktiken.[13] Der weltweit aktuell vorherrschende *Orgasm Gap* zeigt deutlich, dass es noch viel aufzuarbeiten gibt: Hetero Frauen kommen einer US-Studie nach beim Sex im Schnitt fast ein Drittel seltener als hetero Männer.[14]

Der Grund dafür, liegt in kulturellen Narrativen wie Sex auszusehen hat und einem patriarchalen Blick auf Reproduktion, was sich wieder im Umgang mit der Verhütung zeigt.

Zeugung ist kein Wettkampf. Und Frauen sind keine Gebärmaschinen, an deren Bauplan sich ein Reproduktionsschalter befindet, der sich bei Bedarf auf »Off« stellen lässt. In progressiveren Kinderbüchern wie zum Beispiel Cory Silverbergs und Fiona Smyths *Wie entsteht ein Baby?* wird erst die Ei- und dann die Samenzelle vorgestellt – ganz ohne Geschlechterstereotype.[15] Beide Zellen sind gleichwertig und stecken voller »Geschichten über den Körper des Menschen, aus dem sie kommen«, sie wirbeln in einem »besonderen Tanz miteinander herum«, wenn sie aufeinandertreffen und verschmelzen in buntmagischer Einvernehmlichkeit. Kinder lernen so, Reproduktion nicht mit Krieg und Kampf in Verbindung zu bringen, sondern als eine gemeinsame Sache zu verstehen – und Verhütung dementsprechend auch.

Zurück nach Wolfsburg in die verregnete Fußgängerzone. Einer der Befragten erklärt mir, für Frauen sei es doch irgendwie normaler oder natürlicher, die Pille zu nehmen. »Ihr habt doch so viele Hormone.« Nach dem Motto: Seid doch dankbar, dass jemand dieses Chaos in Ordnung bringt. Ein anderer gibt an, er habe Angst, durch künstliche Hormone seine Männlichkeit zu verlieren. Auf meine Frage: »Inwiefern?«, verfällt er ins Grübeln. »Ich weiß nicht, ich will meine Spermien nicht wegmachen.«

Verhütung für Menschen mit Hoden scheint bei den meisten nichts weiter als ein schräger Mythos zu sein. Wahrscheinlich irgendwo zwischen fliegenden Untertassen und der Panik vor dem Aussterben der letzten »wahren Männer« angesiedelt. Ein Gel im Samenleiter, das Spermien den Weg versperrt? Wie abstrus ist das denn? Ein Stück Draht hingegen, das durch die Freigabe von Kupfer eine toxische Reaktion in der Gebärmutter verursacht, sodass dort nichts fruchten, wachsen und gedeihen kann: easy. Männer, die durch Hormone Stimmungsschwankungen bekommen? Irgendwie schräg. Bei Frauen: normal.

Nicht nur Hormone zu nehmen, ja allein schon Hormone zu haben, scheint irgendwie »Frauensache« zu sein. Dabei werden sämtliche körperlichen Prozesse – vom Furz bis zur Erektion – erst durch hormonelle Fluktuationen ermöglicht. Wir alle haben Hormone, und wir alle haben Hormonschwankungen. Ohne Hormone und ihre natürlichen Veränderungen wäre niemand von uns überlebensfähig. Bei immer noch stark vorherrschenden Vorstellungen von der PMS-gesteuerten Frau, die »ihren zyklusbedingten Hormonen« hilflos ausgesetzt ist und die Studienergebnisse von Medikamententests verzerrt, scheint den wenigsten bewusst zu sein: Wenn etwas ziemlich schwer vorhersehbar schwankt, dann ist es das Testosteron (es erhöht sich zum Beispiel durch Gerüche, Filme, Sport, Sex und andere Faktoren – Im folgenden Kapitel wird es ausführlicher darum gehen). Aber wir wollen den Spieß ja nicht umdrehen.

»Befruchtung beginnt nicht erst in der Vagina und im Uterus, sondern im Hoden.« Mit diesem Argument kann ich zumindest einen der beiden Achtzehnjährigen mit den trendigen Schuhen in der Hoffnung auf gesellschaftlichen Wandel zu etwas mehr Gnade überreden. »Joaaa …« Verlegen reibt er sich den Nacken, als würde ich ihn gerade von der Köstlichkeit einer kross gebratenen Kakerlake überzeugen wollen und er mir mit seiner Bereitschaft großzügig entgegen kommen. »Ich glaub, ich würde das mal ausprobieren und gucken, wie es ist.« Ich verkneife mir etwas zu erwidern wie »Erspart aber Schlimmeres und wäre ganz schön cool von dir«, und bewahre den wackeligen Jenga-Turm der Aufklärungsarbeit dadurch vor einem jähen Einsturz. Stattdessen setze ich einen Haken an der betreffenden Stelle in meinen Fragebogen. Immerhin. Ist doch was.

DIE MEISTEN MÄNNER WOLLEN VERHÜTEN – FRAGT SICH NUR: WIE?

Die Bereitschaft ist da. Das zeigen nicht nur meine wenig repräsentativen Interviews mit unschuldigen Passanten, sondern mindestens fünfundzwanzig internationale Studien und Umfragen der letzten Jahrzehnte.[16] Besonders unter den jüngsten heterosexuell aktiven Männern lässt sich ein Wille erkennen. Während in der Generation X (zwischen den Sechziger- und Achtzigerjahren geboren) gerade mal 58 Prozent der Männer eine längerfristige Verhütungsmethode anwenden würden, sind es in der Generation Z (zwischen 1997 und 2005 zur Welt gekommen) mehr als 80.[17] So zumindest Umfragen aus den USA.

Die letzte repräsentative Umfrage aus Deutschland ist aus dem Jahr 2005. Schon damals stellte sich heraus, dass 70 Prozent aller heterosexuell aktiven cis Männer prinzipiell dazu bereit wären, eine Form längerfristiger Verhütung am eigenen Körper anzuwenden. Knapp ein Viertel war unschlüssig (Potenzial!), und nur rund sechs Prozent lehnten männliche Verhütung definitiv ab (damit kann man doch leben?).[18]

Natürlich hängen derartige Ergebnisse sehr von der Fragestellung ab. Für manche klingt eine Pille perfekt, andere empfinden es als praktischer, nicht jeden Tag an Verhütung denken zu müssen (für sie könnte ein Gel-Implantat für den Samenleiter, mit dem man jahrelang Ruhe hat, nicht schlecht sein). Einige wollen keine Hormone, wieder andere keinen invasiven Eingriff. Wahrscheinlich macht es aber auch einen Unterschied, wie die Sache kommuniziert wird. Würde ich als Mensch mit Hoden zum ersten Mal von all diesen Methoden über einen Artikel auf n-tv aus dem Jahr 2022 erfahren, in dem es heißt, dass das Gel den Samenleiter »verstopft« und dass man es bei Bedarf wieder »absaugt« – ich würde mir auch erst mal schützend an die Genitalien fassen. Solch martialische Sprache kann ja an sich bereits einen verhütenden Effekt bewirken. Mit dem Titel des Beitrags »So werden Männer bald ganz bestimmt nicht verhüten« hat man sich offenbar keine sonderlich große Mühe gemacht, Spermienproduzierende dazu zu ermutigen, sich der Sache mal entspannt und neutral anzunähern.[19] Im Jahr 1995 titelte die *Wochenpost* in Verbindung mit einer Testosteronspritze zur Verhütung gleich das Wort »SAMENTÖTER« in fettgedruckten Großbuchstaben. Dazu ein Bild einer karnevalesk karikierten Krankenschwester, die mit fies-sadistischem Lachen eine gigantische Cartoon-Spritze in den Po eines hilflosen Patienten jagt. Der Beginn männlicher Verhütung wird als schmerzvolles Ende des Patriarchats – ein apokalyptisches Schreckgespenst – inszeniert. Und ist dabei eine lachhafte Unwahrscheinlichkeit.

Viele Faktoren fließen mit ein, wenn man Menschen fragt, welches Verhütungsmittel für sie infrage kommen könnte. Neben dem reproduktiven Vorwissen und dem Verständnis von sexueller Freiheit spielen unter anderem auch das Alter, der Beziehungsstatus, allgemeinere kulturelle, religiöse und auch finanzielle Hintergründe eine Rolle. Die Bereitschaft, täglich eine orale Pille einzunehmen, ist in Deutschland beispielsweise allgemein sehr viel höher, als sich ein Gel auf die Schultern zu reiben. In Kenia ist es genau andersherum. Befragungen zufolge, ist die Akzeptanz gegenüber einer Verhütung seitens der Männer in Spanien mit mehr als 70 Prozent weltweit übrigens am höchsten, internationales Schlusslicht ist Indonesien.[20]

Grundsätzlich ist aber jeder Mensch anders – wir alle haben unterschiedliche Ansichten über Medikamente, Männlichkeit und Mitmenschlichkeit, abhängig von unserer Erziehung und Bildung, dem sozialen Kreis, der uns prägt, und den Medien, die wir konsumieren. Viel ergibt sich auch durch Ausprobieren und gesammelte Erfahrungen. Für einige könnte ein und dasselbe Mittel super funktionieren, während andere gar nicht damit klarkommen – ist bei Antibabypille, der Spirale oder einem Implantat ja nicht anders. Deswegen braucht es auch nicht eine Verhütungsmethode *für den Mann*, sondern möglichst viele.

6

ZEIT FÜR EIER

Macht, Männlichkeit und das heteronormative Märchen der Hormone

Googelt man nach der »Pille für den Mann«, stößt man auf ein gleichnamiges Buch. Doch anders als erhofft, verraten die zwei Autoren Carsten Spengemann und Mike Stiefelhagen darin nicht, woran es seit Jahrzehnten an der Marktzulassung *einer einzigen* langfristigen und reversiblen Verhütungsmethode für spermienproduzierende Menschen scheitert.[1] Sie verlieren kein Wort über Verhütung. Stattdessen enthüllen sie, so der Untertitel des Buchs, *Fast alles über American Football* – und damit, wie ich finde, auch einiges über unsere Gesellschaft. Kaum vorstellbar, dass das »männliche Pendant« zur Pille etwas anderes sein sollte als ein rabiater Ballsport.

Zweifelsohne spielen Bilder von Männlichkeit eine große Rolle, wenn es um Verhütung geht. Künstliche Hormone zur Reproduktionskontrolle scheinen nicht so ganz zu vorherrschenden Männlichkeitsidealen zu passen, nach denen Männer immer stark, aktiv, zeugungsfähig oder aggressiv (niemals aber anders emotional und damit zu »weich«) zu sein haben. Interessanterweise ist dies bei synthetischen Steroiden, die genommen werden, um muskulöser auszusehen, ganz anders: Zunehmend Männer – besonders Sportler – nehmen Anabolika ein, und auch diese Hormone führen zu Stimmungsschwankungen und können Männer unfruchtbar machen.[2] Aber Verhütung? Nein, das ist »Weiberkram«.

Anfang der Neunzigerjahre stellte ein Mittel, mit dem Männer ihre Zeugungsfähigkeit vorübergehend einbüßen sollten, offenbar eine derartige Bedrohung für die Männlichkeit dar, dass oftmals nicht einmal genügend Probanden für Studien aufgetrieben werden konnten. Ein Team aus Forscher:innen aus dem schottischen Edinburgh beschloss daher das Narrativ einfach etwas umzudrehen und die ganze Sache mit der Verhütung als überaus männliche Angelegenheit darzustellen. Für die Rekrutierung möglichst unerschrockener Probanden, denen als Helden einer neuen Ära in den Geschichtsbüchern zukünftiger Generationen Respekt und Ehre gezollt werden sollte, erstellte man ein Plakat im NASA-Stil mit einer Überschrift in Großbuchstaben: »FIRST MAN ON THE PILL«. Darauf zu sehen war ein Astronaut in voller Mondlandungsmontur und schottischem Flaggenstab in der Hand – bereit, mit dem Herunterlassen der Hose einen kleinen Schritt für sich selbst, aber einen großen Schritt für die Menschheit (und die Männlichkeit) zu markieren. Das aufregend designte Plakat versprach ein nicht auszuschlagendes Angebot, einmal als Pionier erinnert zu werden.

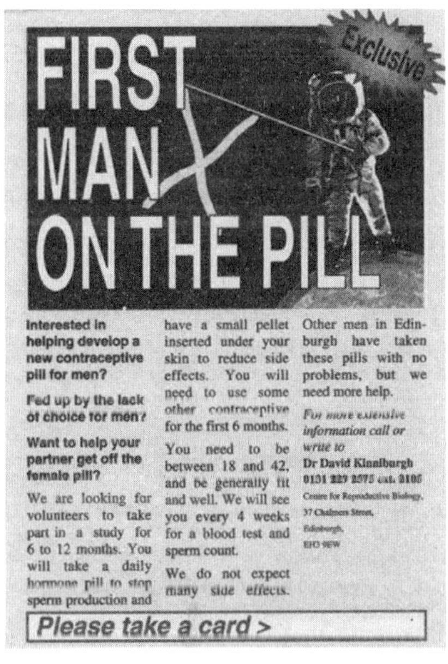
Exclusive
FIRST MAN ON THE PILL
Interested in helping develop a new contraceptive pill for men?
Fed up by the lack of choice for men?
Want to help your partner get off the female pill?
We are looking for volunteers to take part in a study for 6 to 12 months. You will take a daily hormone pill to stop sperm production and have a small pellet inserted under your skin to reduce side effects. You will need to use some other contraceptive for the first 6 months.
You need to be between 18 and 42, and be generally fit and well. We will see you every 4 weeks for a blood test and sperm count.
We do not expect many side effects.
Other men in Edinburgh have taken these pills with no problems, but we need more help.
For more extensive information call or write to
Dr David Kinniburgh
Centre for Reproductive Biology,
37 Chalmers Street,
Edinburgh,
Please take a card >

Mit diesem Poster[3] sollten Probanden für Studien mit Testosteronspritzen in Edinburgh rekrutiert werden

Die Kampagne war erfolgreich. Die Verfilmung des dazu passenden Actionstreifens, in dem der verhütende Held tausend Frauen flachlegt und danach Hasta La Vista raunend Martini gerührt, nicht geschüttelt, trinkt, blieb jedoch aus.

Auch bei einer australischen Studie wurden neuartige Männlichkeitsideale entworfen, um vorherrschende Vorstellungen von Männlichkeit mit Verhütung vereinbar zu machen. Probanden gaben an, sich wie »Astronauten der Spermienerde« zu fühlen – »Pioniere« auf einem Gebiet, das »neu und potenziell riskant« sei.[4] In einer französischen Untersuchung, bei der eine Testosteronspritze zum Einsatz kam, wurden die Probanden von der Studienleitung für ihre Kooperationsbereitschaft regelrecht mit Tapferkeitsmedaillen geehrt. Die Verantwortlichen bedankten sich öffentlich bei »den sechs Männern für das strenge Einhalten des Studienprotokolls trotz der Einschränkungen hinsichtlich ihres Arbeitsalltags«.[5] Weil sie Nebenwirkungen, die sonst an ihren Partner:innen hängen geblieben wären, freiwillig auf sich nahmen, wurden auch britische Testpersonen in Studienreports aus dem Jahr 1996 als »absolut nobel« bezeichnet. »Die Männer sind so tapfer!«, hieß es.[6] Trotz des selbstlosen Einsatzes internationaler Spritzen-Pioniere und Verhütungshelden ist Spermienkontrazeption bis heute nicht auf dem Markt – doch Schuld daran sind nicht »die Männer«, sondern vielmehr eine institutionell fest verankerte und immer wieder reproduzierte Vorstellung davon, was einen Mann ausmachen soll.

DER MYTHOS VON DER MÄNNLICHKEIT

In einem wirkmächtigen Männergesundheitsfachbuch heißt es, dass eine Verhütungsmethode für Männer »frei von Nebenwirkungen und insbesondere Einfluss auf Männlichkeit, Libido und Potenz« sein müsste.[7] Erstens stellt sich die Frage, wie so etwas möglich sein soll – alle Medikamente haben Nebenwirkungen. Zweitens geht aus dem Text nicht hervor, was genau unter Männlichkeit verstanden werden soll. Eine Erektion? Bartwuchs? Immer Sex wollen? Wer sagt, dass es nicht die Krönung der Männlichkeit darstellt, wenn ein Typ seiner Freundin die Nebenwirkungen einer Pille erspart, indem er körperliche Bürden ganz heldenhaft auf sich nimmt? Wer sagt, dass nicht gerade Verhütung männlich *macht*? Und warum ist Männlichkeit überhaupt so wichtig?

Es ist spannend, mit welcher Selbstverständlichkeit in naturwissenschaftlichen Kontexten von einer bestimmten Männlichkeit ausgegangen wird. Dabei weiß kein Mensch genau, was Männlichkeit überhaupt sein soll, denn Männlichkeit ist wie Weiblichkeit keine biologische Tatsache, sondern ein kulturell erschaffenes und wandelbares Konstrukt. Geschlechterrollen existieren nur, weil sie uns jeden Tag widergespiegelt werden: in Filmen, bei Bildersuchen auf Google und mittels Werbung, in denen Deos einen Mann zum »Frauenmagneten« machen. Daher wird in der Geschlechterforschung auch nicht von *einer* Männlichkeit gesprochen, sondern von vielen verschiedenen. In jeder Kultur gibt es andere Vorstellungen davon, wie sich Mann oder Frau zu verhalten haben, und in zahlreichen gewann die binäre Vorstellung von Geschlecht erst im Zuge des europäischen Imperialismus an Bedeutung. So geht aus ethnologischen Berichten das Vorhandensein eines dritten oder sogar vierten Geschlechts allein bei mehr als 150 indigenen Gesellschaften Nordamerikas hervor – auf allen Kontinenten finden sich weitere Beispiele.[8]

Bis Ende des 18. Jahrhunderts war es für europäische Männer der Aufklärung völlig »normal«, im rosafarbenen Gewand und auf hohen Absätzen die eigene Gefühlslandschaft in zart-blumigen Gedichthülsen zum Ausdruck zu bringen. Wer sich rund einhundert Jahre später so zeigte, lief Gefahr, von der Sittenpolizei verhaftet zu werden. Gegenwärtige Normvorstellungen von Männlichkeit und Weiblichkeit wurzeln in einer bürgerlichen Geschlechterordnung, die sich erst ab dem 19. Jahrhundert wirklich durchsetzte, als Industrialisierung und Kolonialisierung ein Wirtschaftssystem hervorbrachte, das auf strenge Arbeitsteilung angewiesen ist. So ähnlich wie Gebärfähige mit der stetigen Betonung ihrer »Weiblichkeit« und Mütterlichkeit in die reproduktive Rolle gedrängt wurden (und werden), geschah (und geschieht) dies bei männlich kategorisierten Personen in Bezug auf ihre produktive Rolle: als Erzeuger, Produzent, Arbeiter, Krieger, Kämpfer, Verteidiger, Beschützer, Macker, Auf-den-Tisch-Hauer und Machtwort-Sprecher. Geschlechterrollen sind der Leim, der Patriarchat und Kapitalismus zusammenhält.

Das alles bedeutet nicht, dass es keine Frauen oder Männer gibt. Doch diese beiden Kategorien greifen zu kurz und drängen in zwei Extreme, die kulturell erschaffen sind.[9]

Neben den »biologischen« Aspekten spielt unsere Sozialisierung eine bedeutende Rolle in der Art, ob und wie wir uns mit welchem Geschlecht identifizieren. Und das ist nicht gerade eine kleine Sache, denn sie ist entscheidend dafür, wie wir uns durch die Welt bewegen, welche Tätigkeiten wir verrichten, wie andere uns dafür entlohnen oder eben nicht, welche Rechte, Pflichten und Ziele wir haben und welche Privilegien wir genießen.

In einer patriarchalen Kultur stehen Männer unter Druck, bestimmte Attribute zu erfüllen: Sie dürfen keine Angst zeigen, sollten immer kampfbereit sein, sich mit anderen messen und ihren »Mann stehen« – sei es im Job, im Bett, beim Fußball oder auf dem Schlachtfeld. Sonst erfahren sie Abwertung, werden belächelt, beschämt, verprügelt oder gar ermordet. Das erlernte Emotionsspektrum bei Männern hält sich dementsprechend häufig spürbar in Grenzen.

Mittlerweile ist umfangreich erforscht, inwiefern patriarchale Männlichkeitsnarrative Ursache für viele Probleme sind: Sie führen zu Krieg und Schlägereien vor Dorfdiscos, zu Depressionen und Suizid. Männer begehen mehr Straftaten und werden auch insgesamt häufiger Opfer dessen (außer bei Sexualstraftaten und Gewalt in Partnerschaften, wo mehr als 80 Prozent der Betroffenen Frauen sind).[10] Es ist kein Zufall, dass sich Männer dreimal häufiger das Leben nehmen als Frauen.[11] Viele Männer lernen nicht, um Hilfe zu bitten, Fehler einzusehen und Emotionen zu verarbeiten. Sie werden auf Einzelkämpfertum trainiert. Leistungsgesellschaft und Individualismus machen die Sache nicht besser. Die Soziologin Susanne Kaiser hat festgestellt, dass Männer mit der zunehmenden Globalisierung und der daraus entstehenden Prekarisierung unter einem zunehmenden Erwartungsdruck leiden, allein eine Familie ernähren zu müssen.[12] Wie Studien zeigen, denken Männer, denen Eigenständigkeit besonders wichtig ist, häufiger an Selbstmord.[13] Wenn alle anderen Gefühle nicht sein dürfen, entlädt sich die Verzweiflung häufig in Wut gegen andere. Und sehr oft sind das Menschen, die sich weniger gut wehren können.

In Deutschland versucht im Schnitt jeden Tag ein Mann seine Partnerin oder Ex-Partnerin umzubringen, und jeden dritten Tag gelingt es. Damit sind die eigenen (Ex)Partner für Frauen statistisch betrachtet die gefährlichsten Menschen.[14] In Schwangerschaften erhöht sich partnerschaftliche Gewalt übrigens sogar noch weiter (US-Studien zufolge ist männliche Gewalt gegen Schwangere häufiger als jede Schwangerschaftskomplikation – unter dem eigenen Dach umgebracht zu werden ist die Nummer eins Todesursache unter US-Schwangeren).[15] Je weniger soziale Privilegien eine Person genießt, desto höher auch die Gefahr, Opfer von Gewalt zu werden. So sind Frauen mit Behinderung zwei- bis dreimal häufiger von sexualisierter Gewalt betroffen als Frauen ohne Behinderung.[16]

Die Gewalt an Menschen, die nicht den heteronormativen Rahmen erfüllen (etwa, weil sie nicht cis hetero sind oder einfach nur ein von der heteronormativen Gewohnheit abweichendes Auftreten haben), ist bislang in ihren erschreckenden, alltäglichen Dimensionen kaum erforscht. Aus einer Gruppe von befragten trans* Personen in Deutschland gab mehr als die Hälfte an, im letzten Jahr diskriminiert oder belästigt worden zu sein.[17] Allein im Jahr 2020 wurden 782 homo- und transphob motivierte Straftaten polizeilich vermerkt (die Dunkelziffer könnte jedoch viel höher liegen).[18] Schuld daran ist nicht allein Männlichkeit, aber ein System, das ohne patriarchale Geschlechterrollen nicht existieren würde.

Wie Jana Heinicke in ihrem Buch *Aus dem Bauch heraus. Wir müssen über Mutterschaft sprechen* eindrücklich beschreibt, liegen normativen Geschlechterrollen viele unbewusste Sozialisierungs- und Disziplinierungsmechanismen zugrunde. »Unsere Gesellschaft ist durchzogen von geschlechtsspezifischen Stereotypen. Männer haben wichtige Vorstandsposten inne, sitzen breitbeinig in der U-Bahn und trinken ein Bierchen, wenn sie abends mit den Kumpels grillen. Frauen schlagen ihre Beine übereinander und halten den Blick gesenkt, sie schieben wahlweise einen Einkaufs- oder einen Kinderwagen, und wenn sie auf die Toilette gehen, nehmen sie mindestens eine Freundin mit. Kinder lesen unsere Körpersprache, ahmen unser Verhalten nach, werden von Verwandten und völlig unbekannten Personen wahlweise mit ›kleiner Mann‹ oder ›süße Maus‹ angesprochen.«[19]

Immer noch wird das vermeintlich von »Mutter Natur« gemachte Verhalten von Frauen als hingebungsvolle Mütter und Männern als rüpelhaften Holzklötzen gern auch aus wissenschaftlicher Sicht durch ihre »biologische« Unterschiedlichkeit erklärt. Dabei ist so etwas wie ein Mutterinstinkt wissenschaftlich längst nicht mehr haltbar. Studien legen nahe, dass Hormone zwar messbar zur Bindung zu einem Kind beitragen, doch dass diese erst durch bestimmte Verhaltensmuster produziert werden. Wer mehr Zeit mit einem Baby verbringt und sich um das eigene Kind kümmert, stößt auch mehr Hormone aus, die zu einer erhöhten Bindungsbereitschaft beitragen. Und dabei ist es egal, ob es sich um Mütter, Väter, andere Verwandte, queere Eltern, Pflegeeltern oder Adoptiveltern handelt.[20] Letztendlich hängen Biologie und Kultur untrennbar miteinander zusammen. Gesellschaftliche Anforderungen und Erwartungshaltungen prägen unser Verhalten, und unser Verhalten nimmt Einfluss auf unsere Hirnstruktur.

DAS HETERONORMATIVE MÄRCHEN VON DEN HORMONEN

Denken wir an Testosteron, kommen schnell Assoziationen auf. Muskeln, Potenz und Moschusgeruch aus dampfenden Männerumkleidekabinen. Googelt man nach dem Begriff, spuckt die Suchmaschine dramatisch bearbeitete Bilder von oberkörperfreien Männern aus, die mit venendurchzogenen Schultern Gewichte heben. Testosteron aka Muskelhormon soll die Substanz sein, die Leute zum Kerl, zum Schrank, zum Macho und zum »Macker« macht – es ist »der Stoff, aus dem die Männer sind«, wie der *Stern* zu wissen meint.[21] Männermagazine raten dazu, sich mehr Actionfilme reinzuziehen und häufiger Fußball zu spielen, um das Testosteronlevel natürlich zu steigern (vor romantischen Filmen wird hingegen gewarnt, sie würden nur zu mehr Progesteron führen, was mit Weiblichkeit assoziiert wird). Möglichst viel Testosteron scheint also gut zu sein (außer es dient zur Verhütung), ganz anders als viel Östrogen, das ja allgemein als Mutter- und Menstruationshormon gilt und eher den Ruf hat, Menschen zu stimmungsschwankungsgebeutelten Heulsusen zu machen.

Bei Testosteron und Östrogen geht es um weit mehr als nur Hormone mit einer biochemischen Formel. In ihrer kulturellen

Inszenierung und Bewertung lässt sich eine Menge über die Gesellschaft ablesen. Irgendwie gelten nur Männer mit möglichst viel Testosteron als »richtige Männer«, gleichzeitig scheinen aber gerade sie damit auch eine Bedrohung darzustellen. Testosteron soll nämlich nicht nur Muskeln mit sich bringen, sondern auch die Wut, sie einzusetzen. Und dennoch werden Männer mit ihrem Testosteron irgendwie als »gut so« befunden, während Frauen mit ihren Hormonen von Natur als unbeständig, wankelmütig und fehlerhaft dargestellt werden.

Rebecca Jordan-Young und Katrina Karkazis, zwei US-amerikanische Wissenschaftlerinnen, die sich in ihren Analysen aus bioethisch-anthropologischer Sicht dem Thema Hormone nähern, vergleichen die als wissenschaftlich geltende Sicht auf Testosteron mit einem Zombie. Ihr Buch *Testosteron. Warum ein Hormon nicht als Ausrede taugt*, zeigt anhand Dutzender Beispiele, dass viele Annahmen – etwa darüber, dass mehr Testosteron automatisch zu mehr Wagemut, Aggression oder Sex Drive führt – auf Studien fußen, die nicht sauber durchgeführt wurden. Die Vorstellung, dass das »männliche Hormon« eine Ursache für Gewaltverbrechen sei, ist selbst in wissenschaftlichen Kreisen derart tief verankert, dass sie immer wieder reproduziert wird – obwohl sie längst überholt ist.[22] Das ist verheerend, denn so reproduziert sich die Annahme, gewaltvolles Verhalten bei Männern sei wie eine Naturgewalt – Teil eines »urbiologischen« Instinkts und daher unumstößlich. Selbst vor Gerichten und in der Politik wird ein hohes Testosteronlevel dazu benutzt, um Belästigung, Nötigung, Vergewaltigung und anderes gewalttätiges oder aggressives Verhalten von Männern zu legitimieren. Dabei gibt es auch für solche Aussagen keine tragfähigen wissenschaftlichen Beweise.[23]

Wie entstand diese krumme Sicht auf »männliche« und »weibliche« Botenstoffe? Die Anfänge der Hormonforschung gehen auf das späte 19. Jahrhundert zurück. Damals war es ein

Skandal, wenn eine Frau eine Hose trug, Fahrrad fuhr oder sich ohne physisch-psychisches Korsett von A nach B bewegte. Zur Erinnerung, gerade zu Zeiten der ersten Frauenbewegung, die gesellschaftliche Hierarchien infrage stellte, war man in der Biologie, Neurologie und Psychologie damit beschäftigt, Geschlechterdifferenzen zwischen Mann und Frau in jeder Körperzelle zu unterstreichen. Vater-Mutter-Kind wurden zur Norm erhoben, alles andere als abnormal, krankhaft oder irgendwie falsch erklärt. Denn der zu dieser Zeit heranwachsende Kapitalismus ist auf eine strenge Arbeitsteilung zwischen Menschen aufgrund ihres Geschlechts und anderen Faktoren angewiesen – damit jemand für bestimmte Arbeiten schlecht oder gar nicht bezahlt werden kann, müssen Legitimationsgrundlagen her. Die Forschung brachte bis in die Anfänge des 21. Jahrhunderts unzählige Theorien hervor, die zeigen sollten, dass Gebärfähige von der Knochenstruktur bis zum Hirn, wo sie ständig »Mutter-« oder »Schwangerschaftshormone« ausschütten, dazu gemacht sind, ihre Rolle als Frau und Mutter zu erfüllen.[24] Von wegen Männer sind nun mal besser im räumlichen Denken, Programmieren und Einparken und Frauen im Multitasking, Kümmern und Sorgen: Viele Studien, die dies behaupteten, wurden als methodisch nicht haltbar und »neurosexistisch« entlarvt. Neuere Untersuchungen kommen zu dem Entschluss, dass es so etwas wie ein typisch männliches und ein typisch weibliches Gehirn nicht gibt.[25]

Unser Blick auf Hormone ist Teil eines kulturellen Geschlechterkonstruktes, in dem alles, was als männlich gilt, aufgewertet wird, während alles, was mit Weiblichkeit in Verbindung steht, Abwertung erfährt. Testosteron wurde Anfang des 20. Jahrhunderts zur magischen Substanz erklärt, die für Virilität, Kraft und Jugend sorgte, Östrogen mit Mutterschaft, Stimmungsschwankungen und Unbeständigkeit verknüpft.

Dass Testosteron als männlich und Östrogen als weiblich galten (und gelten) und dass diese beide Hormone nach wie vor unterschiedliche hierarchische Bewertungen erfahren, spiegelt das Patriarchat auf einer Mikroebene.

Bis heute wird in der Schule gelehrt, dass es ein männliches und ein weibliches »Sexualhormon« gibt. Dabei konnte die binäre Theorie von Östrogen = weiblich und Testosteron = männlich bereits in den Dreißigerjahren widerlegt werden. Es stimmt, dass Testosteron für die Spermienproduktion wichtig ist, so wie Östrogen maßgeblich am Menstruationszyklus beteiligt ist. Männer haben tendenziell deutlich mehr Testosteron als Frauen und Frauen mehr Östrogen als Männer. Doch dass diese beiden Hormone streng in ein binäres Schema gepresst und auf die Fortpflanzung beschränkt werden, wird ihnen nicht gerecht. Testosteron wird nicht nur in den Hoden gebildet, sondern auch in den Eierstöcken, der Nebennierenrinde und dem Fettgewebe. Es ist nicht nur für die Fortpflanzung von Nöten, sondern für die gesamte Gesundheit: Muskeln, Knochen, Haut und Libido (auch bei Menschen mit Vulva, was aber kaum wichtig zu sein scheint).[26] Feministische Naturwissenschaftler:innen wie Anne Fausto-Sterling argumentieren daher schon seit den Neunzigerjahren, dass Androgene und Östrogene nicht als männlich und weiblich gedachte Sexual- oder Geschlechtshormone eingeteilt, sondern als Wachstumshormone betrachtet werden sollten.

Selbstverständlich wurde (und wird) Wissenschaft nicht immer mit Absicht instrumentalisiert. Meist geschah (und geschieht) dies unbewusst. Der Grund dafür liegt darin, dass auch Wissenschaftler:innen keine kompromisslos objektiven Wesen von einem fernen Planeten namens Neutralo sind. Auch Forschende, Universitätsprofs und mit mehreren Doktortiteln gerühmte Mediziner:innen sind wie jeder andere Mensch in einer Welt sozialisiert, in der bestimmte Ordnungen vorherrschen und in der Sexismus und Rassismus allgegenwärtig sind. Wir vergessen viel zu oft, dass sich auch hinter ihnen Individuen verbergen, die sich abends die letzte *Bachelor*-Staffel reinziehen – samt Werbepausen, in denen Männer mit schicken Autos waghalsig durch den Wüstensand brettern. Eigenreflexion und das Infragestellen mancher Annahmen in den Naturwissenschaften wären zwar sehr wichtig, sind aber selten. Die völlige Losgelöstheit von soziokulturellen Einflüssen in der Forschung ist nicht möglich. Außerdem baut akademisches Wissen immer auf vorherigen Erkenntnissen der Wissenschaften auf. Etwas gilt so lange als »wissenschaftlich« erwiesen, bis es in Studien und mittels anderer empirischer Beweise widerlegt wurde.

Bei Frauen gerieten Hormone aufgrund der Fortschritte in der Gynäkologie und dem gesellschaftlichen Stellenwert der Reproduktionsmedizin immer mehr in den Fokus, bei Männern waren sie weniger relevant, auch weil keine Industrie dahinterstand, die von technologischen Fortschritten wie einer Art »Pille für den Mann« profitiert hätte. Bis heute scheinen gerade weibliche Wesen daher von der Pubertät, über Menstruation und Schwangerschaft bis zu den Wechseljahren besonders viel mit Hormonen zu tun zu haben, samt kapriziösen Schwankungen. Frauen gelten als emotional, Männer als rational. Frauen sollen die Pille nehmen, Männer nicht. Zugrunde liegt die alte, als überwunden geltende, jedoch unbewusst sehr fest verankerte Vorstellung von der Menstruierenden als Mangelwesen – gebeutelt von einem schwer zu durchblickenden Hormonchaos, das es von außen zu »regulieren« gilt.

Fassen wir zusammen: Dass Männer künstliche Hormone nehmen, wirkt absurd. Denn als bewegliche Stoffe, die unsere Emotionen steuern und ein breites Spektrum an unterschiedlichen Gefühlen zulassen, stehen Hormone offenbar im Widerspruch zu männlich gedachter Geradlinigkeit. Hormonell sein passt nicht zu Dax-Unternehmensvorstandsein. Ähnlich wie es nicht zur Emotionslosigkeit bekannter Hollywood-Gladiatoren, Astronauten oder oberkörperfrei auf Hengsten herumgaloppie render Imperatoren des 21. Jahrhunderts passt. Hormone widersprechen einer Form von Männlichkeit, die alle Gefühle außer Wut und Lust auf Sex verbietet – und damit enorm wichtig für eine soziale Ordnung ist, in der Männer an der Spitze stehen. Sich um andere sorgen, heißt nach patriarchalen Männlichkeitsnormen, sich materiell um andere zu sorgen – die Brötchen zu verdienen, sonst ist man ein »Loser«. Doch Verantwortung für Schwangerschaften übernehmen? Weitsichtig und rücksichtsvoll handeln, zuhören und auf die Bedürfnisse anderer eingehen, ohne sich nach drei Sekunden dem Drang nach sofortiger Action, Ellbogenausfahren und Alleserklären wie gelernt und einprogrammiert aus der emotionalen Verantwortung zu ziehen? Da wird es schon schwieriger. Auf Nummer sicher gehen, kümmern, sorgen und weitsichtig handeln sind herkömmlich weiblich konnotierte Fähigkeiten. Männer – unzuverlässig und wild wie sie nun mal sind – lieben ja bekanntlich Risiko und Angriff.

Mittlerweile ist erwiesen, dass Menschen, denen eingeredet wird, dass sie aufgrund ihres Geschlechts »von Natur aus« bestimmte Veranlagungen haben und andere Dinge dafür weniger gut können (wie in etwa auch rechnen oder sich dreidimensionale Formen vorstellen), tatsächlich auch schlechter darin abschneiden.[27] Self fulfilling prophecy sozusagen. Natur und Kultur bedingen sich gegenseitig. Das kann man nicht oft genug betonen.

DER UMGANG MIT VERHÜTUNG IST TEIL EINER PATRIARCHALEN KULTUR, DIE AUCH MÄNNERN SCHADET

»Wären Männer geborene Killer, die von ihrer Biologie und ihrem Schicksal dazu bestimmt sind, Leben zu nehmen, dann bräuchte es keine patriarchale Sozialisation, um sie zu Mördern zu machen«, schreibt die US-amerikanische Philosophin und Aktivistin bell hooks in ihrem Buch *Männer, Männlichkeit und Liebe*.[28] Männer sind nicht »so«, sie werden dazu erzogen. Ganz ähnlich, wie man auch nicht als Frau geboren wird, sondern erst dazu wird, wie ein bekannter Spruch der berühmten französischen Feministin Simone de Beauvoir nahelegt. Die Absenz von Verhütung *für den Mann* entlarvt eine scheinheilige Männlichkeitskultur.

Das einzig gute an den starren Vorstellungsgrenzen von einem »echten Mann« ist, dass sie zunehmend bröckeln.

Im Jahr 2019 gingen in Deutschland mehr als doppelt so viele Väter in Elternzeit wie noch zehn Jahre zuvor.[29] Bei einer Umfrage von 2015 wurden Verlässlichkeit, Verantwortungsbewusstsein, Intelligenz und Emotionalität sogar als die wichtigsten Attribute genannt, die einen Mann männlich machen. Erst danach kamen Eigenschaften wie Mut, Stärke oder Dominanz.[30] Wenn es also heißt, Männlichkeit stünde in der »Krise«, hört sich das erst mal schlimmer an, als es ist. Nicht »die Männlichkeit« steckt in der Krise, sondern die patriarchale Form davon, die auch Männern schadet. Sie verliert ihre harte Schale: Jeder Mensch darf nun selbst über die eigene Männlichkeit entscheiden. Zunehmend werden unendlich viele Entwürfe, Sichtweisen und ausgelebte Formen von Männlichkeit sichtbar. Für geschlechtergerechte Verhütung bedeutet dies vor allem eines: enormes Potenzial.

7

GIB GUMMI

Warum Kondome nicht die Lösung sind

Eine der häufigsten und hartnäckigsten Reaktionen, die ich zu hören bekomme, wenn ich mit Männern über männliche Verhütung spreche, lautet: »Ich nehm lieber Kondome.« Nach dem Motto: »Dann bleibt allen der lästige Kram erspart, niemand muss sich Spritzen ins Gesäß geben lassen oder Nebenwirkungen durch Hormone befürchten.«

Erst mal freut es mich natürlich, dass so viele cis Männer überzeugte Kondomnutzer zu sein scheinen (wer nicht mal Kondome nutzen will, ist wohl auch kaum dazu bereit, anderweitig Verantwortung für Verhütung zu übernehmen). Aus meiner eigenen Erfahrung kenne ich neben Beschwerden, dass eine Latexschicht auf den Schleimhäuten aber doch nicht »gefühlsecht« genug sei, auch einen Spruch, der vom Gegenteil zeugt und an sich besser wirken könnte als jedes Mittel zur Verhütung: »Nimmst du nicht die Pille?« (das Between-the-Lines versinnbildlicht, mit welcher Selbstverständlichkeit Frauen in Zentraleuropa in der Erwartung stehen, Nebenwirkungen zu ertragen, damit ER beim Sex seinen vollen Spaß haben kann). Doch nicht nur mein Eindruck, auch die Zahlen erzählen von einer anderen Realität. Gerade mal 46 Prozent der heterosexuell aktiven Menschen in Deutschland nutzen Kondome.[1] Zum Vergleich: In Neuseeland sind es mit 94 Prozent mehr als doppelt so viele. Gummis sind damit dort – anders als hierzulande, wo die Pille nach wie vor das meistgenutzte Verhütungsmittel darstellt – auf Platz eins der Kontrazeptiva.[2]

KONDOME WAREN, SIND UND BLEIBEN DIE EINZIGEN MITTEL GEGEN DIE VERBREITUNG SEXUELL ÜBERTRAGBARER KRANKHEITEN

Sie zu nutzen wäre also – ganz unabhängig von Verhütungszwecken – in nicht monogamen Partner:innenschaften mehr als empfehlenswert, Pille hin oder her. Ungefähr 80 Prozent aller sexuell aktiven Personen weltweit erleben mindestens einmal im Leben eine HPV-Infektion (Humane Papillomviren). Laut einer Studie der Weltgesundheitsorganisation (WHO) ist jeder vierte Mensch im Alter zwischen fünfzehn und neunundvierzig Jahren mit Syphilis, Chlamydien, Gonokokken oder Trichomonaden infiziert (klingt eins kratziger als das andere).[3]

Kondome haben doppelten Nutzen. Sie wurden auch schon in ihrer präindustriellen Form zur Schwangerschaftsverhütung verwendet (bekanntes Beispiel: Casanova), tatsächlich wurden sie jedoch voranging dazu erfunden, um Menschen vor Geschlechtskrankheiten zu schützen. Die ersten Präparate aus Leinen, Fischblasen und Schafsdärmen sollten dazu dienen, dass Soldaten bei Auslandseinsätzen nicht an Syphilis starben und so die Armee schwächten. Einen technologischen Fortschritt in Sachen Material und Verbreitung von Kondomen aus Gummis und Latex brachten besonders die Achtzigerjahre. Breitere Anwendung erfuhren die Präparate, als sie in riesigen Kampagnen gegen die Verbreitung von Aids und HIV für nötig befunden wurden. Davor waren sie sogar zeitweise verboten (noch zwischen 1959 und 1970 mussten Kondomautomaten von allen öffentlichen Plätzen verbannt werden, galten sie doch als eine sittenwidrige Obszönität).[4]

Bis ins 20. Jahrhundert wurden Kondome aus tierischen Organen hergestellt. Weil jedes Tier nur einen Darm und eine Blase hat, verwendete man die Präservative mehrfach – so lange, bis auch das Flicken nicht mehr half. Jeder Mann, der es sich leisten konnte (und wollte), hatte damals quasi sein eigenes Kondom samt Kondomtrockengestell, auf dem es ausgerollt, gewaschen und gepudert wurde. Von wegen »nicht gefühlsecht genug«. Wie damals Safer Sex und Lust zusammengebracht werden sollten, kann und will man sich kaum vorstellen. Ganz zu schweigen von den Vorgängermodellen aus Leinen. In einem Brief von der französischen Adeligen Marquise de Sévigné an ihre Tochter aus dem Jahr 1671 heißt es, Kondome seien »ein Bollwerk gegen die Lust, aber nur ein Spinnweb gegen die Gefahr« (gemeint damit ist Syphilis).[5] Moderne Kondome sind eine angenehme Erfindung, und es ist enorm wichtig, dass sie allen zur Verfügung stehen, sowohl zum Schutz vor ungewollten Schwangerschaften als auch vor sexuell übertragbaren Krankheiten (im Ernst, benutzt Gummis, besonders, wenn ihr wechselnde Geschlechtspartner:innen habt). Doch (leider) ist die Überzeugung, Kondome seien damit automatisch die ultimative Lösung für die bestehenden kontrazeptiven Ungerechtigkeiten, eine nicht weit genug gedachte. Anders gesagt: Es wäre naiv anzunehmen, Kondome könnten Pille und Co. rückstandslos ersetzen.

Aus einer hodenhabenden Perspektive lässt es sich leicht behaupten, dass mit Gummis doch alles bestens sei.

Doch nicht zu Unrecht sind Kondome dafür bekannt, im entscheidenden Moment zu fehlen, abzurutschen, zu reißen und in den Untiefen dunkler Körperöffnungen zu verschwinden.[6] Schätzungen gehen bei durchschnittlicher Anwendung von einer Fehlerquote von bis zu 13 Prozent aus.[7] Anders gesagt: Bis zu dreizehn Gebärfähige von hundert werden bei alleiniger Kondomnutzung innerhalb eines Jahres schwanger.

Und was passiert, wenn Kondome platzen oder wie ausgeleierte Socken abflutschen, um nach unangenehm langfingriger Suche in dunklen Körperöffnungen geborgen zu werden? Genau: Pille danach, Abtreibung, Schwangerschaft, Geburt, Stress,

Kosten, physische, psychische und soziale Bürden – und zwar für Menschen mit Uterus.

Klar können Kondome auch sehr sicher sein – aber eben nur, wenn man sie auch *wirklich perfekt* verwendet. Also nicht doppelt oder falsch herum aufzieht, sie draufbehält, und zwar die ganze Zeit, und sie nicht frühzeitig oder auch zu spät entfernt, nachdem der Penis schon erschlafft und der Saft auf den Seiten herausgelaufen ist. Einer der Hauptfaktoren für das große Kondomreißen besteht darin, dass sich die meisten viel zu wenig mit verschiedenen Größen, Formen und Materialien auseinandersetzen. Rund 80 Prozent der Männer kaufen das falsche Größenmodell.[8]

Doch selbst bei »perfekter Anwendung« liegt die Fehlerquote noch bei immerhin zwei Prozent. Deswegen nehmen ja so viele die Pille, und zwar zusätzlich zum Kondom. Eine Umfrage im Auftrag der Bundeszentrale für gesundheitliche Aufklärung zeigt, dass nur rund die Hälfte der Achtzehn- bis Neunundzwanzigjährigen, die Kondome nutzen, sich ausschließlich darauf zur Verhütung verlassen. Die meisten Frauen nehmen *zusätzlich* die Pille.[9] Und auch von erstaunlich vielen Männern, die langfristigere Verhütungsmittel *für den Mann* nicht für sonderlich dringlich halten oder skeptisch sind, erfährt man bei genauerem Nachhaken, dass die Partner:in zusätzlich verhütet.

Das fehlende Bewusstsein für die Angelegenheit zeigt sich in einer typischen Konversation, die ich in letzter Zeit öfter so oder in so ähnlicher Form mit cis Männern führte:

Ich: Würdest du eine Art Pille für den Mann nehmen?
Er (grübelnd): Puh … Eher nicht.
Ich: Wieso?
Er: Ich will keine Hormone nehmen.
Ich: Wie verhütest du denn?
Er: Gar nicht. Teilweise mit Kondom.

Ich: Und wie oft bist du schon Vater geworden?
Er (verwirrt): Gar nicht?
Ich: Kann es sein, dass deine Partnerin die Pille nimmt?
Er: Ja, denke schon!

Vielen Männern scheint nicht klar zu sein, dass jemand für sie jene Verhütungsarbeit übernimmt, die ihnen irgendwie zu unangenehm, unpraktisch oder anderswie lästig erscheint. So wie viele von ihnen vielleicht auch nicht merken, dass ihre Freund:innen, Mitbewohner:innen, Schwestern oder Mütter Tätigkeiten im Haushalt oder in der Pflege von Kindern und anderen Menschen übernehmen, die eigentlich geteilte Verantwortung sind und zum Wohlergehen aller Familien- und Gemeinschaftsmitglieder beitragen (immer noch übernehmen in Deutschland Frauen im Schnitt 52 Prozent mehr unbezahlte Sorgearbeit als Männer).[10] Das Klo putzt sich nicht von allein einmal die Woche. Babys und Kinder verdursten und erfrieren, wenn sich niemand um sie kümmert. Jemand muss verhüten – sonst kommt es zu ungewollten Schwangerschaften.

Nicht falsch verstehen. Das Problem liegt meiner Auffassung nach nicht darin, dass Männer nicht dazu imstande sind, Sorge- oder Verhütungsarbeit zu leisten, sondern darin, dass sie immer noch oft kein Bewusstsein für diese Dinge beigebracht bekommen. Viele haben sich noch nie wirklich mit den Konsequenzen gescheiterter Verhütung auseinandergesetzt. Sie bekommen es schlichtweg oft nicht oder erst (zu) spät beigebracht, wie verdammt wichtig ein anständig und luftdicht aufgerolltes Kondom in der richtigen Größe sein kann, auch weil Väter oft nicht als Hauptverantwortliche für eine ungewollte Schwangerschaft gelten (Männer und ihr Sexualtrieb eben) – ähnlich wie Väter bis heute auch eher selten diejenigen sind, die dafür kritisiert werden, wenn im Haushalt oder in der Kindererziehung etwas nicht rund läuft.

Um fair zu sein: Für viele klappt es mit Kondomen auch einfach nicht so richtig. Außerdem hat es seine Berechtigung, wenn in einer längeren Beziehung der Wunsch nach mehr Schleimhautkontakt aufkommt. So oder so sollte klar sein: Es braucht mehr Optionen als nur das Kondom. Und ganz unabhängig davon: Doppelt hält bekanntlich besser. Eine neue Verhütungsmethode für Spermienproduzierende ließe sich ganz wunderbar mit Kondomen oder auch Verhütungsmitteln für Menschen mit Uterus kombinieren. Das würde die Sache in jeder Form für alle sicherer machen.

Nur wer Wissen über den eigenen Körper hat, kann selbstbestimmte Entscheidungen treffen – Verantwortung für sich selbst und andere übernehmen. So ähnlich wie Menschen mit Vulva zum Handspiegel oder zum Basalthermometer greifen dürfen, um sich mit ihren Geschlechtsteilen auseinanderzusetzen, sei daher auch penetrativen Newcomern ans Herz gelegt, sich mit ihren Spermien zu beschäftigen und es sich mit verschiedenen Kondomgrößen unter der Dusche oder einer Packung Taschentücher an einem warmen Ort gemütlich zu machen. Online finden sich auch praktische Hilfsmittel, nicht nur zum Onanieren (faire Pornos seien stark empfohlen), sondern ebenso zum Eruieren der passenden Gummigröße, darunter das Kondometer der Bundeszentrale für gesundheitliche Aufklärung.[11] Penisse sind so unterschiedlich wie die Menschen, zu denen sie gehören, und Standardgröße passt nicht allen.

DURCHLÖCHERTE KONDOME UND STEALTHING

Ein anderes Problem mit Kondomen? Selbst wenn ich als cis Frau immer dran denke, welche bei mir zu haben – am besten noch in vielen verschiedenen Größen, man weiß ja nie –, bedeutet das noch lange nicht, dass ich den nächsten Mann, mit dem ich schlafe, dazu bringe, zumindest eines davon (richtig) zu benutzen. Erschreckenderweise scheint es eine recht weit verbreitete Praxis zu sein, beim einvernehmlichen Sex das Kondom ganz absichtlich heimlich zu entfernen oder zu beschädigen.[12]

»Stealthing«, wie man das nicht abgesprochene, heimliche Entfernen des Kondoms nennt, ist Zeichen und Indiz für eine Gesellschaft, die sich zwar für unheimlich gerecht und fair und aufgeklärt und überhaupt sehr befreit hält, aber immer noch keinen strafrechtlich eindeutigen Umgang mit solchen Tätigkeiten gefunden hat. Wie oft so etwas vorkommt, ist nicht erfasst, Tatsache ist jedoch, dass es Internetforen gibt, in denen sich User gegenseitig Tipps geben, wie sie das Kondom am besten heimlich entfernen.[13]

Was manche dazu bewegt, beim Sex heimlich das Kondom zu entfernen, lässt sich daher auch nur spekulieren. Ob bestimmte Vorstellungen von Macht und Männlichkeit damit zu tun haben könnten? Oder die Annahme, ein natürliches Recht auf Samenverlust in fremden Körperöffnungen mit potenzieller Zeugungskonsequenz zu haben? Der Gedanke daran, dass die Folge des eigenen Handelns keine Konsequenzen hat? Oder einfach nur fehlendes Bewusstsein für die Konsequenzen? Kein Bock auf Gummis? Man weiß es nicht genau. Es gibt kaum Untersuchungen dazu.

Aus meinem Freund:innen- und Bekanntenkreis berichten Dutzende Frauen von Erfahrungen mit Stealthing. Manche zogen sich dadurch Geschlechtskrankheiten zu, andere mussten abtreiben und durften sich Vorwürfe anhören, warum sie nicht besser aufgepasst hätten. Die meisten wussten nicht mal, dass es einen Ausdruck für das ihnen erfahrene Unrecht gibt. Eine Freundin erlebte Stealthing bei einem Tinder-Date mit einem Polizisten. Dass sie sich dazu entschied, auf eine Anzeige zu verzichten, ist nachvollziehbar. Eine andere wurde bei der Aufnahme der Anzeige nicht ernst genommen. Solange der Sex an sich einvernehmlich vonstatten ging, wird juristisch kein Problem erkennbar. Seit 2015 gilt im Strafgesetzbuch zwar: »Nein heißt Nein«, aber wie soll sich ein »Nein« äußern, wenn man in dem Moment, nicht merkt, dass gegen den eigenen Willen gehandelt wird? Letztendlich konnte keine von ihnen etwas gegen die Straftat unternehmen.[14]

Natürlich kann es auch sein, dass eine Frau heimlich die Pille weglässt oder ein Kondom bewusst manipuliert, weil etwa der Wunsch nach einem Kind oder Bindung besteht. Dass *sie* dann jedoch diejenige ist, die Schwangerschaft, repressive Abtreibungsrechte, soziale Stigmata, Gewalt und strukturelle Lohndiskriminierung riskiert oder gar unfreiwillig alleinerziehend wird, sollte allen klar sein. Wie eine Studie der Bertelsmann Stiftung zeigt, vergrößert sich das Armutsrisiko deutlich, wenn man weiblich und dann auch noch alleinerziehend ist.[15] Obwohl im Falle einer Scheidung in 95 Prozent aller Fälle beide Eltern das Sorgerecht erhalten, leben neun von zehn Kindern nach einer Trennung bei der Mutter. Und nur die Hälfte der Kinder von Alleinerziehenden in Deutschland bekommt überhaupt Unterhalt vom anderen Elternteil – laut Statistischem Bundesamt stellen Alleinerziehende somit die in Deutschland am stärksten von Armut betroffene Bevölkerungsgruppe dar.[16]

Bei Frauen ist der Druck, alles auf sich zu nehmen, um zu verhüten, viel größer. Dass es aber durchaus auch von Männern teils absurde Versuche gibt, mit existierenden Mitteln eine ungewollte Befruchtung zu verhindern, zeigt die Geschichte des kanadischen Sängers Drake. Bei einem One-Night-Stand mit einem Instagram-Model in einem Hotel soll er nach dem Sex mit dem benutzten Kondom schnell ins Bad gehuscht sein. Bevor der millionenschwere Rapper das benutzte Gummi mit seinem wertvollen Samen in den Mülleimer warf, mischte er Chilisoße zum Ejakulat – wohl in der Hoffnung auf einen spermientötenden Effekt. Offenbar handelte Drake mit dieser Maßnahme aus Erfahrung – sein Sohn Adonis war genau bei einem solchen One-

Night-Stand entstanden –, und dies, wie sich herausstellte, auch nicht zu Unrecht. Nachdem er das Zimmer verlassen hatte, versuchte die Instagrammerin sich das Ejakulat im Nachhinein einzuführen, trotz Chilisoße. Das Model soll vor Schmerzen geschrien haben und will Drake laut Regenbogenpresse nun wegen Körperverletzung auf Schadensersatz verklagen.[17]

Zweifelsfrei kann man diese schräge Samenraub-Story aus den Untiefen sozialmedialer Klatschkanäle als eher absurden Einzelfall abhaken. Der springende Punkt ist jedoch, dass Drake genau wie knapp vier Milliarden andere Männer nicht zu solch verhängnisvollen Aktionen gezwungen sein sollte.

Seit 1995 ist reproduktive Entscheidungsfreiheit per Definition von den Vereinten Nationen als etwas festgelegt, das »allen Paaren und Individuen« zusteht. Jeder Mensch hat demnach das Recht, selbst darüber zu entscheiden, ob er:sie Kinder haben möchte oder nicht – und zwar unter einem bestmöglichen Zugang zu Informationen und Methoden.[18] Und Menschen schließt doch auch Männer ein – oder verstehe ich da etwas falsch?

DIE FEHLENDE MÖGLICHKEIT FÜR MÄNNER, SICHER UND REVERSIBEL ZU VERHÜTEN, IST STRENG GENOMMEN EINE VERLETZUNG IHRER REPRODUKTIVEN RECHTE

Und dennoch kam die Forderung nach einer »Pille für den Mann« (zumindest in politisch organisierter Form) nie von Männern selbst. Entweder waren es feministische Gruppen, die sich darüber echauffierten, dass die ganze kontrazeptive Arbeit an Menschen mit Uterus hängen bleibt, oder es waren Stimmen aus Wissenschaft, Wirtschaft und Politik, die angesichts des rasanten Bevölkerungswachstums samt teils apokalyptischer Prophezeiungen auf mehr effektive Verhütungsmittel pochten. Vereinzelt machten sich auch selbst ernannte Männerrechtler für die »Pille für den Mann« stark, weil sie sich drake-mäßig als »Erzeuger missbraucht« fühlten und sich vor »hinterlistigen Frauen, die nur auf Alimente aus sind«, schützen wollten. Weil Kinderhaben ja bekanntlich ein überaus lukratives Geschäft ist.[19] Aber niemals gingen Männer im großen Stil mit wehenden Flaggen, Bannern und Megafonen auf die Straße, um auf ein sicheres, langfristiges und reversibles Verhütungsmittel zu drängen.

Jetzt kann man sich natürlich fragen: Warum nicht? Immerhin ist es ihr Recht. Und sie würden nichts verlieren, wenn es für sie mehr Optionen zur Verhütung gäbe. Letztendlich könnten sie ja immer noch selbst entscheiden, diese Mittel auch zu nutzen.

Aber schnell kommt man darauf, dass Verhütung nun mal eher weniger Spaß macht – es ist einfach sehr viel bequemer, wenn Menschen mit Uterus die Verhütungslast am eigenen Leib stemmen.

Daher erlaube ich mir zu spekulieren – und bitte, belehrt mich eines Besseren –, dass die allermeisten Männer an der schmalen Auswahl zwischen Kondom und Vasektomie nicht besonders groß zu leiden haben. Im Gegenteil. In vielerlei Hinsicht bleibt ihnen eine Menge erspart: Druck, gesundheitliche und körperliche Nebenwirkungen, Stress, Aufwand in zeitlicher und finanzieller Hinsicht. Und wenn man nicht dazu angeregt wird, dieses Privileg zu hinterfragen, tut man es auch nicht – wieso auch, wäre doch nur unangenehm.

VERHÜTUNG IST ARBEIT

Allein die Suche nach dem passenden Mittel im kontrazeptiven Labyrinth ist oft eine zähe Irrfahrt zum kleinsten Übel: sich durch Online-Artikel kämpfen und persönlich beraten lassen, bei der Gynäkologin herumsitzen, zur Apotheke rennen, ein Mittel ausprobieren, Nebenwirkungen erfahren, wieder zur Gynäkologin rennen, auf ein anderes Mittel umsteigen. Einer US-Studie zufolge probieren Frauen zwischen achtzehn und fünfzig durchschnittlich vier verschiedene Kontrazeptionssmethoden aus.[20] All das bedeutet häufig Frust und nicht selten sogar Angst. Sitzt das Implantat noch richtig? Hat es Gefahren für meinen Körper? Hab ich das Diaphragma richtig eingesetzt und kann ich mir jetzt sicher sein, dass mein Eisprung vorbei ist? Und was, wenn nicht?

Verhütung macht keinen Spaß. Es ist ein Privileg, sich bisher wenig damit befasst zu haben. Ähnlich wie es ein Privileg ist, als junger berufstätiger Vater nicht als »Rabenvater« zu gelten und für selbstverständlich zu verrichtende Care-Arbeiten in den Himmel gelobt zu werden (ein Mann, der Windeln wechselt/einen Kinderwagen schiebt/nachts um vier aufsteht um ein schreiendes Kleinkind zu trösten?! Man hole Rosen, Kuchen und Medaillen!).

Auch Menschen, die selbst sehr gut mit Kondomen fahren, sind dazu eingeladen, sich dem Kampf für eine breitere Auswahlpalette zur Zeugungsverhütung anzuschließen. Denn dass Frauen dazu gedrängt werden, den Großteil der Verhütungsarbeit zu stemmen, die für alle besser, sicherer und weniger gesundheitsriskant sein könnte, ist ein historisch gewachsenes, strukturelles Problem.

Verhütung *für den Mann*, jenseits von Kondom und Vasektomie, ist längst keine pharmazeutische Zukunftsmusik mehr – gegenwärtig hat die Forschung einiges zu bieten.

8

PILLE, GEL, SPRITZE?

Mögliche Mittel und verschenkte Potenziale

Mai 2022, Paris.

In der mit Stuckdecken versehenen Académie nationale de médecine treffen sich Vertreter:innen aus Wissenschaft und Forschung zum dritten internationalen Kongress für männliche Verhütung. Mitveranstaltende sind unter anderem der Population Council, die Weltgesundheitsorganisationen und die Bill & Melinda Gates Foundation. Das Programm ist prall bestückt. Mehr als zehn Stunden lang werden Studienergebnisse, Kuchendiagramme und Ultraschallaufnahmen von Kaninchen- wie Affenhoden präsentiert. Forschende aus den USA, Deutschland, Frankreich, Italien und Indien referieren. Im Hörsaal voller hölzerner Sitzreihen herrscht andächtiges Schweigen. An jedem Pult ist ein Mikrofon montiert. Nach den Vorträgen beugen sich wichtig wirkende Menschen in Anzügen aus dem Publikum darüber, um durch hallende Lautsprecher ihre Fragen zu stellen. Aufmerksam lauschend kritzle ich ein ganzes Notizbuch voll.

Ganz vorne im Rennen, das erste Verhütungsmittel *für den Mann* zu werden, ist ein Hormongel aus zwei verschiedenen Wirkstoffen (Testosteron und Progesteron),[1] das einmal täglich auf die Schultern aufgetragen wird. Seit 2017 wurde das Mittel mit dem Namen *Nestorone* in den USA an vierundvierzig Freiwilligen getestet – es ist nahezu marktreif. Die leitenden Mediziner:innen von der University of Washington – einige von ihnen sind extra nach Paris gereist, um den aktuellen Stand der Studien zu präsentieren – werden von der US-Gesundheitsbehörde und dem Population Council unterstützt. Gerade arbeitet man noch daran, Nebenwirkungen wie Hautunreinheiten und Gewichtszunahme zu reduzieren (in Testphasen nahmen Männer zirka fünf Kilo zu).[2] Doch ab wann ein solches Gel in den Apotheken erhältlich sein soll, das ist noch unklar. Die US-amerikanische Wissenschaftlerin und Forschungsleiterin Diana Blithe, eine Frau mit schulterlangen rotbraunen Haaren im blauen Sakko, die ihren Vortrag mit entschlossenem Optimismus beenden will, lässt sich zur Spekulation hinreißen, man könne aktuell sogar mit einer Marktzulassung in ungefähr fünf Jahren rechnen. Ich weiß, ich weiß. Für viele, die die Nase gestrichen voll haben von Verhütung, klingen fünf Jahre immer noch (zu) lange. Doch manche der Fachleute im Raum haben für eine solche Aussage auch nur ein ungläubiges Seufzen über ihrem Hemdknopf übrig. Denn genau diese Prognose hat schon viel zu oft ihr Ziel verfehlt.

»WANN KOMMT ENDLICH DIE ›PILLE FÜR DEN MANN‹?«

Dies fragte bereits die *Ärzte Zeitung* in einem Artikel aus dem Jahr 1987.[3] Neunzehnhundertfuckingsiebenundachtzig! Da kannten sich noch nicht einmal meine Eltern. Bereits ein Jahr zuvor hatte sie angekündigt, dass es erstmals gelungen sei, eine »Pille für beide« in die Entwicklung zu bringen – dafür hätten australische Forschende ein Hormon geklont. Auf den Markt kommen sollte das Sci-Fi-Produkt, natürlich ohne jegliche Nebenwirkungen, in sieben bis fünfzehn Jahren, also spätestens nach der Jahrtausendwende (aber bis dahin bestünde unsere Realität ja sowieso nur noch aus Hologrammen und fliegenden Autos).

Neben Pille, Spritze oder Implantat wurde ab den Achtzigerjahren auch über ein Nasenspray zur Verhütung für Spermienproduzierende spekuliert. Bis zu einer »grundlegenden Veränderung« der damals schon reformbedürftigen Kontrazeptionslage sollte es den Einschätzungen von Medizinjournalist:innen jedenfalls maximal noch drei bis vier Jahre dauern.

Zeitungsartikel der letzten vierzig Jahre zeigen immer wieder dieselben Reproduktionsmediziner:innen, deren Haarschnitte und Brillenmoden sich im Laufe der Jahrzehnte zwar veränderten, deren Aussagen aber gleich blieben: »Bald ist es so weit. Nur noch fünf Jahre!« Und genau diese Leute sitzen nun hier und seufzen amüsiert, wenn es mal wieder heißt, wir stünden kurz vorm Durchbruch.

Denn auch wenn das alles (internationaler Kongress, wirkmächtige Institutionen, US-Gesundheitsbehörde) erst mal nicht schlecht klingt: Insgesamt ergibt sich mit dem Blick auf die Studienlage zu Verhütungsmitteln *für den Mann* ein eher ernüchterndes Bild. Der Bereich ist chronisch unterfinanziert. Und das schon seit vielen Jahrzehnten.

Die letzte wirklich groß angelegte Studie mit mehreren Hunderten Studienteilnehmenden aus verschiedenen Ländern und Kontinenten – damals von der WHO in Auftrag gegeben –, wurde bereits vor mehr als zehn Jahren vorzeitig beendet. Es ging um eine Testosteronspritze, die alle acht Wochen in den Po gesetzt wird. Das Mittel stellte sich zwar als geeignetes Verhütungsmittel heraus, jedoch wurden die Versuche nach einem Jahr aufgrund von Sicherheitsbedenken frühzeitig eingestellt, was bis heute für Diskussionen und Unmut sorgt. Die damalige Pressesprecherin des Pharmakonzerns Bayer erklärte den Abbruch der Studie damit, dass »Männer nicht gerne zum Arzt« gehen und »nicht gerne Spritzen« bekommen.[4]

Bei ungefähr zehn Prozent der Probanden war es durch die Verabreichung einer Testosteroninjektion zu Nebenwirkungen wie Libidoverlust, Stimmungsschwankungen und Muskelschmerzen gekommen. Doch waren diese klassischen hormonellen Nebenwirkungen nicht vorhersehbar? Frauen erleiden doch seit Jahrzehnten ganz ähnliche Effekte.

Das, was seit sechzig Jahren bei Menschen mit Uterus gang und gäbe ist, scheint plötzlich unzumutbar, wenn die Leidtragenden einen Penis haben. Wie kann das sein?

Über Kongresskaffee und knusprigen Keksen komme ich in der Pause mit Dr. Prof. Michael Zitzmann vom Münsteraner Universitätsklinikum ins Gespräch. Der Arzt und Forscher, der im Nachmittagsprogramm der Veranstaltung selbst als Redner auftritt, war einer der Leiter der internationalen Studie, deren Abbruch in Deutschland medial für Furore sorgte. Viele beschwerten sich über zimperliche Probanden, die einfach »kein Interesse daran haben, Hormone einzunehmen«, wie die *Welt* in Berufung auf einen Urologen titelte.[5] Eine aufgebrachte Journalistin schrieb in einem Artikel für den Bayerischen Rundfunk wörtlich, sie könne »speien«, wenn Männer aufgrund von Verhütungshormonen über Nebenwirkungen wie Akne und Stimmungsschwankungen klagen.[6]

Doch wie ich an einem runden Stehtisch in der Kongresshalle erfahre, waren es gar nicht die Probanden, an denen es scheiterte. Laut dem Studienleiter Dr. Zitzmann gaben die allermeisten, nämlich drei Viertel der Testpersonen an, mit der Methode zumindest zufrieden zu sein und sie sogar weiter nutzen zu wollen. Es ist also nicht fair, »den Männern« die Schuld zu geben. Vielmehr war es eine Ethik-Kommission, die das Risiko als zu hoch einschätzte. Es war also eine Gruppe von Außenstehenden, die meinte, dass das Mittel für Männer nicht zumutbar sei. Wer damals genau hinter der Entscheidung steckte, weiß auch Zitzmann nicht. »Das war ein unabhängiges Gremium von Gynäkolog:innen und anderen Mediziner:innen, die sich noch nie mit dem Thema beschäftigt hatten.« Auch bei ihm hinterlässt der Studienabbruch Fragen. »Viele Frauen nehmen die Pille, vertragen sie nicht und setzen sie dann ab. Oder sie ertragen sie trotzdem. Warum sollte dies für Männer nicht zumutbar sein?«

Der Professor lächelt und trinkt einen Schluck Kongresskaffee. Wir schweigen ratlos.

Seine länderübergreifende Studie stellt bis heute den letzten großen Meilenstein der Kontrazeptionstechnologie dar. Alle anderen aktuellen Forschungsprojekte wirken dagegen – mit Verlaub – eher popelig. Noch nie hatte ein Medikament, mit dem auch spermienproduzierende Menschen sicher, reversibel und mit tolerierbaren Nebenwirkungen eine Schwangerschaft verhindern konnten, so nah an der Marktzulassung gekratzt. Was bewegte diese Kommission zu ihrem Entschluss?

Ohne zu weit in wissenschaftliche Gefilde vorzudringen: Ein kurzer Blick in die Auswertung der Studie lohnt sich.[7]

An elf Orten weltweit wurde 320 Probanden ein und dasselbe Mittel gegeben, ihnen sollten regelmäßig die gleichen Fragen zum Wohlbefinden gestellt werden – und dennoch wurden abhängig vom Ort teils sehr konträre Ergebnisse vermerkt.

Auffällig ist: Die allermeisten, nämlich zweiundsechzig der insgesamt fünfundsechzig Fälle von *emotional disorders*, also Stimmungsschwankungen, kamen aus einem einzigen Testcenter in Indonesien. Ähnlich wurde auch bei zwei Drittel der indonesischen Probanden vermerkt, dass sie unter Schmerzen durch die Injektion litten, während zeitgleich in anderen Testzentren fast gar keine Nebenwirkungen zu Protokoll kamen. Das indonesische Testzentrum scheint also ein Ausreißer gewesen zu sein. Warum gerade dort so viele Nebenwirkungen registriert wurden, ist unklar. Die Gründe dafür können vielerlei Ursprungs sein.

Wer schon einmal eine quantitative Umfrage durchgeführt

hat, weiß, dass die Erstellung und das Gegenchecken von Interview- und Fragebögen enorm wichtig sind, um zu überprüfen, ob sie als Instrument taugen oder doch eher in die Tonne gehören, weil sie so unpräzise formuliert sind, dass die Aussagen der Befragten sich zu stark unterscheiden.

Die Dinge müssen klar definiert werden: Was gilt als »emotionale Störung«? Dass man einfach nur mies drauf ist? Seit drei Tagen nicht gelacht hat? Oder muss man dazu wochenlang jeden Tag weinen?

Die Studie, die in Paris auf Englisch besprochen wird, wurde in Zentren auf der ganzen Welt durchgeführt, die Fragen jeweils dem kulturellen Kontext angepasst. Sprache und Interpretation können bei den Protokollen einen enormen Einfluss auf das Forschungsergebnis haben. Im deutschsprachigen Raum heißt es in Artikeln oft, eine häufige Nebenwirkung der Testosteronspritze wären »Depressionen« gewesen. Doch um diese Diagnose zu stellen, braucht es Psychiater:innen – und die waren in die Studie nicht involviert.

Sicher ist: Im Rahmen der Versuche begaben sich einzelne Männer in Manchester und in Australien wegen des Verdachts auf Depressivität in psychiatrische Behandlung. Das sollte ernst genommen werden. Eben aber genau wie auch psychische Probleme und mögliche Depressionen bei der herkömmlichen Pille ernst genommen werden sollten, was jedoch nicht wirklich der Fall ist (bis heute sind »emotionalen Störungen« in ihrem vollen Umfang ja auch hierbei nicht genau erforscht). Der Doppelstandard ist allen bewusst. Und dennoch lässt er sich nicht so einfach beheben. Als die Pille entwickelt wurde, herrschte kaum Verständnis für Nebenwirkungen wie Stimmungsschwankungen oder gar so etwas wie Depressionen. Geschweige denn, dass Frauen durch die Pille eine geringere Lust auf Sex haben könnten. Das war alles mehr als nebensächlich. Damals ging es darum, möglichst schnell ein Mittel zu finden, mit dem sich ungewollte

Schwangerschaften, Geburten und Bevölkerungsanstiege in bestimmten Gesellschaftsgruppen (und besonders denen im globalen Süden) effektiv kontrollieren und verhindern ließen.

Viele Ärzt:innen, darunter auch der Verhütungsforscher Dr. Zitzmann, sind sich sicher, dass die erste Pille nach heutigen Standards auch gar nicht mehr zugelassen würde.

Seit dem Contergan-Skandal in den Sechzigerjahren, der dazu führte, dass Tausende Babys mit verformten oder gar fehlenden Gliedmaßen auf die Welt kamen, haben sich die Zulassungskriterien für Medikamente in den USA und Europa enorm verschärft.[8] Dieses gesellschaftliche, aber auch wirtschaftlich-pharmazeutische Trauma, führt bis heute dazu, dass Medikamente, die die menschliche Fortpflanzung beeinträchtigen könnten, (zurecht) besonders streng unter die Lupe genommen werden.

Maßstäbe von Sicherheit und Gesundheit haben sich im Laufe der Geschichte verändert. Um die Jahrhundertwende galt es zum Beispiel als völlig normal, im medizinischen Kontext Koks zu verabreichen oder Heroin als Hustenmittel zur verschreiben. Bis in die Neunzigerjahre rauchte man im Flugzeug und schnallte sich im Auto nicht an. Anfang der Fünfzigerjahre, als die Pille in der ersten Entwicklungsphase stand, wurde sogar in radioaktivem Kinderspielzeug keine Gefahr gesehen.[9] Auch führte man noch in den Vierzigerjahren routinemäßig Röntgenuntersuchungen bei Schwangeren durch (erst Jahrzehnte danach stellte man fest, dass dies für später geborene Kinder hochgradig gesundheitsschädlich ist).

Forschung ist immer vom Zeitgeist abhängig. Manche Dinge erscheinen aufgrund von Vorfällen, Skandalen oder teils medial aufgebauschten Ängsten wichtig oder bedrohlich, während sie ein paar Jahre zuvor noch keinen Raum im öffentlichen Bewusstsein fanden. Seit den Siebzigerjahren wuchs in Europa und den USA die Skepsis vor Hormonen, nicht zuletzt durch die stärker hörbare Kritik an der Pille – und das schadete auch der männlichen Bereitschaft zur Einnahme von Verhütungshormonen. Je nach Jahrzehnt kamen bei neuartigen Verhütungsmethoden auch neuartige gesellschaftliche Ängste hinzu, für die es wenige Jahre zuvor teils noch nicht mal einen Ausdruck gegeben hatte: von einem womöglich erhöhten Cholesterinspiegel bis hin zu erhöhten Aggressionen durch synthetisches Testosteron. Je nachdem, was Gesellschaft und Medien gerade so beschäftigte.

Im Vergleich zur allseits bekannten Antibabypille, die innerhalb weniger Jahre ruckzuck an Frauen in Puerto Rico getestet wurde, ohne dabei viel Rücksicht auf die vielen Nebenwirkungen zu nehmen, kamen bei der »Pille für den Mann« schlussendlich mehr als doppelt so viele neue Indikatoren dazu, die multiple, komplexe Nebenwirkungen[10] messbar machen sollten. Je mehr Nebenwirkungen man suchte, desto mehr wurden auch gefunden. Je komplizierter die Studien, desto mehr Zeit nahmen sie in Anspruch, und je mehr Zeit sie in Anspruch nahmen, desto komplizierter wurden sie.

Die Entwicklung an einer Art »Pille für den Mann« wurde so in den letzten vierzig Jahren zunehmend zu einem Sisyphos-Unterfangen. Und wie wir wissen, hat Sisyphos den Hügel bis heute nicht erklommen.

Besonders ab den frühen Neunzigerjahren, als sich meine Existenz in den Eierstöcken meiner Mutter vorankündigte – überschlugen sich die verheißungsvoll klingenden Meldungen, als es um die Forschung männlicher Verhütung ging. Am 5. Juli 1996 schrieb die *Welt*: »Erste Pille für den Mann scheint erfolgreich«. Die Juni-Ausgabe des *Sterns* im Jahr 1991 kündigte sogar auf dem Titelblatt an: »Jetzt kommt die Pille für den Mann!« (und meinte damit die Spritze). Und laut *Süddeutscher Zeitung* sollte die »Pille für den Mann« spätestens 2004 da sein.

Die Sterne schienen knapp vor der Jahrtausendwende besonders gut zu stehen. Wissenschaftler:innen und Pharmaindustrie zogen an einem Strang, Forschungslabore und Equipment standen bereit. Alle waren sich sicher, dass Verhütung für den behodeten Menschen bald im Sinne der Gleichstellung eine Selbstverständlichkeit sein würde. Die Sache schien schon damals *überfällig*.

Wir müssen uns vorstellen: Die Neunzigerjahre waren Zeiten, in denen viele Menschen den Geschlechterkampf für beendet hielten. Wer damals eine »Emanze« war, einen Doppelnamen und eine lila Latzhose trug, wurde belächelt. Wozu noch diese Hysterie? Wir haben doch schon alles erreicht! Auffälligerweise waren es aber immer noch nahezu ausschließlich ältere *weiße* Männer, die von ihren Entscheidungsposten aus verkündeten, dass Feminismus Firlefanz sei. Für Politiker wie Horst Seehofer oder Friedrich Merz erschien sich keine Rechtswidrigkeit oder gar Menschenrechtsverletzung daraus zu ergeben, dass ein Mann eine Frau vergewaltigt, solange sie seinen Nachnamen und einen Ehering trägt. Noch im Jahr 1997 stimmten sie im Bundestag dagegen, dass Vergewaltigung in der Ehe auch als Vergewaltigung zur Anzeige gebracht werden kann. Nach dem Motto: »Frauen haben Pflichten. Männer sexuelle Bedürfnisse.«

Die Neunziger sind für die Hypersexualisierung der Gesellschaft bekannt. Sex erhielt Einzug in die Kinos, in die Vorabendserien, in die Musikvideos und in die Werbung für alle möglichen Produkte, ganz egal, ob sie auch nur im entferntesten Sinne etwas damit zu tun hatten. Sexy Autos, sexy Bohrmaschinen, sexy Burger. Sex Sells. Sex wurde zum »Must Have« und gerade Männer sollten möglichst viel davon haben. 1998 kam Viagra auf den Markt – niemals zuvor wurde ein Medikament weltweit so schnell zugelassen wie eine blaue Pille, die Abhilfe bei Erektionsbeschwerden schafft.[11] Zeitgleich dümpelte die andere »Pille für den Mann«, die womöglich Erektionsbeschwerden mit sich bringen konnte, zwischen immer neuen Marktzulassungsprophezeiungen, wachsender Skepsis und überworfenen Studienmodellen umher. Uneingeschränkte Potenz und Lust wuchsen im Laufe der Achtzigerjahre zum Hauptkriterium für die Akzeptanz männlicher Kontrazeption heran.[12] Doch damit trat auch ein neues Problem auf: Sex und Libido lassen sich schwer messen. Standardisierungsversuche in vergangenen Studien führten zu semiwissenschaftlichen Tabellen, darunter eine »Sexual problem checklist« oder ein »Daily protocol of sexuality«. Wird in einem asiatischen Land eine »gesunde Libido« eines reproduktionsfähigen cis Mannes genauso gewertet wie in Europa oder den USA? Ist es überhaupt möglich, solche subjektiven Empfindungen in wissenschaftlich standardisierter Weise zu messen? Die Versuche scheiterten und erwiesen sich als mangelhaft.

Auch bei der Studie an der Testosteronspritze unter der Leitung von Professor Zitzmann, die 2011 wegen der Nebenwirkungen abgebrochen wurde, war die Frage nach der Libido zentral. Überraschenderweise war die Lust auf Sex bei den meisten Probanden durch die Einnahme der Hormone sogar gesteigert. Trotzdem wurde der Effekt als Nebenwirkung verzeichnet und damit negativ konnotiert (Wieso? Immerhin gibt es Millionen von Menschen, die sich ganz bewusst andere Mittel kaufen, um Libido und Lust zu steigern).

Die Abwägung dessen, was an Nebenwirkungen bei einem Medikament für gesunde Menschen tolerierbar ist, stellt die Forschung vor Herausforderungen – aber wie Nebenwirkungen überhaupt bemessen werden, offenbar auch.

Professor Zitzmann, mit dem ich mich auf dem Pariser Kongress an einem Stehtisch unterhalte, rückt seine Brille zurecht. »Darüber hinaus kann es aber auch sein, dass in Indonesien tatsächlich mehr Nebenwirkungen auftraten …« Wie ich zu meiner Überraschung erfahre, ist die Sache sogar noch viel komplizierter. Auch in den gemessenen Hormonprofilen machten sich Unterschiede bemerkbar, was bedeuten könnte, dass ein und dasselbe Mittel bei Männern in Indonesien tatsächlich auch in Zahlen messbar ganz anders wirkt als beispielsweise bei Männern in Deutschland. Faktoren wie Ernährung, klimatische Bedingungen oder mögliche physiologische Unterschiede könnten dazu geführt haben, dass die einen tatsächlich durch die Hormone plötzlich eine größere Libido hatten als die anderen, bei denen kein Unterschied spürbar war.

Je nach Person, Alter, Gewicht und Lebensstil sowie der Anwendungsart (Gel, Spritze oder Pille) werden hormonelle Medikamente von jedem Menschen anders verarbeitet.

Eine gesteigerte Lust konnte Zitzmann in seinem Klinikum übrigens nicht feststellen. »Dies könnte aber auch ein Münsteraner Ding sein«, scherzt der Professor, und ich lache mit, dabei gibt es eigentlich wenig Anlass dazu. Um genauere Aussagen zu treffen, fehlt es an Forschungsergebnissen. Und da befinden wir uns wieder in der Sackgasse, denn die Studie wurde beendet, eben aus Sicherheitsgründen.

UTERUSBESITZ ALS KRANKHEITSRISIKO

Die Geschichte der Verhütungsspritze illustriert recht hübsch, wo das Problem liegt. Ein Verhütungsmittel für Menschen mit Hoden darf absolut keine Nebenwirkungen haben oder Einschränkungen bedeuten. Ganz im Gegensatz zu herkömmlichen Kontrazeptiva für Menschen mit Eierstöcken, die ja meistens eine ganze Reihe von ungeladenen Gästen mitbringen.

Ich weiß, das schreit nach blankem Sexismus. Sind in der Medizin nicht alle Menschen gleich zu behandeln? Doch diese offensichtliche Ungerechtigkeit wird nach wie vor wissenschaftlich und ethisch einwandfrei gerechtfertigt. Die Grundlage dafür bieten klassische Kosten-Nutzen-Analysen.[13]

Grundsätzlich muss bei der Neuentwicklung von Medikamenten immer abgemessen werden, welches Risiko mit welchem Nutzen vereinbar ist. Wenn ich an einer schweren, schmerzhaften Krankheit leide, die eventuell sogar mein Leben kosten könnte, nehme ich logischerweise größere gesundheitliche Risiken auf mich, als wenn meine Krankheit nicht lebensgefährlich ist. Ein gutes Beispiel ist die Chemotherapie in der Krebsbehandlung, die Schmerzen, Haarausfall, Hautprobleme, Übelkeit und viele weitere, teils sehr lebenseinschränkende Nebenwirkungen mit sich bringen kann. Doch sie rettet eben auch Leben, weshalb die ganzen Nebeneffekte in Relation betrachtet von vielen in Kauf genommen werden. Ähnlich auch bei einer Lungenentzündung – wenn ich damit ins Krankenhaus komme, werden mir wahrscheinlich recht schnell Antibiotika verschrieben, und dass die eventuell zu Magen-Darm-Problemen führen können, ist in diesem Moment weniger relevant.

Bei Verhütungsmedikamenten ist die Sache viel komplizierter. Sie werden nicht gegen eine bereits bestehende Krankheit eingenommen, sondern gegen eine potenzielle Gefahr, nämlich die einer Schwangerschaft – und die betrifft dieser Rechnung zufolge nur Gebärfähige. Weil Menschen mit Uterus schwanger werden können, wird ihre Toleranz für Verhütung deutlich höher kalkuliert als bei Personen, die am eigenen Leib keine Schwangerschaft zu befürchten haben. Geburten sind bekanntlich immer noch ein potenziell lebensgefährliches Unterfangen, und Akne, Blähbauch und andere als leicht eingestufte Pillen-Symptome wirken dagegen ziemlich blass. Für gesunde Menschen, bei denen eine Schwangerschaft am eigenen Körper aufgrund des Besitzes von Penis und Hoden ausgeschlossen wird, stellt die Einnahme eines Verhütungsmedikaments wie der Pille hingegen zwangsläufig ein gesundheitliches Down-Grade dar. Sie werden dieser Ansicht nach von vollständig *gesunden Männern* ohne jegliche Beschwerden zu Männern mit Akne und Stimmungsschwankungen gemacht. Und klar, das ist medizinisch nicht vertretbar.

Etwas einfacher könnte man es auch wie folgt erklären: Allein die *potenzielle* Gefahr, schwanger zu werden, wird wie ein Krankheitsrisiko behandelt, vor dem die Pille prophylaktisch wirkt. Der Besitz eines Uterus wird also wie ein Krankheitsrisiko betrachtet. Und hat man keinen, wird von Verhütung, die zwangsläufig auch Nebenwirkungen mit sich bringt, nicht nur abgeraten, sie wird nicht mal möglich gemacht. So ähnlich wie ich als Mensch ohne Krebserkrankung auch keine Chemotherapie verschrieben bekomme. Wäre medizinethisch ja auch kaum vertretbar.

Doch muss man die Dinge so sehen? Warum kann ein spermienproduzierender Mensch nicht mal kleine Risiken auf sich nehmen, um andere vor einem noch größeren Risiko zu verschonen? Das Spenden einer Niere ist doch auch erlaubt, und ehrlich – ein Gel oder eine Spritze würde doch nicht mal einen Bruchteil der körperlichen Anstrengung erfordern.

Im August 2020 erklärte eine Gruppe von Bioethiker:innen und Mediziner:innen (darunter auch John Amory, der Mann mit der Gefängnispille) in der medizinischen Fachzeitschrift *Contraception*, dass diese bestehende Abwägung von Risiken und Vorteilen für Nutzer:innen von Verhütung bioethisch nicht vertretbar sei. In Abgrenzung der individualistischen und gruppenbezogenen Betrachtung von Risiken (potenzielles Risiko für Frauen versus potenzielles Risiko für Männer) wird vorgeschlagen, eine Schwangerschaft als »gemeinsames Risiko« zu kalkulieren, das in einer Partner:innenschaft immer von beiden Parteien getragen wird.[14]

Dass die Neubetrachtung von Risiken und Nutzen in der Verhütungsforschung zeitgemäß wäre, wird spätestens klar, wenn man überlegt, dass auch mein Partner etwas davon hat, dass ich nicht nur nicht schwanger werde, sondern auch nicht an Thrombose erkranke oder alle paar Wochen mit Blutungen, Schmerzen und Krämpfen im Krankenhaus lande. Anders als es uns eine bis in die Medizin reichende auf Individualismus und Wettbewerb gepolte Kultur nahelegen mag, ist Familienplanung im Idealfall kein Du-gegen-Mich-Konkurrenzkampf sondern ein gemeinsames Spiel des Lebens. Wenn man sich als Team begreift, erscheint es auch logischer, Verantwortung für andere zu übernehmen. Mal abgesehen davon, dass der Mensch mit Penis ja auch seinen Teil dazu beiträgt, dass es überhaupt zu einer Schwangerschaft kommt.

Anstatt zwei Menschen in einer sexuellen Beziehung also als einzelne Spieler:innen zu betrachten, die beide ihr ganz eigenes Risiko-Konto haben und dementsprechend Einsatz zu bringen und Verluste in Kauf zu nehmen haben, können und müssen Risiken und Nutzen für und von Verhütung auf ein gemeinsames Konto geworfen werden. So ähnlich wie Windeldienst, Putzpläne und Ausgaben für die neue Spülmaschine. Das wäre erstens fair und zweitens ein wichtiger Schritt, um die Forschung an männlicher Verhütung aus der Zwickmühle zu befreien. Denn sonst wird das wohl auch in den nächsten vierzig Jahren nichts.

TROTZ MEDIENHYPE DROHT DIE FORSCHUNG AN MÄNNLICHER VERHÜTUNG EINZUSCHLAFEN

Leider hat sich seit dem Abbruch der WHO-Studie 2011 die Pharmaindustrie komplett aus der Forschung zurückgezogen, wenn es darum geht, eine Verhütungsmethode *für den Mann* zu entwickeln. Auch auf dem Pariser Kongress ist kein:e einzige:r Vertreter:in von Bayer und Co. anwesend.

»Meinen Sie, es geht auch ohne die Pharmaindustrie?«, frage ich Professor Zitzmann, während wir uns langsam zurück in den

Vortragssaal begeben. In die damalige Studie über eine Testosteronspritze waren Bayer und Organon involviert. Mittlerweile wurden beide Unternehmen teils mehrfach aufgekauft, die konzernpolitischen Entscheidungen haben sich verändert, und offenbar betrifft das auch das Interesse an geschlechterübergreifender Verhütung.

Zitzmann überlegt kurz, rückt sich seine Brille zurecht und seufzt daraufhin nachdenklich. »Das ginge schon. Doch tatsächlich kenne ich kein Medikament, das ohne die Pharmaindustrie auf den Markt gebracht wurde.«

9

DAS GESCHÄFT MIT DEN HORMONEN

Warum der Markt das nicht von allein regeln wird

Das Business mit Verhütungshormonen liegt seit Jahrzehnten fest in den Händen des in Leverkusen beheimateten Pharmariesen Bayer – allein mit Antibabypillen Yaz, Yasmin und Yasminelle machte das Unternehmen 2019 ungefähr 681 Millionen Euro Profit.[1] Damit ist der Konzern international unangefochtener Marktführer in Sachen Kontrazeptiva. Mit einem großen Abstand folgt das US-Unternehmen Merck mit Produkten wie NuvaRing, und wie es aussieht, wird sich an diesem Ranking nicht viel ändern, denn der Markt für Medikamente (also die Pille) zur Verhütung wächst schneller als der für Medizinprodukte (wie einem Ring).[2] In Deutschland beispielsweise werden jährlich Antibabypillen im Wert von mehr als 580 Millionen Euro von Apotheker:innen herausgegeben.[3]

Könnte eine Art »Pille für den Mann« nicht potenziell eine ebenso lukrative Sache sein? Offenbar nicht. Wie mir die Kommunikationsmanagerin von Bayer auf meine Anfrage per E-Mail erläutert, errechne man sich »wegen der anwenderunfreundlichen Darreichungsform« keine hohen Marktchancen. Die beiden Mittel, die aktuell marktreif wären, das Gel für die Schultern und eine Spritze für den Po, stehen nicht hoch im Kurs. Das Gel muss zweimal am Tag aufgetragen werden und über mehrere Stunden einziehen, bevor man duschen oder mit anderen Personen, zum Beispiel der Partnerin, in Kontakt kommen darf – die Substanz soll ja in ihrer Wirkung nicht auf sie abfärben. Die Spritze scheint per se ein Abtörner zu sein. Allerdings nur bei Männern: Ein ganz ähnliches Präparat für Frauen ist seit vielen Jahrzehnten fester Bestandteil des Sortiments. Die Entwicklung der Depo-Provera®-Spritze entsprang Anfang der Siebzigerjahre aus der Motivation, in afrikanischen wie asiatischen Ländern schnelle und effektive Methoden zur Geburtenkontrolle zu finden. Noch heute ist sie für rund vierundsiebzig Millionen Frauen, hauptsächlich in Sub-Sahara-Ländern, das erste Mittel zum Zweck.[4] In Ländern wie Namibia, Südafrika und Madagaskar oder auch Indonesien verhüten laut UN-Bericht bis zu 30 Prozent aller Frauen im reproduktionsfähigen Alter mit der Spritze.[5] In Deutschland werden Verhütungsspritzen hingegen meist nur an Menschen mit Behinderung verschrieben – häufig wird ihnen dabei keine andere Wahl gelassen.[6]

Der globale Kontrazeptionsmarkt ist im Jahr 2020 mehr als 26 Milliarden US- Dollar schwer und soll sich bis 2030 auf rund 50 Milliarden US-Dollar vergrößern.[7] Dass in Deutschland immer mehr Menschen keine Hormone zur Verhütung mehr nehmen oder nehmen wollen, heißt ja auch noch lange nicht, dass das überall so ist. Länder des globalen Südens, insbesondere Lateinamerika, Afrika und der Nahe Osten stellen in der Verhütungsindustrie die am stärksten wachsenden Märkte dar.[8]

Das liegt auch daran, dass internationale Organisationen und Stiftungen mit westlicher Gründungsgeschichte wie den Vereinten Nationen oder der Bill & Melinda Gates Foundation Verhütungsmittel in gigantischen Summen von Bayer abkaufen, um sie im Rahmen der »Entwicklungszusammenarbeit« an Frauen aus nicht westlichen Ländern billig oder kostenlos zu verteilen. Nicht selten handelt es sich dabei jedoch um Präparate, die besonders häufig mit Nebenwirkungen in Verbindung gebracht werden und in ähnlicher Zusammensetzung vom europäischen

Markt genommen wurden.[9] Es sind Mittel, die in Deutschland kaum verschrieben werden und teils nicht mal zugelassen sind. Der Verhütungsmarkt beruht eben nicht nur auf sexistischen, sondern auch auf rassistischen und neoliberalen Verteilungsmustern. Die internationale Bevölkerungspolitik hat sich seit der Kolonialzeit nämlich nie wirklich von der Einstellung verabschiedet, dass es in bestimmten Regionen einfach zu viele Menschen gibt. Dazu im dritten Teil des Buches mehr.

Gehen wir nochmals ein paar Schritte zurück. Was macht die Investition in eine Art »Pille für den Mann« derartig unattraktiv? Immerhin werden ja auch potenzsteigernde Mittel *für Männer* auf den Markt gebracht. Außerdem finden Hormonpräparate zur Steigerung der Maskulinität insbesondere bei Männern, die ab einem bestimmten Alter Hormonveränderungen erleben, zunehmend Anklang (Stichwort: männliche Wechseljahre). Die Antwort lässt sich neben den historischen Aspekten, die im vorherigen Kapitel besprochen wurden, mehr oder weniger in drei Punkten erklären, die in Wechselwirkung den gegebenen Status quo aufrechterhalten:

1. Die Forschung an neuartigen Verhütungsmitteln ist (extra) teuer

Ganz generell muss man sich die klinische Forschung zur Erprobung von Medikamenten als eine recht komplexe, teure und langwierige Angelegenheit vorstellen. Bis unter Tausenden Substanzen eine ausgewählt ist, die unter strenger Aufsicht in unterschiedlichen Studienphasen erst an Tieren und dann an Menschen getestet wird, um schließlich auf dem Verkaufstresen zu landen, vergehen durchschnittlich zehn Jahre. Nicht jeder Mensch kann einfach so ein Medikament erfinden und es verkaufen. Es braucht weit verzweigte Forschungsnetzwerke, Wissenschaftler:innen aus vielen Bereichen und jede Menge

Freiwillige, die dazu bereit sind, über Jahre ein nicht zugelassenes Mittel einzunehmen und sich dabei regelmäßig abfragen, abtasten und auf mögliche Abnormalitäten untersuchen zu lassen. Damit irgendwann, nach vielen klinischen Studien, eine Zulassungsbehörde grünes Licht für die Anwendung des Mittels geben kann.

Bei der Entwicklung und Marktzulassung einer Art »Pille für den Mann« sind die Dinge ungemein komplizierter: Nicht nur Hunderte *einzelne* Probanden müssen her, sondern gleich Hunderte reproduktionsfähige *Paare*, die es sich im Laufe der Zeit nicht doch noch anders überlegen, etwa mit ihrer Beziehung oder mit der Verhütung. Für alle Teilnehmenden – Männer, aber auch ihre Partner:innen – müssen im Zweifel beide Extreme okay sein: Sowohl dass das Mittel zu Kontrazeptionszwecken scheitert und sie doch plötzlich schwanger werden, als auch dass es unvorhergesehen zu dauerhaften Schäden der Reproduktionsfähigkeit führt und sie überhaupt niemals (wieder) Kinder zeugen können.

Schätzungen gehen davon aus, dass die Entwicklung eines neuen Verhütungsmittels mittlerweile mehrere Millionen Euro kosten würde, mindestens dreißig Millionen, um etwas genauer zu sein, vielleicht auch mehr.[10]

2. Für Verhütung fehlt bei Männern die Infrastruktur

Um eine fertig entwickelte »Pille für den Mann« dann auch wirklich *an den Mann* zu bringen, braucht es ein über Jahre aufgebautes Netzwerk aus ärztlichen Praxen, Apotheken und Privatpersonen, die das Mittel kennen, es verschreiben und dafür ausgebildet sind, Menschen dazu zu beraten. Während Vertriebswege und gesellschaftliches Einverständnis im Falle bestehender Verhütung seit den Fünfzigerjahren gegeben sind (pro-familia-Beratungszentren, gynäkologische Praxen, Aufklärungsbroschüren und -bücher, Mütter, die von damals erzählen etc.), muss bei neuen Methoden *für den Mann* grundsätzlich neu gefragt werden: Wo soll man sie bekommen? Bei der Gynäkologin? Der örtlichen Tankstelle? Beim Fußballverein? Verhütung kann (zumindest offiziell) nur stattfinden, wenn sie medizinisch begleitet wird.

Der Anteil von Mediziner:innen, die sich auf »Männergesundheit« fokussieren, ist jedoch viel niedriger als jener, der auf »Frauengesundheit« spezialisiert ist. Die Gynäkologie ist so ähnlich wie die Chirurgie, die Neurologie, die Dermatologie oder die Radiologie ja auch allen bekannt – doch was ist mit dem männlichen Pendant zum:zur Frauenärzt:in? Im Gegensatz zur Gynäkologie, die sich im 19. Jahrhundert als wissenschaftliches Fach etablierte, entstand die Andrologie, wie man den Zweig für die reproduktive Männergesundheit nennt, erst in den Siebzigerjahren und ist bis heute ein marginalisierter, unterfinanzierter und wenig beachteter Bereich der Medizin. Da wundert es gleich weniger, dass der erste internationale Kongress für männliche Verhütung auch erst im Jahr 2016 stattfand – knapp siebzig Jahre, nachdem sich wirkmächtige Menschen aus Wissenschaft und Politik erstmalig offiziell versammelten, um über die Pille und ihre Verbreitung unter Frauen zu sprechen.

Menschen, die noch nie von der Andrologie gehört haben, ist nichts zu verübeln. Auch ich dachte lange, dass die Urologie das »männliche Pendant« zur Gynäkologie darstellt (dabei beschäftigt sie sich mit der Niere, dem Harnleiter, der Blase und der Prostata – mit Ausnahme von Letzterem alles Organe, die auch Frauen haben und bei denen es *gerade* bei Frauen häufig zu Problemen komm).[11] Weil die reproduktive Gesundheit beim Mann derart vernachlässigt wird, ist die Andrologie als Teilbereich der Urologie organisiert. Das bedeutet, dass nur Leute, die zuerst Urologie studiert haben, indem sie sich jahrelang weiter darauf spezialisieren, auch Androlog:innen werden können. Laut Ärztekammer sind in Deutschland gerade mal zirka 1700 Mediziner:innen mit der Zusatzbezeichnung »Andrologie« registriert.[12] Insgesamt gibt es immer noch mehr als dreimal so viele Gynäkolog:innen wie Urolog:innen.[13]

Während für Gebärfähige der Satz »Sie dürfen sich dann freimachen« sowie das anschließende Frieren mit gespreizten Beinen und zusammengekniffenen Zähnen auf kühlen Untersuchungsstühlen zur jährlichen bis monatlichen Routine gehören, scheinen sich die meisten Männer einfach weniger dazu aufgefordert zu fühlen, sich regelmäßig die Hoden abtasten zu lassen. Kein Wunder: Es wird ihnen – anders als Frauen, die dazu angehalten werden, spätestens mit dem Verlust der »Jungfräulichkeit« sich unbedingt eine gynäkologische Praxis zu suchen – nicht beigebracht. Und das führt uns zum darüberliegenden, größeren gesellschaftlichen Problem:

3. Das Thema Männergesundheit wird strukturell vernachlässigt

Nicht nur, dass Männer statistisch betrachtet insgesamt weniger gesundheitsbewusst als Frauen leben, sich tendenziell schlechter ernähren, mehr trinken und mehr körperliche Risiken eingehen – sie begeben sich auch generell seltener in medizinische Behandlung.

Ursache für die weit verbreitete, männliche Patienten-Muffeligkeit sind laut der Bundeszentrale für gesundheitliche Aufklärung traditionelle Männerrollen.[14] Vorherrschende Maskulinitätsnormen geben vor, dass ein »richtiger Mann« tapfer zu sein, keinen Schmerz zu kennen und die Zähne zusammenzubeißen hat. Eben wie es Rambo, 007 und alle anderen unkaputtbaren Typen aus den Filmen, die blutverschmiert keine Miene verziehen, vorspielen. Doch auch das fehlende Angebot könnte ein Problemfaktor sein. Beispielsweise wird die Krebsvorsorgeuntersuchung bei spermienproduzierenden Menschen in Deutschland erst ab dem fünfundvierzigsten Lebensjahr von der Krankenkasse übernommen. Dabei treten Hodentumore vor allem zwischen dem zwanzigsten und vierzigsten Lebensjahr auf – die Zahl der Betroffenen hat sich in den letzten zwanzig Jahren verdoppelt. Laut dem Robert Koch-Institut erkranken mittlerweile 80 Prozent der Männer bereits vor dem fünfzigsten Lebensjahr an Hodenkrebs.[15] Laut Ärzt:innen ist die fehlende Vorsorgeuntersuchung ein Grund dafür, warum Männer im Schnitt sieben bis acht Jahre kürzer leben als Frauen![16]

Das Problem liegt also nicht nur an »den Männern«, sondern an einem gesellschaftlichen und wirtschaftlichen System, das nicht auf geschlechtersymmetrische Verhütung ausgerichtet ist.

Die Sache mit der Verhütung für spermienproduzierende Menschen bedarf einer kompletten Umstrukturierung des Gesundheitswesens, der Ausbildung von unzähligen Fachleuten, dem Errichten von Gesundheits- wie Forschungszentren, dem Drucken neuer Medizin- und Schullehrbüchern, der Durchführung enormer Aufklärungskampagnen samt Plakaten, Filmen und Anzeigen in Zeitschriften – kurz gesagt, es bedarf enorm viel Macht und Geld, wie es nur wenige Institutionen zur Verfügung haben.

Die Bayer AG zählt mit ihrem wachsenden Quasi-Verhütungsmonopol zu den zehn größten deutschen Unternehmen – durch die gesteigerte Nachfrage nach Medikamenten in der COVID-19-Pandemie konnte der Konzern weiter profitieren.[17]

In meiner E-Mail an das Unternehmen frage ich auch, ob man sich in Zukunft wieder vorstellen könne, Projekte zur Zeugungsverhütung zu unterstützen. Daraufhin heißt es, man konzentriere sich lieber auf »die Entwicklung von neuartigen Therapien für Krankheiten mit hohem medizinischem Bedarf«. Schwerpunkt seien unter anderem Hormontherapien (synthetische Hormone in den Wechseljahren sind ein wachsendes Geschäft).[18] Auf der Webseite von Bayer findet sich das Foto einer glücklich lächelnden Frau, die sich mit weißen Zähnen und blauen Augen an die Schulter ihres normschönen Heteropartners lehnt. Dank der revolutionären Arbeit des Konzerns, so heißt es, würde allen Paaren des 21. Jahrhunderts eine breite Palette von Mitteln angeboten, die eine bestmögliche und ganz individuelle Entscheidung in der Familienplanung ermöglichen.[19] In dazu passenden Broschüren, Pressemitteilungen und Kampagnen heißt es, man wolle besonders die Rechte und die Gesundheit von Frauen stärken, damit »jede Frau die Wahl hat«, wie Bayer titelt – und kaum jemandem scheint der Widerspruch aufzufallen.[20]

Dass Unternehmen wie Bayer, die de facto die Mittel hätten, Milliarden von Frauen bei der Verhütung zu entlasten und dazu beizutragen, dass Verhütungsarbeit zwischen Paaren in Zukunft fairer verteilt werden könnte, so tun, als würden sie bereits alles in ihrer Macht Stehende tun, um reproduktive *Gesundheit* zu gewährleisten und sich dazu auch noch als feministische Vorreiter inszenieren, ist sehr bezeichnend für eine Gesellschaft, in der Profite wichtiger sind als das Wohlbefinden von Menschen.

Ein Großteil des Pharmabudgets geht nicht etwa in die Erforschung neuer Medikamente, sondern ins Marketing bestehender Mittel.[21] Die Pille, die ich mit vierzehn verschrieben bekam, wird besonders gerne als Lifestyle-Produkt für die Frau verkauft (reine Haut, perfekt gegen PMS etc.). Dass sie zu einem um 71 Prozent höheren Risiko für Blutgerinnsel führt, wird gerne verschwiegen. Bis 2019 sind mehr als hundert Menschen durch die Pillen Yaz und Yasmin ums Leben gekommen, Zehntausende haben ernsthafte Herz-, Gallenblasen- und Bluterkrankungen.[22] Mittlerweile hat Bayer rund zwei Milliarden an die Betroffenen und Verbliebenen gezahlt, die durch Thrombosen und Lungenembolien multiple Herzinfarkte erlitten.[23] Doch das Produkt ist immer noch auf dem Markt.

Für die Pharmaindustrie lohnt es sich nicht, gesellschaftlichen Wandel voranzutreiben. Wieso auch? Das Geschäft mit herkömmlicher hormoneller Verhütung läuft hervorragend – ein Riesenmarkt, der jährlich weiterwächst. Und würden mehr Männer verhüten, muss logischerweise damit gerechnet werden, dass die Zahl der Pillenanwenderinnen sinkt. Warum sich selbst mit einem neuen Produkt Konkurrenz machen, für dessen Entwicklung und Marktzulassung es auch noch enorme Mengen an Geld, Zeit und Ressourcen bedürfte?

Jedes neue Medikament könnte mit unvorhersehbaren Risiken verbunden sein, die auch das mächtigste Unternehmen in den Ruin stürzen könnten. Und zur Erinnerung: Bei einer Art »Pille für den Mann« besteht dazu auch noch die außergewöhnliche Gefahr, *gesunde Menschen* ohne medizinische Indikation (und Uterus) womöglich krank zu machen oder gar ihren Nachkommen zu schaden. Immerhin geht es hierbei nicht um ein neues Haushaltsprodukt oder ein Videospiel, sondern um ein Mittel, mit dem in die menschliche Reproduktion eingegriffen wird. Eine heikle Sache!

HORMONFREIE »PILLE FÜR DEN MANN«?

Zuletzt zum Greifen nah schien geschlechtergerechtere Verhütung erst im März 2022. Da hieß es, Forschende in den USA hätten eine »hormonfreie ›Pille für den Mann‹« gefunden, sogar in der *Tagesschau* wurde darüber berichtet. Die Prognose bis zur Marktzulassung lautete mal wieder: Ungefähr fünf Jahre. Während viele sich über die lange Wartezeit echauffierten, regten sich andere auf, dass Männer nach mehr als sechzig Jahren, in denen Frauen mit Akne und Blähbauch zu kämpfen haben, nun das gute Zeug bekommen würden – eine hormonfreie Pille. Die unterschiedlich begründeten Schnappatmungsanfälle, die verbalen Gefechte und hitzigen Diskussionen in den Kommentarspalten diverser sozialer Netzwerke, die diese Nachricht verursachte, könnten jedoch ziemlich verschenkte Energie gewesen sein.

Denn bisher wurde die »hormonfreie Pille für den Mann« einzig an Mäusen getestet. Und nur weil etwas an Nagetieren funktioniert, heißt das noch längst nicht, dass wir automatisch den gleichen Effekt bei Menschen erwarten können (würde alles, was an Mäusen funktioniert, auch an Menschen klappen, müsste niemand mehr an Krebs sterben).[24] Ende 2022 soll das neue Mittel auch an reproduktionsfähigen Personen getestet werden – Gunda Georg, Chemikerin an der University of Minnesota, kündigte erste Ergebnisse für 2023 an (und meine Daumen sind fest gedrückt).[25] Aber andere Mittel werden schon seit Jahrzehnten an Menschen getestet, und wie wir wissen, sind sie bis heute nicht auf dem Markt.

Der US-amerikanischen Urologin Elaine Lissner zufolge, die seit fast zwanzig Jahren zu diesem Thema forscht, könnten die ewigen Ankündigungen, dass die »Pille für den Mann« in drei, fünf oder maximal zehn Jahren kommen würde, in ihrer Summe auch ein »niemals« heißen.[26] Und der in München praktizierende Gynäkologe Massimo Lombardo geht davon aus, dass selbst dann, wenn es ein solches Mittel gibt, es mindestens noch zwei weitere Generationen dauert, bis es akzeptiert sein wird, dass ein Mann die Verhütung übernimmt.[27]

Auf dem Pariser Kongress für männliche Verhütung findet die Studie, die in Deutschland im März 2022 so viele Schlagzeilen, Diskussionen und Kommentare hervorgebracht hat, jedenfalls nicht mal Erwähnung.

Eine Art »Pille für den Mann« stellt die größte Marktlücke des 21. Jahrhunderts dar, und offensichtlich will niemand, der:die dazu in der Lage wäre, sie füllen.

Doch bedeutet das alles, dass die Hoffnung aufzugeben ist?

Nein. Denn auch wenn die Pharmaindustrie enorm mächtig ist, sie ist nicht *allmächtig*. Während wirtschaftliche und politische Regeln und gesellschaftliche Alltäglichkeiten Männern in Sachen Verhütung die Hände binden, erstarkt europaweit eine Bewegung von Menschen, die sich mit der Verhütungsungerechtigkeit nicht zufrieden geben will. Immer mehr Männer verhüten bereits – und zwar ganz ohne die Unterstützung der Pharmaindustrie. Dafür ist nichts weiter nötig als ein einfacher Ring aus Silikon.

10

BALLS AGAINST PATRIARCHY

Mit warmen Hoden gegen das System

Zurück nach Paris. Es ist Nachmittag in der Académie nationale de médecine. Die Aufmerksamkeitsspanne der Anwesenden auf dem Internationalen Kongress für männliche Verhütung ist spür- und sichtbar auf die Probe gestellt. Nach dem zwölften Vortrag über Hormone, Genetik und all die (Un)möglichkeiten männlicher Verhütung kämpfen aus der ganzen Welt angereiste Wissenschaftler:innen mit müden Augenlidern. Der Jetlag ist erst ein paar Stunden alt, der gebackene Camembert liegt seit der Mittagspause schwer im Magen.

Gemächlich schreitet ein betagter französischer Professor mit schulterlangen grauen Haaren und senfgelb gestreiftem Hemd vor die Leinwand, um über die Akzeptanz gegenüber geschlechterübergreifender Verhütung in Frankreich zu referieren, als plötzlich die Türen des Saals auffliegen. Eine Gruppe von Aktivist:innen stürmt den Raum. Auf einmal sind alle wach.

In den Gesichtern des vorsitzenden Wissenschaftskomitees, einer Gruppe aus Repräsentant:innen des Population Council und Wissenschaftler:innen aus der Hormonindustrie, die wie Richter:innen unter der Leinwand thronen, steht stummes Staunen. Sieben junge Menschen in einheitlichen T-Shirts breiten vor ihnen ein Banner auf. »Équité contraceptive, maintenant! – Gleichberechtigte Verhütung, jetzt!« Ein etwa dreißigjähriger Mann mit Pferdeschwanz schnappt sich ein Mikrofon vom Sprecher:innenpult und hält eine flammende Rede.

Leider verstehe ich kaum ein Wort von dem, was auf Französisch durch die Lautsprecher hallt. Als mir eine Aktivistin, die durch die hölzernen Sitzreihen geht, einen Flyer in die Hand drückt, fällt mein Blick auf die weiße Unterhose, die sie über der Jeans trägt. Ein zwischen den Beinen baumelndes Stück Stoff stellt – unschwer zu erkennen – einen Penis samt Hoden dar. Über die gehäkelten Geschlechtsteile sitzt – erst auf den zweiten Blick sichtbar – ein weißer Ring aus Silikon. »Wir verhüten bereits«, steht fett gedruckt in Englisch auf dem Flyer. »Egal ob wir Single oder in einer Beziehung sind, eine oder mehrere Personen lieben. Wir verhüten. Und das alles, während hier nichts geschieht.«

Wenn ich richtig verstehe, was hier zu lesen ist, existieren bereits Verhütungsmittel *für den Mann*, von denen ich bisher nichts wusste. Der Flyer listet eine Reihe von alternativen Methoden auf. Die meisten von ihnen funktionieren durch nichts Simpleres als Körperwärme.

Schon in der Antike war bekannt, dass das Erwärmen der Hoden den vorübergehenden Rückgang der Spermienanzahl zur Folge hat. Und nicht von ungefähr liest man in diversen Online-Magazinen von der drohenden Gefahr der männlichen Infertilität durch das Arbeiten mit einem Laptop auf dem Schoß. Focus Online rät sogar Männern davon ab, mit Sitzheizung im Auto zu fahren, damit sie nicht unfruchtbar werden.[1] Wieso zum Teufel wurde immer nur vor den Gefahren von warmen Eiern gewarnt, anstatt das riesige Potenzial zu sehen?

Vorne am Rednerpult hat sich mittlerweile eine Personengruppe aus Kongressteilnehmer:innen und Sicherheitspersonal um den Mann mit dem Mikro und dem Pferdeschwanz gebildet. Jemand ruft zur Ruhe auf.

Nach wenigen Minuten werden die jungen Französ:innen mit ihren Schildern und Stoffgenitalien des Saals verwiesen. Als das Murmeln in den Reihen der anwesenden Forschungselite allmählich verstummt ist, fährt der betagte Professor mit seinem

Vortrag fort. Doch die Stimmung im Raum ist eine andere. Etwas riecht nach Revolution.

Bereits zuvor war mir in der Reihe schräg hinter mir ein Mann ins Auge gefallen, der nicht so ganz ins Bild der sonst Anwesenden passt. Dunkle, kurze Haare, Ohrring, Ende dreißig. Er trägt keinen Anzug, sondern Hemd und Jeans. Als wäre er nur ein Zuschauer und kein aktiver Teilnehmer dieser geschichtsträchtigen Versammlung, sitzt er nicht an einem Pult, sondern auf einem Hocker am Rand. Wie ich später erfahre, handelt es sich um Maxime, den »Che Guevara der Kontrazeption«, wie ihn ein Kollege nennt. Ein Mann, der hinter einer Bewegung steckt, die einer Revolution nahe kommt. Kontrazeption für alle. Und zwar jetzt. Ganz ohne Pharmaindustrie.

MITTEL ZUR »VERHÜTUNG FÜR DEN MANN« EXISTIEREN BEREITS, SIE DÜRFEN NUR NICHT SO GENANNT WERDEN

Maxime Labrit ist der Erfinder von Andro-Switch, einem einfachen Ring aus Silikon, der allein durch Körperwärme funktioniert. Die Produktionskosten belaufen sich auf wenige Euro, der versprochene Effekt ist unermesslich: männliche Unfruchtbarkeit, sicher und reversibel. Seit mehr als drei Jahren ist der Silikonring im Internet erhältlich, gegenwärtig nutzen ihn in Frankreich mindestens 6000 Paare.[2]

Das heißt: Verhütung *für den Mann* existiert – und zwar nicht nur in Studien. Doch für die hier anwesenden Forschenden und Institutionen mit ihren Hundehoden-Ultraschallaufnahmen, Tortendiagrammen und Fünfjahresprognosen scheint das nicht relevant zu sein. Während es den ganzen Tag schon um Hormone und Gene geht, erfährt wärmebasierte Verhütung genau null Beachtung.

Noch nicht einmal Dr. John Amory – wir erinnern uns an WIN 18 446, die Gefängnispille, die sich nicht mit Jack Daniel's vertrug – von der Amerikanischen Gesellschaft für Andrologie verliert in seinem Vortrag auch nur ein Wort darüber. Dabei ist er laut Programmheft jener Redner, der »eine Landschaft nichthormoneller Ansätze« vorstellen will.

Nach Amorys Präsentation meldet sich ein schätzungsweise dreißigjähriger Mann aus dem Publikum zu Wort. »Danke für Ihren spannenden Vortrag. Ich frage mich nur ... Wo bleiben die thermischen Verhütungsmittel? In Frankreich nutzen immer mehr Männer den Silikonring!« Irgendwie scheint auch dieser kritische Frager, der sich als Felix vorstellt, nicht ganz in das Bild der Forschungsgemeinde zu passen. Mal abgesehen davon, dass er mit mir wohl der Jüngste im Raum ist. Unter seinen hochgekrempelten Hemdärmeln erkenne ich ein Tattoo, das handgestochen wirkt, die Haare sind kinnlang, an den Ohrläppchen schimmert ein Ring.

Durch die Lautsprecher kommt leises Knistern. Dr. John Amory, der eigentlich ein sehr wortreicher und extrovertierter Typ ist, wirkt auf einmal zaghaft. In bisherigen Versuchen in den USA sei wärmebasierte Verhütung nur in Kombination mit Hormonen getestet worden, und da hätte das Ganze nicht wirklich geklappt. »Zur Sicherheit fehlt es an Daten!«

Diese Aussage wird prompt von der Studienleiterin Dr. Christina Wang, auf die sich Amory bezieht, korrigiert. In Studien mit erwärmten Affenhoden hätte sich durchaus Potenzial abgezeichnet, allerdings habe man den Ansatz nicht weiterverfolgt. Warum, wird nicht ganz klar.

Etwas empört mischt sich nun auch ein grauhaariger Franzose mit brauner Hornbrille ein. »Seit den Achtzigerjahren zeigen Dutzende Versuche in Frankreich und anderen Ländern, dass die Methode funktioniert!«

Eilig fliegen meine Augen zwischen den aufregenden Geschehnissen im Saal und einer Smartphone-Recherche hin und her.

Tatsache. Seit den Sechzigerjahren fanden mindestens dreizehn Studien mit Wärme zur Verhütung an mehr als 200 Männern statt, und nur eine Schwangerschaft wurde vermerkt – eine durchaus geringe Fehlerquote.[3] Wieso mangelt es an wissenschaftlicher und finanzieller Unterstützung für diesen Ansatz? Und wieso scheint nicht einmal der Präsident der Amerikanischen Gesellschaft für Andrologie über die weite Verbreitung der Verhütungsringe Bescheid zu wissen? Nachdem Dr. Amory von drei Seiten mit Gegenargumenten und kritischen Fragen konfrontiert wurde, bittet er den jungen Mann aus dem Publikum darum, ihm die bisherige Studienlage per E-Mail zu schicken. Felix bedankt sich. »Das mache ich gerne. Und wenn die Daten fehlen, lasst uns zusammen daran arbeiten, sie zu bekommen. Let's make this data happen!«

Nachdem der letzte Vortrag mit müdem Applaus beendet wurde und alle Wissenschaftler:innen schweren Hauptes aus dem Saal getrottet sind, um noch ein Gläschen Sekt und einen mit Dillsoße verzierten Lachshappen zu sich zu nehmen, ergreife ich zwischen Garderobe und Ausgangstüre die Chance beim Schopf und spreche diesen Felix an. Prompt sind wir am nächsten Tag zum Interview verabredet.[4]

MEIN TREFFEN MIT EINEM MANN, DER BEREITS VERHÜTET – LANGFRISTIG UND REVERSIBEL

Etwas aufgeregt warte ich am runden Tisch eines typischen Pariser Cafés in der Rue de la Roquette unter einer schattigen Markise. Felix erscheint pünktlich auf seinem schmalen Rennrad. Von seinem T-Shirt aus zwinkert mir ein grinsender Comic-Hoden entgegen. In freudig bunten Lettern prangt darunter die mir inzwischen bekannte Forderung »Équité contraceptive, maintenant!« Schnell ist klar: Ich habe es mit einem waschechten Verhütungsaktivisten zu tun. Wie ich erfahre, war Felix auf dem Kongress mehr oder weniger undercover als Unternehmensberater im Anzug unterwegs. Daraus, dass er selbst Teil der Gruppe ist, die des Saals verwiesen wurde, macht er kein Geheimnis. Seit mehr als zwei Jahren nutzt er den Andro-Switch zur Verhütung, wie er selbstbewusst erzählt. Da sich sein persönlicher unter der Hose befindet, hat er mir zur Demonstration einen zweiten (unbenutzten, versteht sich) mitgebracht.

Fasziniert halte ich den weißen Silikonring in der Hand, der ähnlich groß wie ein Haargummi, aber deutlich dicker ist – ungefähr eine Daumenbreite. Das Material wirkt robust, aber dehnbar. »Und das schnürt den Spermien also den Hals ab?«

»Das klingt schlimmer als es ist.«

Der Ring wird über Penis und Hoden eng anliegend bis an die Peniswurzel gezogen, erklärt Felix. Dadurch werden die Hoden in den Leistenbereich geschoben. Bei mir dauert es einige Momente, tägliche Verhütungspraxis dank der Zuhilfenahme von Händen, Tassen und Untersetzern wirklich zu verstehen. Deswegen an dieser Stelle ein kurzer Stopp.

Die Hoden befinden sich nicht umsonst außerhalb des Körpers. Damit Spermien produziert werden können, müssen sie gekühlt werden. Werden die Hoden über längere Zeit wärmer, verringert sich die Spermienproduktion. Dafür reichen bereits ein bis zwei Grad Körpertemperatur. Dadurch, dass der Andro-Switch passgenau an der Peniswurzel sitzt, wird den Hoden also der Weg zurück in den Sack versperrt. Im Leistenbereich (der Ort, der bei Frauen »Venushügel« genannt wird), erwärmen sie sich durch die Körpertemperatur stark genug, sodass nicht mehr genug Spermien produziert werden. Der Mechanismus hinter der Ringmethode ist also so simpel, wie es klingt: Der Körper dient dauerhaft als natürliche Schonheizung für die Hoden.

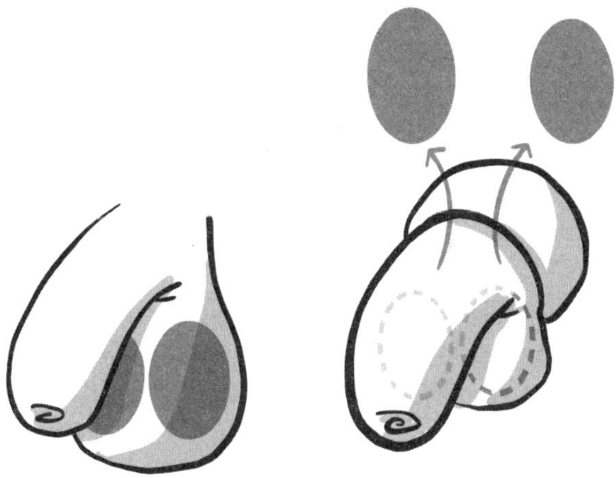

Links der Hodensack ohne Verhütung, rechts mit Silikonring: die Hoden werden in den Leistenkanal geschoben

Die Hoden liegen recht frei im Hodensack. Diejenigen, die welche an sich selbst tragen oder beispielsweise an einem Partner griffbereit haben, können sie ertasten und herumschieben (consentually, versteht sich), denn sie sind beweglich. Wie ich mir von Hodentragenden habe sagen lassen, kann es schon mal vorkommen, dass die Hoden auch von ganz alleine, durch bestimmte Sitzpositionen (zum Beispiel beim Verschränken der Beine), beim Radfahren oder durch enge Kleidung eine paar Zentimeter nach oben rutschen. Man drückt sie dann einfach wieder runter in ihr schlafsackähnliches Habitat. Mit dem Verhütungsring wird dieser Effekt – entgegen der Schwerkraft und evolutionären optimalen Bedingungen für die Fortpflanzung – dauerhaft bewusst erzeugt.

»Du trägst den Ring also die ganze Zeit?« Wie aus einem Reflex heraus senke ich meine Stimme – um uns herum sitzen rauchende Französ:innen um viel zu kleine Kaffeetische.

»Zwölf bis fünfzehn Stunden am Tag. Zum Schlafen nehme ich ihn ab.«

»Und wie reagieren deine Sexualpartnerinnen darauf?«

»Oft erst mal überrascht. Aber positiv. Man kann den Ring auch beim Sex abnehmen, wenn er stört. Hauptsache, man trägt ihn sonst die erforderlichen Stunden.«

Kurz überlege ich, wie es für mich wäre, wenn mein Sexualpartner unerwartet ein Stück Silikon um Penis und Hoden tragen würde, das seinen Hodensack wie ein leeres Überraschungsei nach außen baumeln ließe. Vielleicht sähe das erst mal komisch aus, denke ich, und stelle unmittelbar danach fest, dass ich wenig so ansprechend finde wie Menschen, die beim Sex nur an ihre eigenen Bedürfnisse denken.

Der Kellner reicht zwei schaumige Gläser Café au lait d'avoine. Felix, der einen nachhaltigen Lebensstil pflegt, sich tierfrei ernährt und aufs Fliegen verzichtet, geht es auch in der Verhütung darum, mehr Verantwortung für seine Mitmenschen und die Umwelt zu übernehmen. »Warum sollen nur Menschen mit Uterus die Bürden von Verhütung tragen? Das ist nicht fair«, bemerkt er mit ruhiger Stimme, während er sich eine kinnlange Haarsträhne hinters Ohr streicht. »Sie verhüten ja auch für mich.«

Wie ich erfahre, begleitete Felix nicht nur einmal eine Frau mit akutem Verhütungsdilemma in die Notaufnahme. Mit dem Tragen des Rings will er ganz bewusst ein Zeichen gegen Ungerechtigkeit setzen. »Das heißt natürlich nicht, dass die Frauen, mit denen ich eine Beziehung eingehe, nicht auch die Möglichkeit haben, eigenständig zu verhüten. Am Ende sollten jede Person und jedes Paar individuell entscheiden, wie die Verantwortung von Verhütung in einer Beziehung verteilt wird.«

SPERMIOGRAMME: DER BESTE KUMPEL DER SELBSTBESTIMMTEN ZEUGUNGSVERHÜTUNG

Für Felix und Tausende andere Männer, die den Verhütungsring nutzen, gehören Spermiogramme in ärztlichen Praxen zur dreimonatlichen Routine – entsprechend des acht bis zwölf Wochen langen Reifeprozesses für Spermien (ähnlich wie für Menschen, die die Pille nehmen, der Besuch bei dem:der Gynäkolog:in Teil des Deals ist).

Viele von uns kennen die Prozedur vielleicht aus Filmen, in denen Schauspieler wie Ben Stiller oder ähnliche Dudes zu dem unbehaglichen Gestöhne eines Billigpornos in urologische Röhrchen masturbieren.[5] Spermiogramme kommen für viele erst infrage, wenn ein unerfüllter Kinderwunsch dazu veranlasst. Dabei sind Ejakulatanalysen auch ein sehr geeignetes Instrument, um Verhütungsmittel wie den Andro-Switch auf ihre Funktion zu testen.

In Frankreich, wo wärmebasierte Verhütung viel breiter bekannt ist als in Deutschland, gibt es gut eine Handvoll Ärzt:innen, die regelmäßig Spermiogramme zur wärmebasierten Verhütung verschreiben. Felix, der sich einmal im Jahr ein Zwölfer-Ticket für Spermiogramm-Untersuchungen abholt, kann damit in jede ärztliche Praxis gehen, die Ejakulat-Analysen anbietet (das sind sowohl urologische als auch allgemeinärztliche Zentren) und dort innerhalb weniger Minuten sein Ejakulat auf die Anwesenheit und Beschaffenheit des Spermas prüfen. Die Krankenkasse übernimmt die Kosten.

Seit fast zwei Jahren gilt er als azoospermisch – im Ejakulat befinden sich kaum noch Samenzellen. »In den letzten zwei Jahren gelangte meine Spermienprobe nur einmal über die von der WHO festgelegte Richtlinie«, erklärt er, sich seiner selbstbestimmten Unfruchtbarkeit sehr bewusst. »Da habe ich mit einer anderen Größe experimentiert – jetzt weiß ich, was mir passt.«

Die Webseite zum Verhütungsring[6] liefert detailreiche Informationen über Umgang und Sitzkomfort des Produkts. Ähnlich wie bei Kondomen gilt auch hier: zu klein zwickt, zu groß ist unwirksam (übrigens werden die Ringe ähnlich wie Kondome, die es nur in Standardgröße oder XXXL gibt, auch erst ab Größe M verkauft, weil S sich nicht verkaufen würde, die hegemoniale Männlichkeitskultur lässt grüßen.)

Ich räuspere mich. »Das heißt … du musst alle paar Wochen in ein kleines Röhrchen masturbieren?«

Felix nickt schmunzelnd. Mittlerweile hätte er sich an die sterilen Praxen gewöhnt, auch wenn es nicht immer leicht war, sich in kühlen Räumen mit dünnen Wänden und expressionistischen Gemälden (häufig Marc Chagall) ablenkenden Gedanken hinzugeben. Manchmal seien missglückte Treffversuche von Vorgängern an der spärlichen Inneneinrichtung, dem Boden oder den Wänden sichtbar, und erstaunlicherweise sehen die Proberöhrchen oft aus wie Martinigläser, wie Felix amüsiert berichtet. »Aber trotzdem: Das ist die Sache wert.«

Von all den spicy Informationen und dem starken Kaffee aufgekratzt, löchre ich Felix weiter mit Fragen. »Aber jetzt mal ehrlich, ist das nicht unangenehm? So an den Weichteilen?«

Felix beißt hungrig in ein veganes Pain au Chocolat. »Wahrscheinlich ist das Gefühl vergleichbar mit einer neuen Brille oder Armbanduhr, an die man sich erst mal gewöhnen muss. Manchmal vergesse ich sogar, dass ich ihn trage.«

Wohl nicht anders als bei Tampons, Menstruationstassen, Vaginalringen, Diaphragmen sowie sonstigen Produkte, an die ich mich als Mensch mit Uterus ebenso mit zunehmender Routine gewöhnte, stelle ich etwas verblüfft fest.

Zur Erinnerung: Während ich mich frage, wie es sich wohl anfühlt, den ganzen Tag lang einen Ring um Penis und Hoden zu tragen, befindet sich in meiner Gebärmutter ein Stück Draht, das denselben Nutzen erfüllen soll.

Klar wäre es auch für Felix rein körperlich betrachtet angenehmer und einfacher, keinen Ring an den Hoden zu tragen. Niemand zwingt ihn dazu. Aber es doch zu tun, ist für ihn keine große Sache. Er weiß, dass er anderen womöglich viel größeres Leid ersparen kann. Und dennoch findet er nicht, dass er mit der Verhütung jemandem einen Gefallen tut. Eher scheint es, er fühle sich durch meine vielen Fragen unangebracht auf ein Podest gestellt (ein Mann, der verhütet? Man hole Rosen, Medaillen und Presseleute!) »So etwas sollte selbstverständlich sein.« Sein Schulterzucken wirkt so, als wäre es tatsächlich das Normalste der Welt, dass man(n) kleine Bürden auf sich nimmt, um anderen größere zu ersparen – ohne dabei einen Ritterschlag zu erwarten.

Ist es am Ende also wirklich so einfach? Mit dem Andro-Switch zum Mind Switch? Nun ja. Nicht ganz.

Offiziell darf der Andro-Switch nicht als Verhütungsmittel verkauft werden. Dazu bräuchte es eine Zertifizierung als Medizinprodukt der Klasse IIb. Auf Deutsch: Der Ring müsste vom TÜV geprüft sein. Kostenpunkt: mindestens eine Million Euro, eher mehr – Geld, das man als einfacher Krankenpfleger wie der Erfinder Maxime, der die Ringe lange Zeit heimlich mithilfe seiner Eltern in der familieneigenen Garage mit dem 3D-Drucker herstellte und verschickte, nicht einfach übrig hat. Nachdem immer mehr Männer in Frankreich den Ring trotz fehlender Zertifizierung nutzten, wurde der Verkauf erst Anfang 2022 von der französischen Gesundheitsbehörde offiziell verboten.

Wenn Maxime den Ring öffentlich als Kontrazeptionsmethode bezeichnet, drohen Geldstrafen und Gefängnisaufenthalte. Das hält den »Che Guevara der Kontrazeption«, wie Felix ihn nennt, jedoch nicht davon ab, weiter seine Vision zu verfolgen. Der Andro-Switch ist online weiterhin erhältlich – allerdings als »Talisman«, also als Glücksbringer. Mit dieser Strategie soll Druck auf staatliche Institutionen aufgebaut werden, erfahre ich von Felix. Wenn das Angebot zur Verhütung *für den Mann* bestehen bleibt, steigt auch die Nachfrage. Je mehr Männer den Ring nutzen, desto mehr spricht sich das Mittel herum und desto besser stehen auch die Chancen, dass andere Mittel zur Zeugungsverhütung an Akzeptanz gewinnen.

Langfristig sei jedoch das Ziel, den Verhütungsring auch als solchen (getestet und für sicher befunden) allen zugänglich zu machen. Felix, der nach dem Bachelor in BWL und dem Master in Politik für eine namhafte feministische Stiftung weltweit Projekte zur Förderung von Geschlechtergleichstellung begleitete, arbeitet aktuell in einer kürzlich gegründeten Kooperative. Zusammen mit zwei Kolleg:innen klopft er an sämtliche Türen bei Politiker:innen, dem Gesundheitsministerium und Mediziner:innen, um ein Netzwerk aus Unterstützer:innen aufzubauen.

»Was meinst du«, frage ich schließlich, als der Kellner im Pariser Café die Rechnung bringt. »Hat der Ring realistische Chancen auf die Marktzulassung?«

»Wenn alles gut läuft und es Gelder für Studien gibt, könnte es in fünf Jahren so weit sein.« Felix' Einschätzung erinnert an alte Prognosen – ich verkneife mir ein sichtbares Schlucken. Doch vielleicht sind diesmal die fünf Jahre ja wirklich keine allzu idealistische Ansage. Immerhin muss der Verhütungsring nicht erst entwickelt werden, sondern existiert bereits. Im Unterschied zu all den Mitteln, bei denen bereits ähnliche Prognosen bis zum offiziellen Durchbruch aufgestellt wurden, ist der Andro-Switch als Glücksbringer bereits in tausendfacher Verwendung – Tendenz steigend.[7]

Nach unserem Treffen lade ich ein Video von uns auf Instagram hoch, in dem Felix die Wirkungsweise vom Andro-Switch erklärt. Innerhalb einer Woche bekommt der Post knapp 300 000 Klicks (zur Einordnung: Laut meinen Insta Insights ist dies ein Interaktionsanstieg von weit mehr als 17 000 Prozent auf meinem sonst zu dieser Zeit sehr spärlich besuchten Kanal). In meinem Nachrichtenfach überschlagen sich die Fragen. Wie funktioniert das Mittel? Und wo bekomme ich es? Natürlich lassen auch die Hater nicht lange auf sich warten. »Was ein Scheiß«, schreibt jemand, »ich klemm mir doch nicht die Eier ab … wachsen mir dann auch Brüste?«

Einige sind sich sicher, dass die Methode zu Unfruchtbarkeit und Hodenkrebs führen *muss*, denn »nicht umsonst hängen Eier im Hoden!!1!1«. Klar. Genauso wenig wie die Eierstöcke auch »nicht umsonst« jeden Monat eine Eizelle hervorbringen, solange man diesen Effekt nicht bewusst durch Hormone oder andere »unnatürliche« Mittel verhindert.

Für viele könnte der Silikonring gut funktionieren. Doch nur wenige würden (verständlicherweise) etwas nutzen, dessen Sicherheit nicht hinreichend bestätigt ist und angesichts dessen manche Ärzt:innen besorgt die Augenbraue heben.

WÄRMEBASIERTE VERHÜTUNG: EINE MEDIZINISCHE LEERSTELLE

Es ist erstaunlich, wie wenig medizinische Aufmerksamkeit thermische Verhütung erfährt. In Andrologie-Büchern findet die Methode keine Erwähnung, im Medizinstudium kommt sie nicht vor. Kein Wunder, dass unter all den Ärzt:innen, ja sogar Urolog:innen, mit denen ich darüber spreche, sich niemand so recht damit auszukennen scheint.

»Viele Urologen wissen nichts davon«, erklärt mir auch Professor Dr. Axel Merseburger, Direktor der Klinik für Urologie am Universitätsklinikum Lübeck und Pressesprecher der Deutschen Gesellschaft für Urologie. Wenn jemand dazu informiert sein sollte, dann also er. Doch erst durch meine Kontaktauf nahme erfuhr Professor Merseburger überhaupt von der Möglichkeit, dass Männer durch Körperwärme verhüten können. In seiner ganzen medizinischen und persönlichen Laufbahn sei ihm wärmebasierte Verhütung noch nie untergekommen. Immerhin zeigt sich Dr. Merseburger recht aufgeschlossen und bietet mir direkt an, gemeinsam einen Artikel für ein urologisches Fachmagazin zu verfassen. Andere sind da skeptischer.

Der Urologe Volker Wittkamp, der auf diversen sozialen Kanälen als Docintro gesundheitliche Aufklärungsarbeit leistet und eine Praxis in Köln unterhält, weist mich per Instagram-Nachricht auf ein mögliches gesundheitliches Risiko durch Mittel wie den Ring hin: »Empfehlen würde ich es noch nicht. Eine zu hohe Temperatur könnte auch das Hodenkrebsrisiko erhöhen.«

Wenn bei Kindern die Hoden von Geburt an im Leistenkanal liegen und nicht in den Hodensack wandern, wird dies operativ behoben, am besten schon im ersten Lebensjahr. Denn Kinder mit Hodenhochstand, wie man dieses Phänomen nennt, stehen Studien zufolge als Erwachsene einem deutlich größeren Hodenkrebsrisiko gegenüber.[8] Doch es könnte einen Unterschied machen, ob Kinder in physiologischen Entwicklungsphasen dauerhaft die Hoden im Leistenkanal tragen oder ob erwachsene Männer, bei denen die Hoden sich nicht mehr entwickeln, dies lediglich zwölf bis fünfzehn Stunden am Tag tun.[9]

Aus bisherigen Studien und Versuchen mit wärmebasierter Verhütung der letzten Jahrzehnte gehen keine Verbindungen zu Hodenkrebs hervor.[10] Zwar sind damit einige Daten zur Sicherheit gegeben, doch immer noch mangelt es an Langzeitstudien, aus denen sich so etwas wie ein Pearl-Index oder mögliche Folgen berechnen lassen.[11] Generell wird empfohlen, nach drei bis vier Jahren Ringanwendung eine Pause einzulegen – so lange können existierende Studien die Reversibilität versichern, also dass sich Spermien wieder bilden, wenn der Ring einige Wochen weggelassen wird. Auch Maxime und Felix – mitunter die ältesten Andro-Switch-User – halten sich an diese Regel. Bisher sind unter Tausenden thermal verhütenden Männern (mit Ausnahme eines einzigen Mannes in den USA, der über einen Zeitraum von mehr als zehn Jahren die Hoden warm hielt und jetzt keine Spermien mehr übrig hat) keine Fälle bekannt, bei denen es Probleme mit der Reaktivierung zeugungsfähiger Spermienzellen gab. Ein dennoch mögliches Risiko anhaltender Infertilität durch eine wärmebasierte Verhütung ist damit jedoch nicht vollends ausgeschlossen. Dafür bräuchte es mehr Forschung. Und damit Geld, Anerkennung und Unterstützung. Dinge, an denen es mangelt, auch weil kaum jemand den Ansatz kennt. Deswegen ja auch die Protestaktion auf dem Pariser Kongress. Menschen, die per Ring verhüten, tun dies bisher auf eigene Gefahr und genau das soll sich ändern.

HODENBADEN UND »HEISSE HÖSCHEN«

Warme Eier zur Verhütung sind kein Neuland. Bereits in den Fünfzigerjahren – zeitgleich zur Entwicklung der Pille – begleitete eine Schweizer Ärztin namens Martha Voegli zehn Männer über mehrere Jahre beim Hodenbaden. Man experimentierte mit unterschiedlichen Temperaturen und Zeitfenstern. Die Versuchspersonen, die sich jeden Tag trafen, um ihre Hoden rund vierzig Minuten in Warmwasser zu halten, zeigten sich zufrieden. Keine ihrer Sexualpartnerinnen wurde schwanger, und es kam auch sonst zu keinerlei unerwünschten Nebenwirkungen.

Im Jahr 1956, vier Jahre vor der Marktzulassung der Pille in Deutschland, verfasste Voegli daher einen Brief an die medizinische Fachzeitschrift *The Lancet,* in dem sie angesichts des zeitgeistigen »Problems mit der Überbevölkerung« ihre Forschung vorstellte.[12] Die Wärmemethode sei effektiv, verlässlich, sicher, einfach, billig und bedürfe keiner besonderen Mittel (aus heutiger Sicht wäre umweltfreundlich noch hinzuzufügen). Alles, was sie kostet, ist ein wenig Geduld. Aber vielleicht liegt gerade da der Knackpunkt: Thermische Verhütung lässt sich schlecht verkaufen. Anders ist das bei Medikamenten, die teuer hergestellt und immer wieder erworben werden. Die Produkt- und Konsumgesellschaft lässt grüßen.

Zwar hatte Martha Voegli empirisches Beweismaterial, dass die warmen Bäder zu vorübergehender Unfruchtbarkeit führten. Sie wurde trotzdem ignoriert – und dass sie selbst eine Frau war, tat der Sache bestimmt keinen Gefallen. Was wohl passiert wäre, wenn Voegli damals beim alles in die Wege leitenden New Yorker Abendessen von Planned Parenthood im Jahr 1951 mit Margaret Sanger, der »Mutter der Pille«, zusammengekommen wäre? Man weiß es nicht genau.

Allerdings tüftelte auch der Gynäkologe John Rock – wir erinnern uns, der katholische Erfinder der Antibabypille, der mit Sanger kooperierte – jahrelang an einer Verhütungsmethode für Hodenträger, jedoch erst in den Siebzigern (und da war die Pille als einfaches Wundermittel gegen gefühlt alle Probleme der Welt schon seit rund einem Jahrzehnt auf dem Markt). Dank einem Dutzend studentischer Versuchspersonen stellte er fest, dass es keine Warmwasserbehälter und Sitzvorrichtungen braucht. Körperwärme alleine reicht, um Männer unfruchtbar zu machen. Doch seine spezielle Verhütungsunterhose für Männer aus Nylon, dichter Wolle und Wachstüchern schaffte es nie zur Weiterentwicklung, geschweige denn auf den Markt. Stattdessen wurde der Gynäkologe dafür ausgelacht. Seine Erfindung geisterte als »Rocks Strapse« oder »heißes Höschen« durch medizinische Fachkreise und Medien.[13] Die Wissenschaftsgemeinde nahm den Versuch nicht ernst. Männer, die Verhütungsunterhosen tragen? Wie abstrus! Frauen mit Periodenunterwäsche: normal (aber bitte behaltet es für euch).

GESCHLECHTERGERECHTE VERHÜTUNG UND ANTIPATRIARCHALER AKTIVISMUS

In den Siebziger- und Achtzigerjahren, als das Kondom noch recht wenig Verbreitung gefunden hatte, suchte auch eine Gruppe von südfranzösischen Männern, die später als die Erfinder des »Toulouser Eierhebers« in die kontrazeptive Geschichte eingehen sollten, mit ihren Verhütungsslips nach Alternativen zur Pille. Die Ambition, Partner:innen hochdosierte Hormonbomben zu ersparen und ganz generell ein Zeichen für gesellschaftlichen Fortschritt und Geschlechtergerechtigkeit zu setzen, war sichtlich groß. Anfangs tüftelte man sogar an speziellen Solarsonden, die auf dem Kopf getragen wurden und durch entsprechende Verkabelung den Hoden zusätzliche Temperatur verschaffen sollten. Damals war die Batterieleistung allerdings noch sehr gering, und ständig die Unterhose mit der nächstgelegenen Steckdose im Büro zu verbinden schien nicht alltagstauglich.[14] Letztendlich merkten aber auch die französischen Vorreiter, dass Körpertemperatur den einfachsten Weg zum gewünschten Effekt darstellt (die Slips funktionieren nach dem gleichen Prinzip wie der Ring – und dazu braucht es keinerlei teures oder gar gefährliches Elektroequipment).

Später kamen Ärzte wie der Androloge Roger Mieusset ins Boot – es entstanden die ersten Studien, die bis heute einen wichtigen Erfahrungsschatz in Sachen Ring und Slip darstellen. Die überzeugten Slipträger verbanden die Verhütungspraxis erstmals auch mit einem feministischen Umdenken: Männer sollten sich ungerechten Strukturen in der Sorgearbeit bewusst werden und sich nicht als selbstbestimmte Akteure in der Reproduktion verstehen.[15] Es entstanden Gruppen und Vereine, in denen gemeinsam Verhütungsslips genäht und sich dabei ganz generell über Fragen von Sex, Sexualität und Männlichkeit ausgetauscht werden konnte. Muss ich immer einen hoch kriegen?

Ist mein Penis zu klein? Darf ich auch mal keine Lust auf Sex haben? Männlichkeit kritisch zu hinterfragen war (und ist) revolutionär, das war damals schon bekannt. Mit ihrem Engagement schaffte es die Gruppe Ardecom im Mai 1980 sogar auf die Titelseite der französischen Ausgabe der *Marie Claire*.

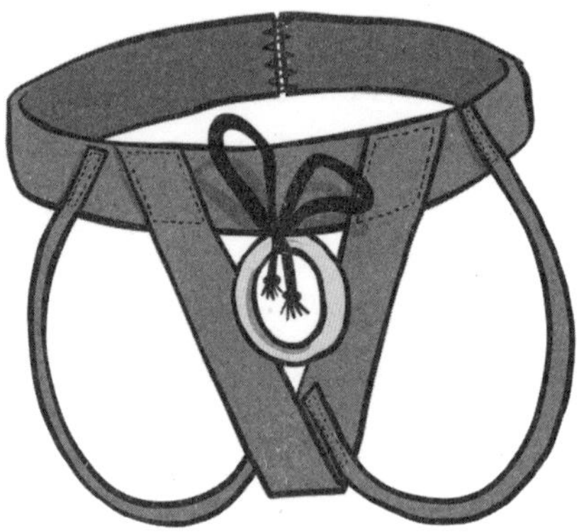

Verhütungsslip

Auch dem anarchistisch geprägten Männerverein der Zürcher Hodenbader, die sich in den Achtzigern täglich vereinten, um ihre Hoden gemeinschaftlich rund vierzig Minuten lang in Warmwasser zu halten, war es mit ihrem Tun ein Anliegen, das System zu bekämpfen. Nach dem Motto: »Verhütung für alle, wir machen unser eigenes Ding (unfruchtbar), dafür brauchen wir keine Hormone aus dem Forschungslabor und müssen auch kein Geld an Pharmakonzerne ausgeben.«

Manche Gruppierungen, die solche nicht zugelassenen Methoden zur Verhütung praktizieren, waren (und sind) derart systemkritisch eingestellt, dass sie auch das staatliche Gesundheitssystem ablehnen. In einer schreibmaschinengetippten Broschüre der Zürcher Hodenbader von 1987 – eine spannende Lektüre, in der sich auch Bauanleitungen für spezielle Hodenbadestühle finden – heißt es, dass die Reproduktionsmedizin und die Labore, in denen die Qualität des Spermas ausgewertet werden, Schauplätze *diverser Herrschaftstechnologie* sind, die zur Aufrechterhaltung kapitalistischer Verhältnisse beitragen. Beim Spermiogramm wüsste man letztlich nie, ob die abgegebenen Spermien nicht doch in der Gentechnologie Verwendung finden.[16]

Aufgrund solch verschwörungsnaher Ansichten und teils sehr konträren Meinungen, inwiefern man der Pharmaindustrie vertrauen und mit Medien, Wirtschaft und Wissenschaft zusammenarbeiten sollte, kam es unter den Gruppen zu Spaltungen, dazu kam die AIDS-Pandemie, die das Tragen von Kondomen zum Nonplusultra machte und den Hodenwärmern spätestens Ende der Achtzigerjahre den Kübel unter den Hoden wegzog. Und so verebbte die Bewegung um thermische Verhütung über viele Jahrzehnte. Manche der ehemaligen Mitglieder bestimmter Männerverhütungsgruppen stellen heute auf internationalen Kongressen kritische Fragen – Felix und Maxime sind mit einigen frühen Koryphäen der hodenwarmen Revolution vernetzt. Andere kennt man als grauhaarige Professoren in senfgelb, die nichts mit den Leuten hinter dem Andro-Switch zu tun haben wollen. Warum, ist nicht ganz klar.

Sicher ist: Die Bewegung ist nicht erst ein paar Tage alt und das Wissen dahinter auch kein Geheimnis.

Nur ein paar Tage nach meiner Rückreise aus Paris hat meine Mitbewohnerin Besuch aus Frankreich – ich stolpere morgens im Gang über eine Matratze, auf der jemand mit langen Haaren schnarcht. Wie sich beim Frühstück herausstellt, ist der nette Besucher ebenfalls ein Andro-Switch-Nutzer. In der Woche darauf begegnet mir zufällig auch auf einem Festival nahe Hannover ein junger Mann, der sich mit wärmebasierter Verhütung bereits sehr gut auskennt. Über Dosenbier und voller Redebedarf teilt der Magdeburger Student mit angesagter Flatcap seine gescheiterten Versuche des Hodenbadens im Studentenheim mit mir – selbst gebaute Konstruktionen aus lattenlosen Stühlen, Messingbechern und Wasserkochern inklusive.

Zugegeben. Hodenbaden ist eine besonders unpraktische Angelegenheit. Damit die Sache auch wirklich funktioniert, müssen die Weichteile jeden Tag über viele Minuten in einer ganz bestimmten Temperatur gehalten werden (zwischen 38 und 39 Grad, ab 40 Grad wird es schmerzhaft), nur leider hat Wasser die ungünstige Eigenschaft, mit der Zeit abzukühlen, weshalb es einer genauen Temperaturüberwachung und ständiger Inbetriebnahme eines Wasserkochers bedarf. Damit die Hoden die richtige Temperatur behielten, legte sich der Vierundzwanzigjährige mit Latexallergie sogar ein spezielles Temperaturregelgerät zu, das eigentlich für die Haltung von bestimmten Reptilien und Amphibien gedacht war. Letztendlich gab er etwas frustriert auf. Was er schließlich noch hinzufügt: »Kondome sind sauschlecht für die Umwelt! Kann doch nicht sein, dass wir in Zeiten der Klimakatastrophe keine Alternativen für Männer kennen.«

Es lässt sich nicht bestreiten, dass Kondome Abfall verursachen. Auch dieses Argument hat seine Berechtigung. Ich will ehrlich sein. Dass Hoden in Warmwasser behandelt oder per Verhütungsslip zurechtge(d)rückt werden, macht auch auf mich eher einen, sagen wir es so, ungewohnten Eindruck. An solchen Methoden haftet der Ruf von etwas »hobbyistischem, laienhaften bis schrulligen«, wie der Männlichkeits- und Verhütungsforscher Fabian Hennig es einmal so schön ausdrückte.[17] Doch das Hodenbaden an sich sollte ja auch nicht als fertige Lösung verstanden werden, sondern eher als ausbaufähiger Ansatz – bevor der Induktionsherd entwickelt wurde, musste man schließlich auch erst mal das Feuer entdecken. Und ähnlich wie in anderen Bereichen auch, gibt es bereits Ideen sowie fertig gebaute Erfindungen über den Andro-Switch hinaus, die zwar durch das Hodenbaden angeregt wurden, aber mittels modernster Technik ohne einen einzigen Tropfen Warmwasser auskommen (mehr dazu in Kapitel 14).

WÄRME MIT VIEL POTENZIAL ABER WENIG WIRTSCHAFTLICHEM GEWINN

Eine der weltweit wenigen Mediziner:innen, die sich mit wärmebasierten Verhütungsmethoden auseinandergesetzt haben, ist Elaine Lissner von der Stanford University. Ich spreche mit der US-Amerikanerin über Zoom im Sommer 2022 – gerade macht sie mit ihrem Labrador Urlaub in Portugal und räumt sich eine Stunde für unser Gespräch ein. Elaine – sie bietet mir schnell die Ansprache per Vornamen an – kommt aus einer anderen Generation als ich, sie könnte locker meine Mutter sein. Umso erschreckender ist es, dass sie bereits als Studentin dieselben Gedanken hatte wie ich heute. »Wir waren pillenmüde«, erzählt Elaine mit einem vielsagenden Seufzen. »Unter meinen Freundinnen gab es so viele Geschichten mit Nebenwirkungen. Ich dachte damals: Die Zeit ist reif, dass Verhütung auch Männersache wird. Immerhin leben wir doch in den Achtzigern!«

Laut der freundlichen Reproduktionsmedizinerin, die voller Tatendrang in den Neunzigerjahren eine Stiftung für männliche Verhütung gründete und heute vorranging an Brustkrebs und COVID-19 forscht, bestehe kein Zweifel daran, dass Körperwärme »eindeutig eine wirksame Verhütungsmethode darstellt«. Elaine ist von der Vorteilhaftigkeit des Ansatzes überzeugt: Er ist nahezu kostenlos, nebenwirkungsarm und umweltschonend. Der Haken? Er ist low tec, also technisch zu einfach, als dass sich die Industrie dafür interessieren würde.

»Das Gleiche sehen wir auch bei anderen Medikamenten«, erklärt Elaine, während im Hintergrund ihr Labrador mit dem

Schwanz wedelt. »Es gibt zum Beispiel auch sehr wirkungsvolle Therapien gegen COVID-19. Teils sind es Wirkstoffe, die dafür bekannt sind, gegen Diabetes zu helfen, von denen wir wissen, dass sie auch gegen Long COVID funktionieren. Doch niemand interessiert sich dafür. Die Mittel sind zu günstig und zu einfach, als dass es wirtschaftlich betrachtet Sinn ergeben würde zu investieren. Bei Verhütungsmethoden wie dem Ring kommt hinzu, dass sie als anwenderunfreundlich gelten.«

Regierungen haben wärmebasierte Verhütung trotz aller vielversprechender Erkenntnisse nicht weiterverfolgt. Forschende, die das nötige Know-how hätten, bekommen damit schlichtweg nicht genug finanzielle Unterstützung.[18] Und dies wird auch nicht passieren, sofern sich die gesundheitspolitischen Prioritäten der internationalen Forschungsgemeinschaft nicht ändern und nachkriegszeitliche Vorstellungen von Männlein und Weiblein abgestaubt werden.

Denn: Wie soll etwas weiter erforscht werden, das kaum bekannt ist und immer wieder in eine Schublade aus Stereotypen und Vorurteilen gegenüber »den Männern« gesteckt wird? Oft heißt es, Frauen würden Männern in Sachen Verhütung nicht vertrauen und Männer seien ohnehin nicht verlässlich genug. Mal abgesehen davon, dass Umfragen anderes nahelegen – einer Befragung aus den Niederlanden zufolge würden sich 90 Prozent der Frauen auf ihren Partnern in Sachen Verhütung verlassen[19] – wie soll sich dieser Umstand ändern, wenn Menschen nicht mal die Chance dazu gegeben wird, das Gegenteil zu beweisen? Etwas kann erst normal werden, wenn wir es zur Normalität machen.

Gesellschaftliche Doppelstandards sind auch im medizinischen Kontext sehr präsent, was jedoch viel zu wenig reflektiert wird. Als ich mit deutschen Urolog:innen über thermische Verhütung spreche (und sie über die grundsätzliche Möglichkeit dessen aufkläre), erfahre ich unter Abwägung möglicher Vor- und Nachteile, dass so ein Ring um die Hoden eine deutliche »Einschränkung der Lebensqualität« bedeuten könnte (den ganzen Tag tragen? Ist das nicht unangenehm? Warum sollte ein Mann dies freiwillig tun?) Ah ja. Dann geht das natürlich nicht. Entschuldigen Sie bitte die Störung, ich geh mal wieder mit meinen pillenbedingten Kopf- und spiralenverschuldeten Unterleibsschmerzen noch eine Packung Schmerzmittel aus der Apotheke holen.

Je länger man über Hoden und ihre kulturelle Bedeutung nachdenkt, desto spannender ist die Widersprüchlichkeit, die sich in den männlichen Geschlechtsteilen wiederfindet. Hoden werden oft als »Kronjuwelen« und damit als die wichtigsten Teile eines jeden Mannes beschrieben. »Eierhaben« bedeutet Mut und Tapferkeit. Gleichzeitig sind Hoden extrem schmerzempfindlich. Sie stellen das Kernstück männlicher Reproduktionsfähigkeit dar, da sich dort Keimzellen zu fertilen Samen bilden, die einmal männliches Erbe weitertragen sollen, sei es von Heinrich IIX. oder Donald Trump. Doch im Gegensatz zum Phallus und seinen Metaphern für Macht und Angriff, zeigt sich in den Eiern auch etwas ganz Entgegengesetztes – Verletzlichkeit. Das Spiel mit den Hoden ist das Spiel mit der hegemonialen Männlichkeit, einer Idealvorstellung davon, wie ein »richtiger Mann« zu sein hat, die ziemlich tief in unserer Sozialisierung sitzt. Männer, die sich freiwillig und aus Überzeugung die Hoden wegklemmen oder anwärmen, werden nahezu reflexartig belächelt. Doch ähnlich war dies auch noch bis vor wenigen Jahren bei Männern, die freiwillig in Elternzeit gingen oder gar ihre Karriere für die Pflege und Versorgung der eigenen Familie anstellten. Heute wird von Männern verrichtete Care-Arbeit zunehmend mit Applaus belohnt.

Wissenschaftlicher Fortschritt und Technologie entstehen nicht von selbst, sondern werden immer in einer Gesellschaft hervorgebracht, die sie fördert – und fordert.

11

BABY, ICH WILL KEIN KIND VON DIR!

Über Solidarität, Sexstreik und dem Willen zur Veränderung

September 2022, in einem besetzten Haus in der Leipziger Neustadt.

Seit nun schon drei Jahren finden jeden ersten Freitag im Monat offene Austauschtreffen zu Verhütung und Männlichkeit in der anarchistischen Bibliothek statt. Aus den Fenstern hängen linke Banner, die Außenwände zieren Graffitis: »Gegen Staat, Verrat und Patriarchat«.

Mich empfangen vier verhütete Männer. Bei Äpfeln, Nüssen und Club-Mate gegen Spende spricht man über Macht, Sex und Politik, presst Verhütungsringe aus Silikon und näht Verhütungsunterhosen nach französischem Vorbild. Die Slips haben ein Loch für Penis und Hoden. Wer möchte, kann eine zweite Unterhose drüberziehen, damit der Penis nicht an der Hose reibt oder gar friert, wie ich lerne.

Das emanzipatorische Verhütungskollektiv stellt hierzulande bislang die einzige Adresse dar, wo Männer bereits langfristig und reversibel am eigenen Körper verhüten. Die Mitglieder – Männer zwischen zwanzig und vierzig aus dem linken bis linksradikalen Spektrum – wollen mit ihrem Tun einen Teil zur Gleichberechtigung beitragen. An den Wänden stapeln sich in meterhohen Regalen antipatriarchale Bücher, in einer durchgesessenen Sofaecke liegen feministische Magazine.

Wie ich erfahre, gibt es in Leipzig mindestens fünf Orte, an denen man recht niederschwellig eine Analyse der Spermienqualität bekommt – Kostenpunkt zirka 25 Euro (zum Vergleich: Für eine jährliche Ultraschallaufnahme zahle ich bei meiner Gynäkologin 80 Euro, die Pille kostet alle drei Monate zwischen 15 und 45 Euro). Auf einem vollgestickerten Couchtisch liegen selbst gebastelte Verhütungsringe in allen Farben und Größen. Wie mir auffällt, glitzern manche – offenbar eine bewusste Provokation vorherrschender Männlichkeitsideale. Neugierig richtet sich mein Blick in die eher wortkarge Runde.

»Wie reagieren die Leipziger Ärzt:innen denn so allgemein auf die Methode?«

»Unterschiedlich«, meint ein Kollektivmitglied, das ich Christoph nenne. Mit seinem schwarzen Ed-Hardy-Kapuzenpulli, der Bauchtasche und den Fine-Line-Tattoos wirkt er so, als wüsste er, wo es sich in Leipzig gut zu Techno feiern lässt. Es gäbe eine Liste von ärztlichen Praxen, die man besuchen kann. »Von anderen raten wir ab.« Christoph heißt eigentlich anders, zieht es jedoch vor, anonym zu bleiben – um keinen Personenkult zu befördern, wie er sagt. Man will keine Nachahmer heranziehen, die nur verhüten, um sich damit zu schmücken (so ähnlich wie die Typen, die sich in ihrer Tinder-Bio stolz als Feministen bezeichnen, nur weil sie sich davon mehr Matches erhoffen). Daher sind auch keine Fotos erwünscht. »Es macht dich nicht automatisch zu einem coolen Typen, wenn du verhütest«, erklärt mir ein anderes Mitglied mit dunkelgrünem Hoodie und wirrer Haarstruktur, das sich Krümel nennt. »Du musst wissen, *warum* du es tust.«

Allen Anwesenden ist bewusst: Hinter der ungerechten Aufteilung von Verhütung steckt nicht nur die Schieflage in Sachen Pille und Co., sondern vielmehr ein unfaires System, das ungerechte Verteilungen von Arbeit, Rechten und Ressourcen in jeden Bereich der Gesellschaft trägt.

Auch wenn wir seit den Fünfzigerjahren hinsichtlich der ungerechten Verteilung von unbezahlter Care-Arbeit schon einige Fortschritte gemacht haben: Das Ziel ist noch nicht erreicht. Nach wie vor werden drei Viertel der gesamten Hausarbeit von Frauen übernommen. Das entspricht täglich mindestens 12 Milliarden Stunden unbezahlte Arbeit. Würde man dafür den Mindestlohn ansetzten, käme man auf 11 Billionen US-Dollar im Jahr – 24 Mal so viel Geld, wie Apple, Google und Facebook jährlich zusammen an Umsatz machen.[1] In Deutschland beträgt der Wert der ganzen unbezahlten Stunden kochen, wischen, saugen und kümmern Schätzungen zufolge mindestens einem Drittel des deutschen Bruttoinlandsprodukts.[2]

Sorgearbeit wird oft nicht gesehen, irgendwie als selbstverständlich erachtet, weder sozial noch finanziell honoriert (frei nach dem Motto: »Das bisschen Haushalt macht sich doch von allein«). Dabei ist sie erst die Voraussetzung dafür, dass Menschen überhaupt Lohnarbeit verrichten können. Jemand *muss* sich um Kinder, Alte und Kranke kümmern, für Essen und ein warmes, sauberes Zuhause sorgen, sonst können Milliarden von Menschen nicht in die Schule, die Fabrik, ins Büro oder die Parlamente dieser Welt spazieren. Ohne Sorgearbeit wäre Lohnarbeit nicht möglich. Wenn sich niemand darum kümmert, dass Menschen überhaupt erst arbeitsfähig werden, bricht über Nacht die Weltwirtschaft ein. Und Ähnliches gilt für Verhütung: Man stelle sich vor, was passieren würde, wenn weltweit mehr als 300 Millionen Menschen aufhören würden, sich täglich einer Hormondosis zu unterziehen.

Apocalypse now.

Verhütung ist wichtig für die Wirtschaft, die Gesellschaft, die Gleichstellung. Doch ähnlich wie Sorgearbeit wird sie oft erst sichtbar, wenn sie nicht getan wurde. Dann heißt es: »Wie, du bist schwanger? Wozu gibt es denn die Pille?« Vergleichbar mit Beschwerden à la: »Hier sieht's aber aus! Warum ist das Essen noch nicht fertig?« Beides richtet sich traditionell an Frauen. Doch dass Kinder zu gesunden und arbeitsfähigen Erwachsenen werden und damit das Überleben der Menschheit sichern, ist nicht nur im liebevollen Interesse ihrer Eltern (beziehungsweise Müttern). Genauso steht es um die Prävention von ungewollten Schwangerschaften – nicht nur Frauen profitieren davon zu planen, wann, ob und wie viele Kinder sie wollen.

Verhütung ist als Teil der Sorgearbeit zu verstehen – ein Job, der standardmäßig und alltäglich fortlaufend übernommen werden muss, gewissenhaft und verlässlich –, auch wenn niemand danebensteht und applaudiert. Und zwar nicht nur im Eigeninteresse, sondern für das Wohl einer ganzen Gesellschaft.

Das Bundesministerium für Familie, Senioren, Frauen und Jugend betrachtet den Gender Care Gap für einen wichtigen Indikator für Gleichstellung. Denn: Eine partnerschaftliche Teilung der Sorgearbeit ist eine Voraussetzung für Gleichberechtigung.[3] Doch was ist mit dem Gender Contraceptive Gap?

Wenn die klassische Sorgearbeit schon ein Eisberg ist, dessen Großteil unterhalb der sichtbaren Wasseroberfläche in dunkler Verborgenheit liegt, so sitzt die Verhütung dabei an einer besonders dunklen Stelle. Verhütung taucht im öffentlichen Bereich kaum auf – geschweige denn im politischen.

Die Geschichte des Kondoms zeigt es nur zu gut: Etwas wird erst »normal«, wenn wir es zur Normalität machen. Während meine Eltern erst in ihren Dreißigern überhaupt von Kondomen erfuhren und sich daran gewöhnen mussten, wuchs ich in einer Welt auf, in der an beinahe jeder U-Bahn-Station Werbeplakate der Bundesregierung an die Wichtigkeit von Safer-Sex erinnern. »Juckt es im Schritt?« – »Benutzt Kondome!«

Wo jedoch sind die Kampagnen für eine längerfristige und nachhaltige, geschlechtergerechte Verhütung zu sehen? Gewalt,

Krankheit und ungewollte Schwangerschaften hängen untrennbar zusammen. Die Quelle dieser Probleme liegt auch in Narrativen von Männlichkeitsnormen, die Risikobereitschaft und Rücksichtslosigkeit propagieren. Sie veranlassen dazu, Verantwortung abzuwälzen und oberflächliche Lösungen vorzuziehen. Und das wird sich nicht ändern, wenn wir diese Struktur nicht erkennen und aktiv durchbrechen. Geschlechterrollen wandeln sich schneller und nachhaltiger, wenn politische Reformen – Angebote, Gesetze und Aufklärung – für Auftrieb sorgen. Dass 2019 mehr als doppelt so viele Väter in Elternzeit gingen wie noch zehn Jahre zuvor, liegt auch daran, dass dies ermöglicht wurde: Immer mehr Arbeitgebende bieten die Option an, sich eine Auszeit von der Lohnarbeit zu nehmen, um sich um die Familie zu kümmern.[4]

Mit der Zuschreibung, Männer und Frauen »seien nun mal so«, wird ein Status quo aufrechterhalten, der es unmöglich macht, dass sich etwas verändert. Ähnliches gilt auch für die ewigen Not-All-Men-Rufe oder Sätze wie: »Ich mache aber schon die Hälfte!« Dem Väterreport 2021 des besagten Bundesministeriums für Familie, Senioren, Frauen und Jugend zufolge sind 25 Prozent der Väter der Ansicht, dass sie bereits 50 Prozent der Kinderbetreuung übernehmen. Aber interessanterweise können das nur zehn Prozent der Mütter bestätigen.[5] Laut Umfragen des Berliner Meinungsforschungsinstituts Civey aus dem Jahr 2019 denken zwar mehr als 80 Prozent der Menschen in Deutschland, dass Männer wie Frauen gleichermaßen Verantwortung für Verhütung tragen sollten.[6] Doch das allein reicht nicht, wenn man für die prinzipielle Überzeugung nicht auch zum Handeln bereit ist – zum Beispiel, indem man sich tagsüber einen Ring um die Hoden legt. Und zwar aus Überzeugung. So viele Männer sagen, dass sie, sobald es die Möglichkeit dazu gebe, sofort ihre Partnerin in Sachen Verhütung entlasten würden. Doch wo sind sie alle, als ich im September 2022 beim offenen Austauschtreffen in Leipzig zu Besuch bin? Nur ein einziger neuer Besucher kommt an diesem Tag vorbei. Klar, das ist ein Anfang, doch die große Verhütungsrevolution sieht anders aus.

Die Utopie einer perfekten gleichberechtigten Gesellschaft beinhaltet, dass alle Menschen, egal welchen Geschlechts, viele verschiedene Möglichkeiten zur Kontrazeption haben und niemand Nebenwirkungen erleiden muss. Aber bis wir an diesem Punkt angelangt sind, feiern wir den Sankt-Nimmerleins-Tag, weil sich die Verhütung von Frauen marktwirtschaftlich, gesellschaftlich und technologisch in einem völlig anderen Stadium befindet. Wie bereits erwähnt: Der Markt regelt das nicht von allein.

Als Reaktion auf den Anti-Pillen-Trend in Europa investiert Bayer derzeit rund 310 Millionen US-Dollar in die Entwicklung eines hormonfreien Vaginalrings.[7] Das bekommt viel Zuspruch, doch zur Erinnerung: Hormonfrei heißt nicht automatisch auch besser. Bei vielen hormonfreien Substanzen begeben wir uns anders als bei Hormonpräparaten wie der Pille in gesundheitliches Neuland. Die Nebeneffekte lassen sich noch schwerer abschätzen. Neue Medikamente bringen immer mögliche noch unbekannte Risiken und Nebenwirkungen mit sich. Mehr Wege zur Verhütung sind an sich eine gute Sache, doch eine wirkliche Veränderung des kontrazeptiven Status quo braucht mehr als einen weiteren Vaginalring. Verhütung ist und bleibt damit alleinige Verantwortung des Menschen mit Uterus. Der geschlechtsspezifische Doppelstandard in Sachen Kontrazeption trägt sich fort.

Spannend ist bei dem Vaginalring: Der Wirkmechanismus ist darauf ausgerichtet, Spermien in der Vagina am Weiterkommen zu hindern. Ich frage mich: Warum dürfen Spermien erst *in* der Vagina mittels chemischer Reaktionen zugrunde gehen, also wenn sie den männlichen Körper bereits verlassen haben?

Wieso kann man nicht mindestens *eine alternative Methode* entwickeln, bei der Menschen mit Uterus *nicht* automatisch Hauptleidtragende der Nebeneffekte sind?

Dasselbe Unternehmen, das zusammen mit Bayer an dem nicht-hormonellen Verhütungsring für Frauen arbeitet, hat auch ein Projekt für eine mögliche nicht-hormonelle Pille in der Pipeline, die von beiden Geschlechtern eingenommen werden könnte.[8] Seit 2001 ist der Wirkungsmechanismus von CatSper bekannt, bisher wurde das Mittel aber nur an Mäusen und nicht an Menschen getestet. Und Letzteres wird auch nicht passieren, wenn es dafür keine Finanzierung gibt.

Also reden wir Tacheles. Das Patriarchat und alles, was damit zu tun hat (vor allem ein Wirtschaftssystem namens Kapitalismus und die damit einhergehenden Werte), ist ein Selbstläufer. Die Verhütungsordnung, die sich dadurch ergibt, wird nicht von allein die Richtung wechseln. Ein Umschwung muss aktiv gefordert werden – und zwar nicht nur von Frauen, die keine Lust mehr auf Hormone haben, sondern auch von Männern, die bereit sind, Verhütungsarbeit zu leisten und sich in Sachen Verhütung einzubringen, auch wenn dies kleine Unannehmlichkeiten mit sich bringen könnte. Dafür muss ein allgemeines feministisches Aufbegehren stattfinden. Und zwar unter (cis) Männern.

WIE KOMMT DIE VERHÜTUNG AN DEN MANN?

Kontrazeption muss freiwillig, aus eigenen Stücken und aus eigener Überzeugung passieren (das sollte nicht zuletzt vor dem Hintergrund der eugenischen und rassenideologischen Geschichte sehr deutlich sein). Doch spermienproduzierende Menschen stehen nicht unter demselben Druck wie Gebärfähige. Weder biologisch (sie werden nicht schwanger) noch soziokulturell oder finanziell (sie müssen sich nicht bei einer ungewollten Schwangerschaft vor Kosten, Stigmatisierung und Hätte-sie-mal-besser-aufgepasst-wozu-gibt-es-denn-die-Pille-Blicken fürchten). Sie bekommen die Konsequenzen einer ungewollten Schwangerschaft deutlich weniger zu spüren. Dies führt zu einer entscheidenden Frage:

Wie bringt man Männer im großen Stil dazu, freiwillig etwas aufzugeben, das ihnen nicht mal bewusst zu sein scheint, nämlich ihre kontrazeptiven Privilegien?

Was braucht es, damit Tausende, ja besser noch Millionen von heterosexuellen cis Männern aufstehen und mit Bannern auf die Straße gehen, um sich unser aller Recht nach »Gleichberechtigter Verhütung, jetzt!« einzufordern? Immerhin wäre es deutlich bequemer, dies nicht zu tun.

Seit den Siebzigerjahren rufen feministische Bewegungen im Kampf für die gerechtere Verteilung und Bezahlung von Sorgearbeit zum Streik auf. Wenn in den Haushalten der Welt die Kochlöffel und Wischlappen liegen bleiben, hat das schnell einen Effekt auf den gesellschaftlichen Alltag. Ließe sich so eine Maßnahme auch auf die Verhütung übertragen? Die Pille aus Protest einfach weglassen, wäre sichtbar keine Option – Gebärfähige würden am meisten unter ungewollten Schwangerschaften als Konsequenz leiden.

Die andere Idee wäre durch einen Sexstreik Druck zu erzeugen.

KEIN SEX IST AUCH KEINE LÖSUNG

Schon seit der Antike gilt der Sexstreik als legitime politische Protestform gegen Krieg, Kriminalität und Gewalt.

1997 erzielten kolumbianische Frauen durch einen Sexstreik einen Waffenstillstand im Drogenkrieg, 2006 sank die Mordrate im Land sogar auf den tiefsten Stand der Geschichte, und erst 2011 wurde damit der Bau einer neuen Straße erreicht. Der Haken an der Sache: Diese Strategie erweckt den Eindruck, Sex sei etwas, das Frauen für Männer tun – und ich frage mich: Ist das nicht Teil genau jener Propaganda, die über Jahrhunderte von hexenverbrennenden Kirchenvertretern, misogynen Wissenschaftlern und Gelehrten verbreitet wurde und die es zu bekämpfen gilt? Sind wir nicht weiter als das?

Die britische Journalistin Laurie Penny, die in ihrem Buch *Sexuelle Revolution* ausführlich über Fragen von Sex, Macht und Konsens schreibt, sieht im Sexboykott jedenfalls eine »ebenso dumme wie sozialkonservative Idee, denn das sexuelle Begehren der Frau ist real«.[9] Das kann ich unterstreichen. Wenn ich drüber nachdenke, in den nächsten Jahren (man munkelt, mindestens fünf) keinen Penis-in-Vagina-Sex mehr zu haben … Puh. Lieber wären mir andere Wege.

Soll das Ziel sexuelle Freiheit sein, ist ein Sexstreik kontraproduktiv. Denn er steht im Widerspruch zur Sache selbst.

In einer patriarchalen Kultur wird Sex eng mit Gewalt verknüpft. Wir leben in einer Vergewaltigungskultur. Und genau das ist das eigentliche Problem. Dass Verhütung unter Druck, Erpressung und Alternativlosigkeit stattfindet, hat Tradition. Allein der Begriff lässt bereits Assoziationen an Krieg und Krankheit aufkommen. Das *Digitale Wörterbuch der deutschen Sprache* zählt als verwandte Wörter unter anderem auf: »Arg, Ausbrechen, Eindringen, Katastrophe, Rückfall, Schlimm, Unglücksfall, Verunreinigung«.[10] Im gesellschaftlichen Konsens bedeutet zu verhüten, sich vor einer Gefahr zu schützen.

So klischeehaft es klingen mag: Wir müssen raus aus diesen Denkmustern und neue Umgangsweisen miteinander etablieren. Verhütung sollte sich befreiend anfühlen und nicht beschränkend. Gleichberechtigte Kontrazeption muss als Chance begriffen werden. Und zwar von Menschen jeden Geschlechts.

Verhütung beginnt im Kopf. Und damit gemeint sind keine Einwirkungen von künstlichen Hormonen auf das Gehirn. Es geht um die zugrunde liegende Einstellung. Die britische Medizinethikerin Arianne Shahvisi vergleicht die Bereitschaft zur längerfristigen Verhütung mit der, sich impfen zu lassen: Man tut es nicht nur für sich selbst, sondern auch um andere, vulnerablere Gruppen zu schützen, zu entlasten und so Konsequenzen, die diese Personen härter treffen könnten, zu vermeiden.[11] Wenn ich nicht verhüte, muss jemand anderes diesen Job für mich übernehmen. Das muss allen heterosexuell aktiven cis Männern im reproduktiven Alter ohne Kinderwunsch bewusst werden.

Auf dem langen Weg dorthin, kann ein weiteres Argument dabei helfen, Männer zu aktiveren Verhütungsmaßnahmen zu bekehren. Ein Forscher:innen-Team der Swinburne University im australischen Melbourne fand heraus, dass Frauen in Beziehungen mit gleichberechtigter Aufgabenverteilung zufriedener sind und mehr Lust auf Sex haben.[12] Umfrageergebnisse unter Paaren, bei denen der Mann eine Vasektomie hinter sich hat, zeigen, dass sich das Sexleben verbesserte und die Libido bei beiden steigerte.[13] Die Befreiung von Pille und Co. kann für manche offenbar eine regelrecht aphrodisierende Wirkung haben. Es ist kaum verwunderlich, dass gegenseitiges Sorgen ober- und unterhalb der Bettlaken Bindung, Vertrauen und Nähe stärkt, Beziehungen verbessert und insgesamt eine neue Art des Umgangs bewirkt: Nothing is sexier than caring.

Dabei liegt es aber nicht nur an »den Männern«, ihre Privilegien zu erkennen, sondern an uns allen, die Strukturen zu sehen, die uns in bestehende Muster drängen.

Bei einem Arbeitstag von acht bis zehn Stunden ist kaum Raum für andere (unbezahlte) Tätigkeiten wie Waschen, Putzen, Einkaufen oder nahrhafte Lunchboxen für Schulkinder zubereiten. Erst recht nicht, wenn mit dem Lohn eine ganze Familie ernährt werden muss. Und wenn es offiziell keine Verhütungs methode »für den Mann« gibt und ratlose Ärzt:innen aufgrund fehlender Studien von bestimmten Methoden abraten, können wir auch niemandem den Vorwurf machen, sie nicht zu nutzen. Wenn Männergesundheit nicht gefördert wird, ist es kein Wunder, wenn Männer seltener zur Ärzt:in gehen als Frauen und Verhütung eine gynäkologische Angelegenheit bleibt.

Unbewusste Denkmuster und automatisches Handeln zu entlarven, die in einer heterosexuellen Partnerschaft verinnerlicht wurden, kann eine überaus zähe Angelegenheit sein. Die französische Politologin und Aktivistin Emilia Roig beschreibt den Kampf gegen das Patriarchat im eigenen Haushalt in ihrem Buch *Why We Matter. Das Ende der Unterdrückung* sogar als »eines der schwierigsten Unterfangen«, die sie je unternommen hat.[14] Gesellschaftlicher Wandel passiert nicht von heute auf morgen, sondern ist ein längerfristiger und oft sehr mühsamer Prozess. Doch damit etwas eines Tages ganz »normal« werden kann, muss irgendwann der Anfang gemacht werden.

Dafür braucht es bereits jetzt sichtbare Vorbilder: Männer, die zeigen, dass ein Wille zur Veränderung existiert.

TEIL III

FAIRHÜTET!

Verhütungsgerechtigkeit
als Teil von etwas Großem

12

VERHÜTUNG FOR FUTURE!

Wie sieht die Zukunft der Verhütung aus?

Anti-Hormon-Trend und kontrazeptive Aufbruchsstimmung hin oder her: Nach wie vor klingelt jeden Moment irgendwo in Deutschland ein Pillenwecker. Mehr als die Hälfte (!) der sexuell aktiven Frauen hierzulande nutzt täglich Hormone zur Verhütung. Während früher die Pille gerne als Lösung für alle »weiblichen Probleme« schlechthin betrachtet wurde, sind jüngere Generationen kritischer geworden. »Negative Auswirkungen auf Körper und Seele« sind einer der Hauptgründe dafür, warum gerade immer mehr Achtzehn- bis Fünfunddreißigjährige Alternativen zur Pille suchen und auf Mittel wie Kupferspiralen, Kondome oder natürliche Familienplanung umsteigen.[1] Die »Pillenmüdigkeit« der letzten Jahre macht sich also vor allem in den Generationen Y und Z bemerkbar: Und das sind nicht zufällig auch die Generationen, die dafür bekannt sind, mit Schildern auf die Straße zu gehen und eine lebenswerte Zukunft einfordern. Junge Menschen legen immer mehr Wert auf einen gesunden, fairen und nachhaltigen Lebensstil, achten auf ihre Ernährung und ihr Konsumverhalten. Die Welt, die von unseren Eltern und Großeltern konzipiert wurde, führt zum Kollaps, das wird nun immer schmerzlicher bewusst. Jede Woche nimmt ein Mensch in Europa unbemerkt fünf Gramm Plastik zu sich: Das entspricht dem Gewicht einer Kreditkarte.[2]

Die systematische Vermüllung des Planeten, ein schier unaufhörliches Aufbrauchen und Umwandeln von Ressourcen in

Waren und Reichtum ist nicht nur für die Umwelt schädlich, sondern auch für uns. Viel zu oft wird vergessen, dass Menschen Teil der Natur sind, die sie zerstören. Menschliche Gesundheit hängt von ökologischer Gesundheit ab – alles ist miteinander verbunden.

Sämtliche Substanzen, die wir chemisch herstellen und zu uns nehmen, landen in irgendeiner Form im Boden, im Wasser und in der Luft. Und dazu zählt auch die Antibabypille.

DIE PILLE EIN UMWELTKILLER

Es überrascht nicht, dass hormonelle Stoffe, mit denen man bewusst in den körperlichen Hormonhaushalt eingreift, nicht einfach aus der Welt sind, wenn sie ihren Job in den Eierstöcken getan haben. Studien zeigen, dass Hormone der Antibabypille und anderer Medikamente wie Antibiotika durch den Urin ihrer Anwender:innen ins Grundwasser geraten –weltweit landet rund 80 Prozent des Abwassers unbehandelt in Flüssen, Meeren und Seen – und somit Einfluss auf das gesamte Ökosystem nehmen.[3] Forschende der schwedischen Universität Lund bewiesen, dass sich dadurch bereits sichtbar das Erbgut von Fischen verändert.[4] Die untersuchten Lachse, Plötze und Forellen schwammen und fraßen anders, außerdem pflanzten sie sich weniger fort. Durch den Östrogenüberschuss im Wasser veränderten sich ihre Geschlechtsteile, es gab immer weniger männliche Fische. In Kanada verschwand infolge dessen bereits eine ganze Flussfischspezies.[5]

Wissenschaftler:innen der University of Aberdeen stellten ähnlich beunruhigende Effekte auch bei Schafen fest. Gehirne und Schilddrüsen von Tieren, die auf Wiesen grasten, die mit Abwasser gedüngt worden waren, waren sichtbar verformt.

Der US-amerikanische Biologe John Wooding, der sich mit

dem Einfluss von künstlichen Hormonen auf die Umwelt beschäftigt hat, sagt in einem Interview, dass er es bei diesen Entdeckungen zum ersten Mal in seinem gesamten Leben als Wissenschaftler wirklich mit der Angst zu tun bekommen hat.[6] Die wenigen Studien zu den ökologischen Effekten der Pille sind nämlich nur die alarmierende Spitze des Eisbergs. Der Einfluss hormoneller Rückstände im Grundwasser auf Pflanzen und Wirbeltiere – essenzielles Grundnahrungsmittel für unzählige größere Tierarten – ist damit noch nicht untersucht.

Uns muss klar sein: Mit jeder von dieser Welt verschwindenden Spezies nähern wir uns weiter einem Kollaps der Ökosysteme. Wenn unzähligen Tieren und Pflanzen die Nahrung fehlt, fehlt sie am Ende auch uns. Ohne Nahrung kein Überleben. Damit hätte sich die Frage, wie wir verhüten, dann auch erledigt.

Mikropartikel der Pille werden von Bäumen, Blumen, Bienen, Schafen und noch viel kleineren Organismen aufgenommen, womit sie letztlich wieder bei uns ankommen. Das bedeutet, dass wir mittlerweile alle in irgendeiner Form die Pille nehmen – ob wir wollen oder nicht.

Auch andere Kunststoffrückstände im Wasser, in der Luft und Gegenständen führen dazu, dass wir unbewusst Stoffe aufnehmen, die unsere Hormondrüsen beeinflussen.

Seit einigen Jahren sorgen immer höhere Zahlen von Unfruchtbarkeit für Beunruhigung. Die Anzahl an ungewollt kinderlosen Paaren steigt seit den Siebzigerjahren immer rasanter, Spermienanzahl und Qualität nehmen ab, Hormonlevel verändern sich. In den Medien ist von einer menschlichen, »reproduktiven Krise« und von einer »ungeklärten Pandemie männlicher Unfruchtbarkeit« die Rede.[7] Sogenannte endokrine Disruptoren, Stoffe, die in der Pille, wie auch in vielen anderen Plastikkonsumgütern vorhanden sind, haben eine ähnliche Struktur wie körpereigene Hormone und können daher in den Hormonhaushalt eingreifen, wodurch auch unsere Gehirne nicht verschont bleiben. Sie wurden bereits in allen Arten von Gegenständen von der Brotbox bis zum Klopapier gefunden. Forschende warnen in diesem Zusammenhang auch vor Krebs, Alzheimer und einem sinkenden IQ unter Menschen.[8]

Während wir uns also seit Jahrzehnten darüber streiten, ob es vertretbar ist, durch Hormone oder Wärme Spermien am Wachsen zu hindern und in den als männlich kategorisierten Reproduktionszyklus einzugreifen, passiert dies schon längst im Verborgenen – meist ohne dass wir uns dessen bewusst sind.

VERHÜTUNGSGERECHTIGKEIT BEDEUTET UMWELTGERECHTIGKEIT

Gehen wir noch einmal einen Schritt zurück: Die Pille schadet also der Umwelt. Doch heißt all dies, dass grüne Verhütung hormonfrei sein muss?

Vorschnell zu handeln und Milliarden von Menschen die Möglichkeit zu nehmen hormonell zu verhüten, ohne gute Alternativen zu bieten, wäre ein enormer Einschnitt in die reproduktive Entscheidungsfreiheit (eine schnellere Sprungfeder zurück in präfeministische Zeiten wären nur ein wiedereingeführtes Verbot für Mädchen, die Schule zu besuchen). Außerdem kommen künstliche Hormone auch in der Behandlung von Wechseljahresbeschwerden und verschiedenen Krankheiten zum Einsatz. Künstliche Hormone sind – trotz ihrer gesundheitlichen und ökologischen Folgen – für die Gesundheit und das Wohlergehen von Millionen von Menschen also unabdingbar.

Wie die Reproduktionsmedizinerin Elaine Lissner mir in unserem Interview zwischen Berlin und Portugal erklärte, wäre es schon ein guter Anfang, weniger auf orale Kontrazeptiva zu setzen, um weniger Umweltschäden zu verursachen (im Übrigen auch, um Thrombosen zu reduzieren).

Die herkömmliche Antibabypille ist nämlich viel höher dosiert als viele andere, lokal wirkende hormonelle Verhütungsmittel wie Vaginalring oder Hormonspirale, da sie nicht direkt in die Schleimhäute gelangt, sondern erst die Leber passieren muss.

Eine selbstbestimmte Entscheidung für die passende Verhütungsmethode setzt vollumfassende Information voraus. Und dazu zählen neben den gesundheitlichen Risiken auch die ökologischen. Consumer Shaming bleibt aber auch in Hinblick auf Umweltfragen der falsche Weg. Die ökologischen Dimensionen der Pille oder vergleichbarer Hormonpräparate stehen in keinem Vergleich zu vielen anderen, noch viel umweltschädlicheren Bereichen der Konsumwirtschaft.[9] Pillenanwender:innen tragen nicht die Schuld an der Klimakrise, sondern ein durch Kolonialismus und Industrialisierung vom Westen etabliertes Wirtschaftssystem, das parallel zu seinem rücksichtslosen Wachstum die Umwelt immer mehr zerstört. Die Chemie- und Pharmaindustrie ist laut Umweltbundesamt (UBA) für mehr als fünf Prozent der gefährlichen Abfälle und für knapp zwölf Prozent des gesamten Abwassers der deutschen Wirtschaft verantwortlich.[10] Mit der Herstellung von Arzneimitteln, Bioziden, Körperpflegemitteln und anderen Chemikalien zum Waschen, Färben, Einseifen oder Parfümieren (und viele davon beinhalten unnötige Kunststoffe) werden jährlich mehr als 227 Milliarden US-Dollar umgesetzt.[11]

Medikamentenreste im Abwasser verursachen in Deutschland jährlich Kosten in Höhe von 1,2 Milliarden Euro – bezahlt von Steuergeldern.[12] Anstatt Pillenanwender:innen ein schlechtes Gewissen zu machen, wäre der erste Schritt, die tatsächlichen Verursacher der Umweltschäden, die die Pille mit sich bringt, zur Verantwortung zu ziehen und sich klarzumachen, dass sich das Jahrzehnte alte Pillenbusiness nicht einfach so von selbst reformieren wird. Für viele ist die Pille die einzig zugängliche oder verträgliche Verhütungsmethode. Die Gründe dafür sind unterschiedlich. Manche vertragen bestimmte Verhütungsmittel besser, andere wissen nicht ausreichend über Alternativen Bescheid. Als ich als Vierzehnjährige in einem Beratungszentrum für Familienplanung saß, wurde mir die Pille als das Nonplusultra präsentiert. Ich wusste nicht, dass es auch anders geht und dass es eigentlich nur an der wirtschaftlichen Lobby fehlt, damit mir bessere Optionen und Aufklärung ermöglicht werden.

Sicher, es wäre sinnvoll gewesen, wenn man mir und anderen Frauen in selbiger Situation sämtliche bestehende und potenziell mögliche Alternativen vorgestellt hätte (oder gar den spermienproduzierenden Partnern). Wer den eigenen Zyklus kennt und versteht, braucht unter Umständen gar keine industriellen Verhütungsmethoden. Gewiss ist dies nicht im Interesse der Industrie. Aufklärung kostet Zeit – und Zeit bedeutet Geld. Ärzt:innenpraxen und Familienberatungszentren werden mit Mitteln, Broschüren und Werbematerialien beliefert, und hinter diesen stehen Aktionär:innen, Investor:innen und andere, die davon profitieren, wenn die Absatzzahlen steigen.

Ökologischere und gesündere Verhütung *ist* möglich. Dass die Dinge dennoch so verteilt sind, wie sie sind, liegt an der Gleichung, die am Ende nicht aufgeht: Als profitabel gilt, was *finanziellen* Gewinn erwirtschaftet, nicht, was gesundheitlich-ökologisch betrachtet mehr Sinn ergibt und für eine lebenswerte Zukunft förderlich bis überlebensnotwendig ist. Was für die Verhütung gilt, gilt für die gesamte Gesundheitspolitik: Solange die Gesundheit von Menschen ein spekulatives Geschäft darstellt, dürfen wir uns über Medikamentenengpässe für Kinder, eine wachsende Schere zwischen Arm und Reich und das Fehlen einer Art »Pille für den Mann« nicht wundern.

Wäre es Unternehmen und Regierungsorganisationen wirklich ein Anliegen, die reproduktive Gesundheit zu gewährleisten, wäre Verhütung kostenfrei verfügbar und nicht privatwirtschaftlich geregelt. In Frankreich bekommen unter 26-jährige Kondome und Notfallverhütung wie die Pille danach seit 2023 gratis in Apotheken, und auch in Spanien gab es Mitte 2022 den Vorschlag, Verhütung für alle kostenfrei zugänglich zu machen. In Großbritannien ist dies bereits der Fall, in Deutschland erstattet die gesetzliche Krankenkasse die Pille hingegen nur bis zum zweiundzwanzigsten Geburtstag.[13]

Was wir jetzt brauchen, sind keine Einschränkungen für die Falschen. Sondern eine Umstrukturierung für mehr Möglichkeiten zu einer gesünderen und umweltfreundlichen Verhütung, und zwar für alle.

FUTURISTISCHE EIERWÄRMER UND WAS DIE KONTRAZEPTIONSTECHNOLOGIE NOCH HERGIBT

Frühjahr 2022, eine Dachgeschosswohnung in Berlin-Neukölln.

Als ich zum ersten Mal von Ronikja höre, stehe ich eingeschäumten Hauptes unter der Dusche. Ronikja, so erklärt es mir das Radio, ist ein medizintechnisches Start-up im hessischen Reiskirchen – gegründet durch eine Handvoll Ingenieure in einer Wohnzimmer-Werkstatt in Butzbach, einem kleinen Städtchen rund vierzig Autominuten nördlich von Frankfurt. Die vier Männer haben eine Verhütungsapparatur entwickelt – und an sich selbst die Funktion bewiesen. Anders als bei den bekannten wärmebasierten Methoden wird dabei nicht der ganze Hoden erwärmt, sondern nur ein kleiner Teil davon. Genauer gesagt wird nur der äußere Rand der Weichteile um rund drei Grad erhitzt und zwar lediglich für zehn Minuten. Das soll bereits ausreichen, damit man für ganze vier Wochen unfruchtbar ist!

Dies könnte bedeuten, dass jede Form von Ring, Slip oder auch umwelt- und gesundheitsschädlicher Pille völlig überflüssig wird.

Erst später werde ich erfahren, dass sich hinter dem kryptischen Firmennamen Ronikja, der für mich erst mal nach einem IKEA-Regal im Sonderangebot klingt, die Zusammensetzung der Vornamen der Gründungsmitglieder verbirgt: Rolf, Niklas und Jan. In diesem Moment denke ich nur eins: Heureka.

Sofort drehe ich den Wasserhahn ab, um besser zu verstehen, was da gerade im Interview erzählt wird. Das neuartige Verhütungsgerät funktioniere durch Strom, ähnlich wie eine Wärmelampe. Weh tue die Prozedur nicht, höchstens »ein leichtes Kribbeln« sei zu spüren, wie der einunddreißigjährige Jan Leister dem interessierten Moderator erklärt.[14]

Mit noch nassen Haaren krame ich meinen Laptop hervor und beginne zu recherchieren. Wer sind diese Männer? Und wann kann ich sie treffen? Die strombasierte Verhütungsdevice klingt revolutionär, doch über Monate antwortet niemand von Ronikja auf meine euphorische E-Mail. Der kleine Kreis aus befreundeten Fachmännern betreibt das Verhütungs-Start-up nebenberuflich, wie ich schließlich erfahre, als eines Tages, irgendwann im Juli 2022, endlich jemand den Hörer abnimmt.

Rolf Tobisch, der Herr am anderen Ende der Leitung, ist der älteste der drei Gründungsmitglieder und pensionierter Laboringenieur für Analog- und Digitalelektronik, wie er mir mit deutlich hessischer Sprachfärbung mitteilt. Rolf hat keine Ahnung, wer ich bin oder was ich mache – Instagram, Feminismus und Menstruationsaktivismus sind ihm hörbar unbekannte Interessensgebiete ferner Generationen. Doch von seiner Erfindung – dem fertig gebauten Elektrowärmer für die Hoden – ist er erfrischend überzeugt. Schnell ist klar, dass wir uns kennenlernen müssen.

Noch am selben Tag rufe ich Felix, den Verhütungsaktivisten

aus Paris, an. Wenige Wochen später sitzen wir zusammen in der Regionalbahn nach Butzbach, um den Erfindern des futuristischen Eierwärmers einen Besuch abzustatten.

In einer ruhigen Reihenhausgegend mit gepflegten Vorgärten und gestutzten Hecken klingeln wir bei Jan Leister, jenem Gründungsmitglied, das mich mit seinem Radiointerview unter der Dusche erreichte. Der Wirtschaftsingenieur arbeitet im Controlling und ist Spezialist für Investment und Zulassungen. Nebenher gibt er Nachhilfe in Mathe und jobbt in einer Butzbacher Kneipe – die einzige, die es hier gibt, wie er grinsend hinzufügt. Sein Kollege Kevin Leipe, der wenige Minuten nach uns auf der Fußmatte steht, ist der jüngste im Bunde und genau wie Jan ehemaliger Elektrotechnikstudent von Rolf Tobisch. Dem Projekt strombasiertes Hodenwärmen hat er unlängst seine Bachelorarbeit gewidmet. Mittlerweile arbeitet der frischgebackene Elektrotechniker als Soft- und Hardwarespezialist für ein Unternehmen, das auf »große, neuartige Energiespeicher spezialisiert ist« wie er schnell erklärt, als gäbe es keine Zeit zu verlieren. Die beiden machen einen ruhigen, freundlichen und etwas zurückhaltenden Eindruck. Typische Technikuniabsolventen eben. Über selbst gesprudeltem Mineralwasser beginnt das Meeting an einer langen Tischplatte und einem White Board in Jans Wohnzimmer.

Da Corona bedauerlicherweise sowohl Rolf als auch den Mitgründer und Medizintechniker Niklas Grohs erwischt hat, sind die beiden per Zoomschalte dabei. Rolf, der Gründungsvater, den ich vom Telefonat kenne, nickt stumm grüßend hinter Brille und Schnurrbart. Ihm sind viele mutige Eigenversuche zu verdanken, wie ich erfahre.

Die Idee für das Projekt Eierwärmer geht aber eigentlich auf seinen Kollegen Niklas zurück, der bereits im Studium von afrikanischen Gesellschaften las, bei denen Männer ihre Hoden in den heißen Sand legen. Davon inspiriert sammelte er einige Erfahrungen mit dem Hodenbaden im eigenen Badezimmer – ab 42 Grad Celsius sei dies jedoch eine »extrem schmerzhafte Angelegenheit«, außerdem langwierig und unpraktisch. »Kurz gesagt, wir wussten, das geht besser.« Rolf nickt. Sein virtueller Hintergrund zeigt einen analogen Stapel dicker Datenordner. Nach vielen weiteren Tests und empirischen Eigenversuchen wussten die zwei, dass Spermien, die exakt auf über 39,3 Grad Celsius erwärmt werden, dauerhaft bewegungsunfähig sind. »Die ganze Kunst besteht darin, diese Temperatur allein in die Nebenhoden zu bringen«, referiert Rolf fachmännisch. Doch für ein so großes Projekt bedarf es mehr als zwei Köpfe und vier Eier.

Als der ehemalige promovierte Elektrik-Dozent zum ersten Mal seine beiden Studis nach einer Vorlesung in die Idee einweihte, einen Eierkocher basteln zu wollen, hätte Jan erst mal eine halbe Stunde lachen müssen, wie er grinsend erzählt. Auch Kevin nickt belustigt. Bevor die beiden jungen Techniker Teil des Teams wurden, hatten sie sich nie sonderlich tiefgreifend mit dem Thema Verhütung auseinandergesetzt. Heute wissen alle, welch enormes Potenzial dahintersteckt: Die Zielgruppe des Produkts sind nicht weniger als ein paar Milliarden Männer und ihre Partner:innen. Mittlerweile hat Ronikja seinen minutiös ertüftelten Nebenhoden-Hochfrequenz-Ansatz zur Verhütung natürlich patentiert.

Vor uns auf dem Tisch liegt der gehäuselose Prototyp. »Die neueste Generation von speziell gebauter Diathermie-Technik zum Eierwärmen«, wie Rolf betont. Ich nicke etwas überfordert.

Auf der grünen Platine, aus der buntes Kabelgewirr baumelt, blinken Lämpchen in verschiedenen Farben. Für mich könnte das Verhütungs-Device für die Hoden auch eine Zeitmaschine sein. Freundlicherweise erklärt Jan anhand einer PowerPoint-

Präsentation mit der Geduld eines netten Nachhilfelehrers, wie genau der kleine Apparat spermienschonend und sicher für vier Wochen unfruchtbar machen soll. Fasziniert starre ich auf die Grafiken der sonst so wenig beachteten Organe, die Jan mittels Folien zum besseren Lai:innenverständnis zeigt.

Das Target der hessischen Wärmeanwendung sind die Nebenhoden. Zu Erinnerung, darin ist ein winzig kleiner, aber vier bis sechs Meter langer Schlauch, der außen an den beiden Hoden sitzt und in dem die Spermien ihre Beweglichkeit bekommen.

Anders als bei sonstigen Wärmemethoden (Andro-Switch/Verhütungsslip, Heizunterhose, Hodenbaden) werden die Spermien hierbei nicht am Wachsen gehindert, sondern als fertig gebaute Zellen durch die präzise Wärmebehandlung lediglich unbeweglich gemacht. Die Prozedur sei völlig schmerzlos. Man könnte sogar noch das Kribbeln aufheben, wie Jan darlegt. »Aber ich glaube, das lassen wir besser drin. Mich würde es mehr gruseln, wenn ich dabei gar nichts spüre …« Alle, einschließlich Felix, der neben mir sitzt, nicken schmunzelnd. Hoden zu haben muss eine interessante Erfahrung sein.

EINMAL IM MONAT ZUM HODENWÄRMEN GEHEN

Während wir uns unterhalten, bemisst ein kleiner Computer auf der Tischplatte die Zusammensetzung einer kaum sichtbar milchigen Ejakulatprobe auf einem kleinen Teststreifen – nach WHO-Standards, wie Jan stolz hinzufügt.

Felix, der alle paar Wochen in sterilen Räumen in einen Kunststoffbehälter onaniert, um seinen Verhütungsring auf die spermienbezogene Wirksamkeit zu prüfen, hält sich sichtlich interessiert die Hand unters Kinn. Durch die eigens programmierte Software ließe sich ganz bequem von zu Hause aus feststellen, inwiefern die übrigen Spermien im Ejakulat überhaupt zur Zeugung fähig sind (die Beweglichkeit liegt bei quasi null, daher gar nicht). Die Ergebnisse würden per App abrufbar sein. In Paarbeziehungen könnten beide Teile Zugang zu den Daten haben. Warum ist das Produkt noch nicht auf dem Markt?

Leider ist der Nebenhodenansatz derartig neu, dass das Team selbst immer wieder an die Grenzen der Wissenschaft stößt. Bislang ist zum Beispiel nicht genau erforscht, wie lange Spermien in den Nebenhoden verweilen, bis sie in den Samenleiter gelangen. Es hat sich schlichtweg bislang noch niemand mit entsprechenden Ressourcen für eine derartige empirische Untersuchung interessiert. Nicht einmal Fachleute sind sich darüber einig, wie viel Zeit Spermien brauchen, um sich durch die schlauchigen Gefilde der meterlangen Nebenhoden zu drängeln. Jan, Niklas, Kevin und Rolf gehen von ungefähr zwei Wochen aus.

Medizinische Untersuchungen legen nahe, dass auch Männer, die Fieber hatten, durch den Anstieg der Körpertemperatur wochen- bis monatelang in ihrer Fruchtbarkeit eingeschränkt sind.[15] Dass dem Potenzial von Wärme zur Verhütung bisher kaum Beachtung geschenkt wurde, grenzt an eine Tragödie!

Unser Gespräch über Temperaturrichtwerte, Frequenzen und WHO-Richtlinien zur Beweglichkeit von Spermien in Jans Wohnzimmer gehen in recht nerdige Gespräche über Hoden, Physik und Risikomodelle im Investment über. Währenddessen taucht vor meinem inneren Auge eine Utopie auf. Wenn wirklich klappt, was hier zu sehen ist, könnte bald jeder Mann entweder im hauseigenen Badezimmerschrank eine Verhütungsvorrichtung haben oder alle paar Wochen einen Ort aufsuchen, wo das Gerät zur Benutzung angeboten wird. Der Gang zum Eierwärmen wäre dann vielleicht ähnlich wie ein Friseurbesuch, eine Zahnreinigung oder ein Waxing – keine große Sache. In WGs könnte man sich die Verhütungsmaschine mit verschiedenen Aufsätzen ähnlich wie eine elektrische Zahnbürste teilen, und ob die Anwendung funktioniert hat, könnte direkt auf dem Handy festgestellt werden, weil die Bewegungslosigkeit der Spermien sofort live in der App zu beobachten wäre. Und alles ohne Hormone, Zeitdruck, Peinlichkeit und Psychostress.

Technologie entwickelt sich nicht von selbst. Vom Feuerzeug bis zum Staubsauger brauchte jede heute noch so als völlig selbstverständlich wirkende Erfindung erst mal ein paar kluge Köpfe, die sie zum Funktionieren gebracht haben – ein Team, das Mühen und Hingabe in die Innovation gesteckt hat, bis andere danach in Regalen greifen konnten.

Bevor Schwangerschaftstests, wie wir sie heute kennen, Mitte der Siebzigerjahre auf den Markt gebracht wurden, war es üblich, eine Schwangerschaft mittels Froschtest festzustellen. So gab es in jeder Apotheke sogenannte Apothekerfrösche, südlich der Sahara beheimatete Krallenfrösche, denen der Urin oder Blutserum von Schwangeren in den Lymphsack injiziert wurde. Begann beim Männchen innerhalb von drei Stunden die Produktion von Spermien, galt die getestete Person als schwanger.[16] Mit der steigenden Nutzung der Pille kamen dann die Schnelltests mittels Urinprobe. 2022 hieß es, dass es bald Schwangerschaftstests für den Speichel geben soll.

Aber was ist mit Mitteln, mit denen sich ganz einfach und schnell bemessen lässt, ob genug fertile Spermien im Ejakulat sind? Wäre es nicht gut und richtig, wenn wir alle mehr Auskunft über unsere eigenen Körper bekämen?[17]

Die Software aus Butzbach bemisst exakt sowohl die Anzahl als auch die Beweglichkeit der Spermien. Beide Faktoren beeinflussen die Qualität des Ejakulats und sind auch für Paare mit Kinderwunsch nicht unerheblich.

Für mich klingt das komplette Projekt mehr als überzeugend, doch bisher konnte man noch keine Investor:innen dazu bewegen, die entsprechenden Millionen für Studien locker zu machen. Die Zulassungskriterien stellen eine hohe Hürde dar

Gewinne sind nicht sicher, während die Investitionen in etwa so viel kosten würden wie eine kleine Insel. Das wohl größte Problem ist jedoch, dass kaum ein Mensch Ronikja kennt.

Kevin räuspert sich: »Wir sind eben vier Ingenieure und freuen uns, wenn wir eine grüne Leiterplatte vor uns liegen haben, die blinkt und läuft. Was aber Marketing, Social Media und Kommunikation angeht, da haben wir nicht unbedingt ein Händchen für.«

Niklas grinst verpixelt. Sein Mikro fiept etwas. »Alles was Instagram und den Kram anbelangt, da haben wir ungefähr so viel Ahnung wie die Kuh vom Stricken.« Die Hoffnung auf den Nebenhoden-Ansatz liegt daher aktuell darin, sich auf der langen Suche nach Geldgebenden erst mal Unterstützung für die Webseite zu holen. Dabei ist es nicht so, als würde sich niemand für eine derartige Erfindung zur Verhütung *für den Mann* interessieren.

ULTRASCHALLBASIERTE EIERKOCHER UND KIPPSCHALTER FÜR DIE HODEN

Rebecca Weiss, Designstudentin aus München, verfolgt mit COSO, einem ultraschallbasierten Eierwärmer, einen ganz ähnlichen Ansatz wie die Männer von Ronikja. Ihre futuristisch designte Erfindung gewann den renommierten Dyson-Preis (ja, wie der Staubsauger) und schaffte es 2022 sogar bis in die Show von Jimmy Kimmel (eine Art US-amerikanischer Jan Böhmermann). Die Hodenwanne der Zukunft ging auf TikTok viral. Überall auf der Welt findet man Leute, die von COSO gehört haben und sich fragen, wann das Mittel auf den Markt kommt.

Doch COSO, das Konzept mit ultraschallbasierter Tiefenwärme, existiert bisher nur auf dem Papier. Die Maschine wurde schlichtweg noch nicht gebaut und ist dementsprechend bislang nur eine Idee. Ganz anders als der Butzbacher Verhütungscomputer samt Software zur Spermaüberprüfung, der seine Funktion sogar schon an einer Handvoll Männern bewiesen hat. In den kommenden Jahren will Rebecca ihre Idee zusammen mit einem Team in die Realität umsetzen, wie sie mir in einem Zoom Call erzählt. Bis dahin ist der Weg mit validen Daten und klinischen Studien allerdings noch weit.

Relativ viel Wind gab es in den letzten Jahren auch um das Bimek-Samenleiterventil, eine Art Kippschalter im Hoden, der nach Bedarf den Weg für Spermien entweder freimacht oder versperrt. Sein Erfinder, Clemens Bimek, ein Tischler aus der Schweiz, soll ihn sich selbst eingebaut haben und ist damit in Deutschland zu einer Art Koryphäe der männlichen Kontrazeptionsbranche geworden. Doch nur weil ein Erfinder weiß, dass etwas bei sich selbst funktioniert, hat er noch lange nicht die Berechtigung dazu, bei anderen Menschen Eingriffe vorzunehmen. Clemens Bimek ist offiziell der einzige Mann auf der Welt, der ein solches Ventil trägt. Auch wenn die öffentliche Berichterstattung über dieses Bimek-Ventil den Anschein erweckt hat, die Marktzulassung wäre nur noch einen Schritt entfernt: Aus wissenschaftlicher Perspektive sind andere Methoden deutlich näher an einer tatsächlichen Entwicklung dran. Aktuell werden für den »Kippschalter im Hoden« finanzielle Mittel für die klinische Prüfung gesammelt, und auch hier sind die Daumen gedrückt. Doch bei invasiven Methoden, bei denen etwas in den Körper eingesetzt wird, sind die Zulassungskriterien noch mal viel strenger. Immerhin schneidet man den Körper auf und setzt einen fremden Gegenstand ein.

Der wohl größte Hoffnungsträger auf eine baldige nicht-hormonelle Verhütungsmethode *für den Mann* bleibt damit die bereits seit Jahrzehnten in den USA und Indien erforschte Methode, den Samenleiter mittels eines wasserlöslichen Gels vorübergehend zu blockieren (siehe dazu die genaue Beschrei bung in Kapitel 4). Dadurch bildet sich eine Art Pfropfen, der Spermien den Durchgang versperrt. Bei der US-amerikanischen Firma Contraline hat 2022 ein großer Investor angebissen.[18] Zum Jahresende begannen klinische Studien an fünfundzwanzig Männern in Australien. In den kommenden Jahren wird sich zeigen, wie fern oder nah die Marktzulassung noch ist.

In Hinblick auf bald siebzig Jahre, in denen so etwas wie eine »Pille für den Mann« schon zum Greifen nah scheint, ist es nicht unberechtigt, sich zu fragen, ob sie überhaupt kommt, bevor die Menschheit bereits ausgestorben ist.

13

BABYMÜDE, PILLENMÜDE, FREMDBESTIMMUNGSMÜDE

Über moderne Geburtenkontrolle, Klima und die Illusion von Wahlfreiheit

In der Geschichte der Verhütung fehlt noch einer: Carl Djerassi, ein bulgarisch-US-amerikanisch-österreichischer Biochemiker, der als »Vater der Pille« gilt. Djerassi schaffte es in den Fünfzigerjahren zusammen mit anderen Wissenschaftler:innen, Gestagen künstlich herzustellen, also jenes Hormon, das bis heute neben Östrogen in den klassischen Kombinationspillen zu finden ist. Während seiner Karriere als Reproduktionsmediziner und Verhütungsreformer sammelte Djerassi moderne Kunst, schrieb mehrere Sachbücher, Science-Fiction-Romane und Theaterstücke. Bis kurz vor seinem Tod im Jahr 2015 stand er als Redner auf Bühnen, um seine Ansichten zu Geburtenregelung kundzutun – ein Thema, zu dem er an der Stanford University in Kalifornien lange forschte.

Djerassi war der Ansicht, dass eine orale »Pille für den Mann« keine gute Idee sei, weil Männer viel zu unzuverlässig dafür wären.[1] Die Zukunft der Verhütung läge aber ohnehin darin, dass sich alle Menschen bereits in jungen Jahren ihre Ei- und Samenzellen einfrieren und sich anschließend sterilisieren lassen. Moderne Methoden zur künstlichen Befruchtung erlauben es ja längst, dass niemand mehr am eigenen Körper verhüten und dementsprechende gesundheitliche Nachteile und

Nebenwirkungen auf sich nehmen muss (zumindest theoretisch, allerdings gibt es große Unterschiede darin, wie Spermien und Eizellen gespendet und zum Einsatz kommen dürfen).[2] Unabhängig davon, dass viele in der Vorstellung, dass irgendwann nur noch Kinder unter dem Reagenzglas gezeugt werden könnten, eine unromantische Sci-Fi-Dystopie sehen – dieser Ansatz bringt reihenweise ethische Streitfragen mit sich. Vor dem Hintergrund einer kolonialen, rassistischen und eugenischen Kulturgeschichte kommt Gruseln auf.

»Wie oft haben alle Menschen auf der Welt zusammengerechnet innerhalb von vierundzwanzig Stunden Geschlechtsverkehr?«, fragt der damals knapp neunzigjährige Djerassi bei einem Vortrag an der Stanford University im Jahr 2013 das Publikum. Die Antwort: »130 Millionen Mal.« Die Konsequenz? »1,2 Millionen Schwangerschaften. Pro Tag.«[3] Pro Sekunde kommen im Schnitt zwei Babys zur Welt. Jährlich nimmt die Population um etwa sechsundsechzig Millionen Menschen zu.[4] Die Weltbevölkerung wächst – als die Pille entwickelt wurde, lebten gerade mal 2,5 Milliarden Menschen auf der Welt, inzwischen sind es acht Milliarden. Doch das Wachstum ist nicht überall gleich stark. In Ländern des globalen Südens kommen mehr Babys auf die Welt, während die europäische und nordamerikanische Bevölkerung im Schnitt immer älter wird. Der globale Norden ist längst zum globalen Altersheim geworden. Nach Japan hat Deutschland weltweit den zweitältesten Bevölkerungsdurchschnitt (sechsundvierzig Jahre).[5] Im Niger, in Uganda, Angola oder Mali liegt das durchschnittliche Alter bei knapp sechzehn Jahren.

Die Folge? »Wir sterben aus«, so damals der betagte Professor Djerassi mit weißem Seitenscheitel.[6] Und wen er mit »wir« meint, ist unschwer misszuverstehen: die *weiße*, akademische Oberschicht westlicher Länder, denn ansonsten ist vom Aussterben ja keine Rede. Im Gegenteil.

Mitten im Vortrag richtet sich Djerassi an die Frauen im Publikum, die meisten von ihnen Studentinnen: »Wenn ich Sie so angucke, schätze ich, dass 90 Prozent von Ihnen keine Kinder haben. Wahrscheinlich sind viele von Ihnen der Ansicht, dass sich das eines Tages ändern wird. Viele von Ihnen denken: mañana. Es kann sein, dass Sie so denken, weil Sie ignorant sind, was ich bezweifle. Oder weil wir der Tatsache nicht ins Auge blicken, dass Frauen im Gegensatz zu Männern mit Eizellen geboren werden.«[7]

Man könnte meinen, die Angst vor einer »fremden Überwanderung« und dem »Untergang des christlichen Abendlandes« seien zutiefst rassistische Konzepte aus populistischen Kreisen, die keinen Platz in der Wissenschaft haben. Doch die Gedanken, die Djerassi erhobenen Hauptes bei seinem Vortrag an der renommierten Stanford Universität unter Applaus und Kameraaufzeichnung ausspricht, stehen in engem Zusammenhang mit der Idee unterschiedlicher »Menschenrassen«, auch bekannt als wissenschaftlicher Rassismus (gilt oft als Relikt der Zeit des Nationalsozialismus und der Eugenik).

Das Schlimme ist: Djerassi war nicht der Einzige, der so dachte. Solche Gedanken sind in den letzten Jahren immer häufiger zu hören. Rechte, Populist:innen und Verschwörungstheoretiker:innen mit oder ohne Doktortitel verbreiten die Idee von einem *white genocide*, einem *weißen* Genozid: *Weiße* Frauen würden nicht mehr ausreichend Kinder mit *weißen* Männern bekommen. Und schuld sei – genau – der Feminismus, indem er Frauen das Recht auf Bildung, Verhütung, Abtreibung und finanzielle Unabhängigkeit gegeben habe.

VERHÜTUNG UND NEOKOLONIALE TENDENZEN IN DER BEVÖLKERUNGSPOLITIK

Wir erinnern uns an Malthus' Thesen, die Annahme, dass die Weltbevölkerung immer weiterwächst und das Boot irgendwann voll ist? (Siehe Kapitel 2.) 1968 wurde das Buch von Stanford-Professor Paul R. Ehrlich, *Die Bevölkerungsbombe*, zum Bestseller. Durch Ehrlichs Prophezeiung eines Hungertods von Hunderten Millionen von Menschen für die kommenden zehn bis zwanzig Jahre durch »Überbevölkerung« verbreitete sich Panik. Es hieß, geburtenreiche Länder wie Indien, die ohnehin nicht imstande seien, ihre Bevölkerung zu ernähren, sollten auch keine humanitäre Hilfe und Lebensmittel bekommen, sonst würden wir am Ende alle aussterben.

Schon in den Fünfzigerjahren, während die Pille noch in der Entwicklung war, trafen sich US-Organisationen wie der Population Council, die Ford- und die Rockefeller-Stiftung mit Expert:innen aus der ganzen Welt. Mit dem offiziellen Ende der kolonialen Abhängigkeit kam es zu Strukturanpassungsprogrammen, die ehemaligen Kolonialstaaten durch unfaire Deals, Handels- und Wirtschaftsverträge die Hoffnung auf Mitsprache im globalen Kräftemessen versprachen – allerdings mischte man die Karten nicht neu. Koloniale Ausbeutungsverhältnisse blieben bestehen. Bald kam es zu Abkommen zwischen der Pharmaindustrie, NGOs und staatlichen Vertreter:innen: Familienplanungsprogramme wurden ein zentraler Baustein von »Entwicklungszusammenarbeit«. Die Motivation, besonders langfristige wie auch endgültige Mittel zur Empfängnisverhütung in den globalen Süden zu exportieren, war gewiss nicht nur sozialer Natur – damit Frauen unabhängig werden und sich weiterbilden können. Sie knüpft nahezu nahtlos an rassistisch-eugenische Denktraditionen und neomalthusische Panikmache an, wie zahlreiche historische Analysen darlegen. Die Angst vor der wachsenden Bevölkerung und einer besonderen »Fruchtbarkeit« in Ländern des globalen Südens war einer der Hauptgründe für die Zielsetzung globaler Entwicklungspolitik, wie die Sozialwissenschaftlerin Franziska Schutzbach zeigt. »Manche Länder wurden sogar gezwungen, ihre Ausgaben für Bildung oder Lebensmittelhilfe einzustellen und stattdessen in Geburtenkontrolle zu investieren«, so Schutzbach.[8] Gelder seitens westlicher Nationen und westlicher Institutionen an Staaten, die im Laufe der Sechzigerjahre ihre Unabhängigkeit ausriefen, wurden manchmal sogar nur dann gewährleistet, wenn man versprach, die Geburtenzahlen durch entsprechende Regelungen zu senken. Langzeitverhütungsmittel und Sterilisationen wurden mit erpresserischen Anreizen verknüpft: Wer sich die Fruchtbarkeit nehmen ließ, bekam Geschenke, landwirtschaftliche Kleinkredite oder Nahrungsmittelhilfe.[9] Bezeichnenderweise wurde im Rahmen von Familienplanungsprogrammen in afrikanischen und südasiatischen Ländern auch die Vasektomie verstärkt vermarket – eine Methode, die in zentraleuropäischen Ländern bis vor wenigen Jahrzehnten sogar teils noch verboten war.

Währenddessen machten wirkmächtige Politiker:innen der Achtzigerjahre wie die britische Premierministerin Margaret Thatcher und US-Präsident Ronald Reagan die Vorstellung, dass »die Armen« selbst an ihrem Leid schuld seien, weiter salonfähig. In den USA wurde der rassistische Stereotyp der »Welfare Queen« propagiert: Schwarze, unterprivilegierte und unverheiratete Frauen mit Kindern wurden als Sozialschmarotzerinnen dargestellt, die sich Zahlungen des Staates durch möglichst viele Kinder erschlichen. (Eine ähnliche Rhetorik findet sich im deutschen Kontext in Bezug auf Geflüchtete aus südosteuropäischen wie arabischen Ländern, auf Rom:nja und Sinti:zze.)

In den USA wurden Sozialwohnungen manchmal nur an Schwarze Frauen vergeben, wenn sie sich ein Verhütungsimplantat einsetzen ließen. Zwar waren sie, anders als viele indi gene und migrantische Frauen, die vielfach unwissentlich von der US-Regierung in Familienplanungszentren sterilisiert wurden, meist darüber informiert, dass sie dadurch keine Kinder mehr bekommen konnten, doch die US-amerikanische Historikerin Deirdre Cooper Owens fragt zu Recht: »Wie kann von einer Wahl die Rede sein, wenn dein finanzielles und soziales Überleben auf dem Spiel steht?«[10]

Zwar sind Zwangsmaßnahmen zur Geburtenkontrolle offiziell seit dem Jahr 1994 und der UN-Konferenz in Kairo verboten. Doch die internationale Bevölkerungspolitik hat sich nie wirklich von der Idee getrennt, dass es in bestimmten Ländern außerhalb europäischer Grenzen einfach zu viele Menschen gibt. Rassistische Denkmuster, von »den anderen«, die sich einfach »viel zu schnell vermehren«, existieren bis heute – wir kommen noch dazu.

Die Geburtenkontrolle wurde auch nach dem Ende der Kolonialzeit weiterhin ausgeübt, als gäbe es noch koloniale Zwangs- und Abhängigkeitsverhältnisse, allerdings unter anderen Labels. Früher lag der Verabreichung von minderwertigen Verhütungsmitteln an schwarze, behinderte oder sozial weniger privilegierte Frauen oft die offen ausgesprochene Motivation zugrunde, die »menschliche Rasse« nach eugenischen Standards zu »verbessern« – sie insgesamt kleiner und weißer machen, indem sich nur noch »die Richtigen« fortpflanzen. Nun hieß es, Verhütung – und insbesondere lang anhalte Verhütung für Frauen im globalen Süden – sei eine Bedingung für Wohlstand und Wachstum weniger entwickelter Länder. Der Westen würde nur helfen wollen. Bevölkerungskontrolle wurde als Win-win-Situation verkauft, die rassistisch-koloniale und eugenische Vorgangsweise so unter den Teppich gekehrt. Nach Einführung der Menschenrechte durfte niemand mehr zur Sterilisation gezwungen werden. Also setzte man auf Überzeugungsarbeit.

In den Neunzigerjahren wurden in aufwendigen Werbekampagnen Plakate in afrikanischen Ländern aufgehängt, die glückliche Kleinfamilien in schönen Einfamilienhäusern und dazu passenden Autos in der Garage zeigten. Nach dem Motto: »Alle sind ihres eigenen Glückes Schmied.« Wohlstand sei – so die Message – nur zu erreichen, wenn People of Color sich den westlichen Kleinfamilienstandards anpassen, mehr arbeiten und maximal zwei Kinder bekommen. Als würden Menschen in einem Land, das eine lange Unterdrückungsgeschichte hat, dieselben Chancen haben wie jemand, dessen Reichtum auf genau dieser Ausbeutung beruht. Besonders der Kinderreichtum in afrikanischen Ländern wurde als bedrohlich inszeniert, die Angst vor einer »Überwanderung« wächst seitdem parallel zu der Höhe der Grenzzäune.

Noch bis kurz vor der Jahrtausendwende waren Institutionen wie die Vereinten Nationen oder der Population Council in Indien, Mexiko und Peru an Sterilisationsprogrammen beteiligt.[11] Menschen wurden (und werden) aktiv dazu gedrängt, sich »freiwillig« sterilisieren zu lassen, entweder durch endgültige Eingriffe oder durch Langzeitimplantate, die alle paar Jahre erneuert wurden.

FREMDBESTIMMUNG UNTER DEN WEHENDEN WERBEFLAGGEN VON FREIHEIT UND FORTSCHRITT

Doch zur Erinnerung: die Medaille der Verhütung hat immer zwei Seiten: Mittel, mit denen sich Schwangerschaften verhindern lassen, können zur Selbst- und Fremdbestimmung beitragen – und zwar zur selben Zeit (contraceptive paradox). Wie die Aktivistin Farida Akhter aus Bangladesch analysiert, ist der Trend der westlich-feministischen Bewegung, Verhütung als befreiend und für Frauen unabdingbar zu sehen, aber auch in ihrer Heimat nicht nachvollziehbar: Unzähligen Frauen wurden seit den Sechzigerjahren Implantate eingesetzt, die sie selbst nicht zu entfernen wussten. Die am häufigsten in Familienplanungseinrichtungen durchgeführte Verhütungsmethode war auch in Bangladesch noch lange Zeit die weibliche Sterilisation.[12]

Mittel wie Spritzen und Implantate bringen eine besonders perfide Dimension mit sich, wenn sie nicht freiwillig, sondern unter Zwang, Druck oder Alternativlosigkeit Verwendung finden. Anders als die Pille oder ein Pflaster zur Verhütung lassen sie sich einfach absetzen. Sie führen über viele Monate bis hin zu fünf Jahren zur Unfruchtbarkeit. Während Menschen, die Nebeneffekte von der Pille spüren, eigenbestimmt aufhören können, sie zu nehmen, ist das bei Frauen, die ein Verhütungsimplantat oder eine Spritze verabreicht bekommen haben, nicht möglich. Falls sie doch einen Kinderwunsch haben? Pech gehabt. Ist die Injektion einmal drin, lässt sich der Effekt nicht rückgängig machen. Um ein Implantat zu entfernen, sind sie auf die Hilfe von Ärzt:innen angewiesen. Mal abgesehen davon, dass viele nicht wissen, wie die Mittel wirken und welche Alternativen es geben könnte: »Frauen geraten so in einen Zustand der kompletten Hilflosigkeit und Verzweiflung«, wie Farida Akhter schreibt. »Dies entlarvt den faschistischen Charakter dieser Technologien.«[13]

#FREEBRITNEY UND DAS KONZEPT REPRODUKTIVER GERECHTIGKEIT

Wir sprechen viel zu wenig über Missstände außerhalb westlicher Realitäten. Ab 2019 sorgte jedoch der Fall um Britney Spears international für Aufsehen rund ums Thema reproduktive Fremdbestimmung. Die gesetzliche Vormundschaft durch ihren Vater Jamie reduzierte den rechtlichen Handlungsspielraum der US-Pop-Ikone auf den eines Kindes. Die seit Jahren von öffentlichen Skandalen und dem Sorgerechtsstreit um ihre zwei Söhne gebeutelte Britney musste eigenen Angaben zufolge gegen ihren Willen arbeiten, durfte nicht über ihre Finanzen und auch nicht über ihren eigenen Uterus entscheiden. Das Team ihres Vaters zwang sie dazu, eine Verhütungsspirale zu tragen. Britneys Wunsch, wieder schwanger zu werden, konnte sich erst im April 2022 erfüllen, nachdem die Vormundschaft ein paar Monate zuvor nach dreizehn Jahren gerichtlich aufgehoben wurde (im Mai 2022 gab sie bekannt, eine Fehlgeburt erlitten zu haben).[14] Der Hashtag #FreeBritney ist seitdem zum Symbol gegen Fremdbestimmung geworden. Zahlreiche Celebrities wie Miley Cyrus, Paris Hilton und Christina Aguilera schlossen sich der Bewegung an. Zunehmend entfachen sich auch hierzulande Diskussionen über Vormundschaft und ihre rechtlichen Regelungen bei Menschen, die nicht als ausreichend entscheidungsfähig gelten.

Seit 1992 sind Sterilisationen bei Menschen mit Behinderung ohne deren Einwilligung verboten. Nur wenn eine Schwangerschaft lebensbedrohlich oder eine ähnlich schwere Beeinträchtigung bedeuten könnte und der Einsatz anderer Verhütungsmittel ausgeschlossen werden kann, darf einem Menschen ohne seine:ihre Zustimmung endgültig die Reproduktionsfähigkeit genommen werden.

Gegenwärtig wird behinderten Menschen mit Uterus in Deutschland überdurchschnittlich häufig die Dreimonatsspritze verabreicht, obwohl Ärzt:innen dazu angehalten sind, niedrig dosierte Mittel wie die Minipille vorzuziehen. In einem gynäkologischen Fachbuch soll der Intelligenzquotient (IQ) als Richtlinie dienen, um die passende Verhütungsmethode zu ermitteln.[15] In den letzten Jahren fanden trotz strenger Regelung immer noch Hunderte Sterilisationen bei Menschen statt, die als nicht einwilligungsfähig gelten. Wie mir Lotta Brodt, Mitarbeiterin von Liebelle, einer Beratungsstelle für Sexualität bei

Menschen mit Lernschwierigkeiten in Mainz, erzählte, begegnen ihr immer wieder Frauen und Menschen mit Uterus, die wenig Wissen über ihre eigene Verhütungsmethode haben oder sogar sterilisiert worden sind, ohne zu wissen, dass das bedeutet, dass sie nie Kinder bekommen können. Oft wird die Maßnahme präventiv getroffen – im Unterstützungsumfeld bestehe häufig große Angst, schlafende Hunde zu wecken, wenn über Sexualität gesprochen wird.[16]

Verhütung, Sexualität, Schwangerschaft und Geburt sind Themen, die bei Menschen mit geistiger oder körperlicher Behinderung besonders häufig zu Unbehagen, Sprachlosigkeit oder Irritation führen. Doch Selbstbestimmung kann, egal bei wem, überhaupt nur dann stattfinden, wenn eine voll umfassende Aufklärung die Grundlage darstellt. Die Autorin, Aktivistin und Poetry Slammerin Ninia La Grande berichtet in Zusammenhang mit ihrer Kleinwüchsigkeit, dass ihr in der Schwangerschaft immer wieder die Frage gestellt wurde, ob das Kind denn gewollt sei.[17] Als hätten kleinwüchsige Menschen kein Recht auf Elternschaft. In dreizehn EU-Staaten sind Zwangssterilisationen bei Menschen mit Behinderung immer noch erlaubt.[18] Zwischen 2005 und 2015 wurden in Deutschland mehr als zwei Drittel der von Betreuungspersonen beantragten Sterilisationen vom Bundesamt für Justiz zugelassen.[19]

Mitte der Neunziger entwickelten Schwarze Feminist:innen und Aktivist:innen aus den USA das Konzept der »reproduktiven Gerechtigkeit« (*reproductive justice*). Alle Menschen sollten das Recht haben, *selbst* darüber zu entscheiden, ob, wann und wie viele Kinder sie bekommen wollen oder nicht. Dazu zählt vollumfassendes Wissen zu eigenbestimmter Verhütung und Zugang zu Schwangerschaftsabbrüchen, ebenso wie eine eigenbestimmte Schwangerschaft, Geburt und bestmögliche Chance, ein gutes Elternteil zu sein.[20] Die Gründerin der Bewegung, Loretta Ross, wurde mit fünfzehn Jahren vergewaltigt und war aufgrund strenger Abtreibungsrechte in den USA der frühen Siebziger dazu gezwungen, das Kind auszutragen. Mit dreiundzwanzig Jahren wurde ihr im Rahmen eines Programms ihrer Universität kostenlos eine Spirale eingesetzt, mit der Folge einer schweren, monatelang anhaltenden Infektion. Gegen ihren Willen wurde sie dauerhaft unfruchtbar und hatte somit keine Chance mehr auf eine Schwangerschaft.[21] Ähnlich erging es Hunderttausenden von anderen Frauen, die ab 1971 ein Verhütungsimplantat namens Dalkon Shield verabreicht bekamen. Viel zu spät wurde öffentlich, dass die Spiralen sehr häufig zu heftigen Verletzungen des Uterus, zu Entzündungen des Vaginaltrakts, ungewollten Schwangerschaften und sogar zum Tod führten. Zwar war das hohe Risiko vielen Wissenschaftler:innen bereits bewusst, die Spirale wurde trotzdem weiter eingesetzt. Erst 1974 wurde die Dalkon Shield vom Markt genommen – bis dahin war sie insgesamt mehr als 2,5 Millionen Mal verabreicht worden, besonders häufig bei Women Of Color.

Statistiken über die durchschnittliche Kinderzahl pro Familie in den USA zeigen zwar keine großen Unterschiede zwischen *weißen* und Schwarzen Müttern, dennoch hält sich das Narrativ, dass die Geburtenrate bestimmter Bevölkerungsgruppen (indigenen oder Schwarzen Menschen) »außer Kontrolle« und deswegen im besonderen Maße zu regulieren sei, hartnäckig. Die Schwarze Geburtenrate wird anders betrachtet als die *weiße*, wie Loretta Ross kritisiert.[22] In den USA gäbe es durch den kolonialen Sklavenhandel und den Genozid an indigenen Menschen ein strukturell wie kulturell verankertes vermindertes Interesse für Schwarze und indigene Babys gegenüber *weißen*.

Seit Mitte der Neunzigerjahre sind reproduktive Rechte und Gesundheit (»Sexual and reproductive health and rights, SRHR«) ein wichtiger Teil der internationalen politischen Agenda: Jedem Menschen sollte ein uneingeschränktes körperliches und seelisches Wohlbefinden in Bezug auf Sexualität und Reproduktion gewährleistet sein. Doch immer noch werden die reproduktiven Rechte verletzt. Schlimmer noch: In Bezug auf die körperliche Selbstbestimmung machen wir aktuell global betrachtet sogar Rückschritte.

VERHÜTUNG ZEIGT, WARUM ES FEMINISTISCHE BLICKWINKEL IN DER GESUNDHEITS- UND KLIMAPOLITIK BRAUCHT

Sommer 2022, Berlin, Auswärtiges Amt.

Während der Recherchen für dieses Buch wurde ich überraschend vom Außenministerium angefragt, an Beratungstreffen teilzunehmen. Seitdem bin ich Teil eines vierzehnköpfigen Komitees, einer diversen Gruppe aus Expert:innen aus den Bereichen Umweltschutz, Migration, Friedens- und Konfliktforschung, Kultur- und Bildungspolitik, das regelmäßig über den Dächern Berlins an einem langen weißen Tisch tagt.

Das Ziel ist die Erstellung von Leitlinien für eine neue feministische Außenpolitik – ein Wort, das im Jahr 2022 zunächst für Verwirrung sorgte. Doch die unübersehbare globalpolitische Relevanz von Themen wie Verhütung und Menstruation wurde in Anbetracht multipler sich zuspitzender Krisen nun endlich in den obersten Stock des Regierungsgebäudes katapultiert.

Ein paar Wochen nach dem ersten Treffen bin ich Teilnehmerin eines ganztägigen Kongresses zu feministischer Außenpolitik der Bundesregierung in Berlin. Mehr als 600 Menschen sind eingeladen, die Außenministerin Annalena Baerbock und die afghanische Menschenrechtsaktivistin Shaharzad Akbar halten Reden.

In Afghanistan ist es Frauen und Mädchen seit der Machtergreifung der Taliban verboten, in die Schule zu gehen (seit Dezember 2022 sind sogar die Unis geschlossen). Im Iran protestieren Hundertausende gegen Gewalt, Mord und Unterdrückung, und seitdem Wladimir Putin die Ukraine angegriffen hat, herrscht in Europa Krieg. Besonders die schockierende Praxis von sexualisierter Gewalt und Vergewaltigung als Kriegswaffe im Kontext des Ukraine-Kriegs werden beleuchtet. Kaum vorstellbar, dass feministische Blickpunkte auf Politik bis in die Gegenwart belächelt werden.

Als seien Themen, die auch und insbesondere Frauen betreffen, per se keine politische Angelegenheit. Als sei der Mensch ein Mann und alles andere eine pinke Zugabe, um die man sich höchstens noch dann kümmert, wenn Zeit übrig ist.

Konflikte treffen Mädchen, Frauen, nichtbinäre und trans Menschen auf eine besondere Art und Weise. Gerade in Zeiten von globalen Krisen, Krieg und Flucht stehen reproduktive Gesundheit und reproduktive Rechte auf der Kippe. Erst 2020 zeigte ein Bericht, dass in China Frauen der unterdrückten Bevölkerungsgruppe der Uiguren zu Sterilisationen oder dem Tragen von Verhütungsimplantaten gezwungen werden.[23]

Das Recht auf körperliche und sexuelle Selbstbestimmung ist nicht in Stein gemeißelt. Es muss fortlaufend verteidigt und neu erkämpft werden. Im Juli 2022 wurde zwar in Deutschland das »Werbeverbot für Schwangerschaftsabbrüche« alias Paragraf 219a aus dem deutschen Strafgesetzbuch gestrichen. Doch nahezu zeitgleich nahm das Oberste Gericht in den USA Millionen von Frauen das Recht auf Abtreibungen. Seit 1973 gehörten Schwangerschaftsabbrüche dort zur Grundversorgung. Nun ist der Körper mit Uterus in den USA besser reguliert als Waffen, mit denen man innerhalb weniger Minuten Dutzende Menschen töten kann. In mehr als der Hälfte der US-Bundesstaaten führte der Beschluss zu Verboten und Restriktionen. In Ohio dürfen nun nicht einmal mehr Zehnjährige nach einer Vergewaltigung abtreiben.[24] Expert:innen warnen davor, dass auch bestimmte Verhütungsmittel verboten werden könnten.[25]

Wie die Mitbegründerin des Centre for Feminist Foreign Policy (CFFP), Kristina Lunz, die die Bundesregierung schon seit einigen Jahren politisch berät und nun mit mir an einem Besprechungstisch im Auswärtigen Amt sitzt, erklärt, stellte die UN-Konferenz 1994 in Kairo einen wichtigen Wendepunkt in der internationalen Geschichte dar: Erstmals einigten sich 179 Länder darauf, den Menschen in den Mittelpunkt der Gesundheitspolitik zu stellen und nicht die Interessen des Staates. Der universelle Zugang zu Verhütungsmitteln, die Versorgung bei Schwangerschaft und Geburt sollte allen gewährleistet sein. Das Recht auf Abtreibung blieb jedoch außen vor – dafür sorgte der Vatikan. Seitdem ist eine Bewegung zu beobachten, die als »Anti-Gender-Ideologie« bezeichnet wird: In ihr versammeln sich Menschen, Parteien, Gruppen und Vereine, denen es ein Dorn im Auge ist, dass Personen mit fortpflanzungsfähigem Uterus selbst über diesen entscheiden – für den Erhalt von Staat, Ideologie und Nation.

Im Gesprächspanel lerne ich Mary kennen, eine intersektionale Feministin, Philosophin und Frauenrechtsaktivistin aus Simbabwe. Bei der Veranstaltung trägt sie ein traditionelles afrikanisches Wickelkleid, die Lockenpracht umrandet das freundlich strahlende Gesicht. Seit Jahren setzt sich Mary gegen geschlechtsspezifische Gewalt und für selbstbestimmte reproduktive Entscheidungen sowie die Bekämpfung von HIV ein. Im Schnitt nutzt nur ein Drittel der afrikanischen Frauen Verhütungsmittel.[26] Die meisten haben einfach keine Möglichkeit dazu, wie Mary berichtet. Ihren Namen musste ich nach unserem Interview übrigens ändern. Als Mitarbeiterin eines afrikanischen Netzwerks, das von westlichen Geldern abhängig ist, hätte sie mir andernfalls nicht gestattet, ihre Aussagen zu veröffentlichen.

Am Tag nach dem Kongress treffe ich die Aktivistin zu einem Spaziergang durch Berlin-Mitte. Im kühlen Spätsommerwind schlendern wir nebeneinander an der Spree entlang und tauschen unsere Verhütungserfahrungen aus. Während ich wie die meisten meiner Freund:innen ganz selbstverständlich die Pille verschrieben bekam, wurde Mary, wie den meisten Frauen in ihrem Umfeld, nach dem ersten Baby ein Hormonimplantat in den Oberarm eingesetzt. Einmal drin, verhindert es fünf Jahre lang eine Schwangerschaft.

»Ich litt an postnatalen Depressionen«, erzählt Mary. »Im Gesundheitszentrum riet man mir daher von der Pille ab und empfahl mir stattdessen ein Implantat«.

Zu unserer Rechten ragt das Humboldt-Forum mit seiner neoklassizistischen Kuppel in den blauen Septemberhimmel. Mary bittet mich um ein Foto. Ein Gefühl des Unbehagens lässt mich frösteln.

Das wiederaufgebaute Schloss, einst Residenz der Hohenzollern, enthält Museen mit aus der deutschen Kolonialzeit geraubten Kunstschätzen aus afrikanischen Gebieten. Hunderttausende Exponate aus ehemaligen Kolonialstaaten befinden sich dort hinter verschlossenen Mauern. Je mehr ich mich mit der Kolonialgeschichte Deutschlands beschäftige, desto mehr wird mir bewusst, dass sie Teil der Gegenwart ist. Und das spiegelt sich auch in der globalen Verteilung von Verhütung wider.

Bei dem Implantat, das Mary eingesetzt bekam, handelt es sich um ein Präparat namens Norplant. Überraschenderweise ist gerade Norplant dafür bekannt, Depressionen zu verursachen und zu verschlimmern. Unmittelbar nach der internationalen UN-Konferenz in Kairo 1994, auf der ja beschlossen wurde, dass niemand mehr zu bestimmten Maßnahmen bei der Geburtenkontrolle gezwungen oder gedrängt werden sollte, wurden Millionen dieser billigen Implantate in afrikanischen und südasiatischen Ländern gratis oder für einen sehr geringen Preis eingesetzt.

Obwohl sich schnell zeigte, dass es sich bei Norplant um ein minderwertiges bis gefährliches Produkt handelt – es führte unter anderem besonders häufig zu Haarausfall, Schmerzen und Blutungen –, wurde es trotzdem weiter an weniger privilegierte und Schwarze Frauen verabreicht.

Auch Mary litt unter den Nebenwirkungen des Hormonstäbchens in ihrem Arm. Doch entfernen lassen konnte sie es erst, nachdem die fünf Jahre vorüber waren. »Dass sich meine Beschwerden durch das Implantat verschlimmert hatten, wurde mir erst klar, als ich mich mit Freundinnen darüber austauschte und selbst recherchierte. Ich war so froh, als ich es nach so langer Zeit endlich herausoperieren lassen durfte.« Doch der Eingriff dauerte viel länger als erwartet. Das Implantat, das aus sechs Einzelteilen besteht, war mittlerweile fest in Marys Oberarm eingewachsen, weshalb rundherum Haut und Fleisch mitentfernt werden mussten. Mit entschlossener Geste zieht sich Mary den Reißverschluss ihrer Daunenjacke unters Kinn. »Bei den meisten Verhütungsmittel, die in öffentlichen Einrichtungen kostenlos verabreicht werden, handelt es sich um Präparate, die nicht ausreichend auf ihre Verträglichkeit getestet wurden. Aber sie tun ihren Nutzen, denn sie wirken eben am längsten gegen ungewollte Schwangerschaften.«

Wer diese Schwangerschaft als ungewollt betrachtet, wird dabei oft wenig hinterfragt. Immer wieder kritisieren Menschenrechtsaktivist:innen und Journalist:innen, dass Frauen solche Mittel alternativlos verabreicht werden.

Nachdem es international angesichts des rigorosen Einsatzes von Norplant bei Schwarzen Frauen Kritik gehagelt hatte, wurde das Implantat 2002 vom Markt genommen. Ein paar Jahre später lieferte Bayer das Nachfolgermodell, ein Verhütungsstäbchen namens Jadelle. Der Name des Präparats hat sich zwar im Gegensatz zum viel kritisierten Vorgängermodell verändert, der Wirkstoff und die Anwendungsart blieben jedoch gleich (der einzige Unterschied zwischen Norplant und Jadelle besteht darin, dass anstatt von sechs nur zwei Stäbchen in den Oberarm implantiert werden). Und auch die Nebenwirkungen blieben auffallend ähnlich: Studien des Population Council zeigen, dass knapp ein Drittel der Anwender:innen in Testphasen das Implantat frühzeitig aufgrund von Nebenwirkungen wie Depressionen, Blutungen, Kopfschmerzen oder Haarausfall entfernen ließen.[27] Dennoch wird Jadelle auch im Jahr 2022 im Rahmen der Entwicklungszusammenarbeit jährlich Millionen von afrikanischen Frauen eingesetzt, während es in Deutschland nicht mal zugelassen ist.

Werbetexte vom Unternehmen Bayer, das die Implantate vermarktet, sind gespickt mit Begriffen wie »sustainable« (nachhaltig) oder »empowerment« (Selbstermächtigung). Betont wird auch die »Effektivität« dieser Mittel.[28] Für Afrikanische Frauen wird buchstäblich zum »Segen« erklärt, was für Frauen in Deutschland keine Option darstellt. Dabei inszeniert sich der Konzern als Wohltäter und streicht damit Milliarden ein. Das Geschäft boomt, denn die Kund:innen sind westliche Regierungen, Organisationen wie die Bill & Melinda Gates Foundation und auch die Vereinten Nationen, die Präparate wie Jadelle millionenfach billig von Bayer kaufen und im Rahmen von internationalen »Entwicklungsprogrammen« gratis weiterverteilen. Der Markt im globalen Süden ist damit gesichert.

Lang anhaltende Mittel wie Implantate sind in Ländern mit schwach ausgeprägter medizinischer Infrastruktur offensichtlich wichtig. Viele Frauen haben nicht die Möglichkeit, alle paar Monate eine:n Gynäkolog:in aufzusuchen, um sich beispielsweise ein Pillenrezept zu holen. Gleichzeitig bedeutet dies aber auch, dass sie im Falle von Nebenwirkungen keine Chance haben, das Implantat zu entfernen. Dieser Umstand spielt offenbar aber keine große Rolle.

Es gäbe viele andere Wege, um sowohl gesündere, geschlechtergerechtere als auch selbstbestimmtere Verhütung zu ermöglichen. Und zwar gerade dort, wo es an medizinischer Betreuung mangelt.

Zwei niederländische Journalistinnen zeigen mit ihren Recherchen aus dem Jahr 2020 sehr gut, inwiefern Frauen in Uganda von einer Institution namens Marie Stopes International (benannt nach der bekennenden Eugenikerin und größten Verhütungsmittel-Anbieterin Ugandas aus Kapitel 2) keine andere Wahl gegeben wird, als sich langjährig wirkende Implantate zur Verhütung einsetzen zu lassen, auch wenn sie wiederholt den Wunsch nach Alternativen äußern.[29]

Seit 2012 ist das Jadelle Access Program Teil einer politisch definierten, antinatalistischen Agenda in Ländern mit »hoher Geburtenrate«. Durch bestimmte Maßnahmen wie Langzeitverhütung soll das Bevölkerungswachstum in afrikanischen Ländern gezielt gebremst werden, während in Ländern, die als »geburtenschwach« gelten (darunter auch Deutschland), die Zahl der Geburten steigen soll.

Die Soziologin Susanne Schultz weist darauf hin, dass auch die deutsche Bundesregierung mit dem Bundesministerium für wirtschaftliche Zusammenarbeit und Entwicklung (BMZ) und der Gesellschaft für internationale Zusammenarbeit (GIZ) am Jadelle Access Program beteiligt ist, indem sie Werbung auf gemeinsam mit Bayer Health Care organisierten Veranstaltungen macht.[30] Anstatt von Biopolitik, Bevölkerungspolitik oder Geburtenkontrolle wird heute zwar bevorzugt von *Bevölkerungsdynamik* oder *Demografie* gesprochen. Doch der Effekt ist ähnlich: Entsprechend ganz bestimmten Vorstellungen wird die Bevölkerung gelenkt. Und zwar – in bewährter Tradition im Sinne einer neokolonialen Machtverteilung – von Institutionen mit westlicher Gründungsgeschichte.[31] Erst 2013 erhob das BMZ *Bevölkerungsdynamik* zum »Querschnittsthema«

und betitelte sich dabei gleich selbst als »europäischer Vorreiter.«[32]

Doch handelt die Regierung hier tatsächlich im Sinne des Selbstbestimmungsrechts? Oder ist der Antrieb vor allem die Verhinderung von Schwangerschaften im globalen Süden?

Wie aus den eben genannten niederländischen Recherchen hervorgeht, berechnet sich der Erfolg von britischen Organisationen mit Namen wie Marie Stopes International nicht etwa nach Anzahl adäquat beratener Menschen oder verabreichter Verhütungsmittel, sondern nach Jahren der Schwangerschaftsprävention (im Monat erreiche man in Uganda mehr als 2000 Verhütungsjahre durch Langzeitimplantate, wie stolz verkündet wird).[33] Je weniger Schwangerschaften, desto besser.

In Sachen globaler Verhütungsindustrie läuft einiges schief, allen voran, dass es sich um eine Industrie handelt. Ein weiteres Beispiel dafür liefert eine Spirale mit dem Namen Essure. Erst zwischen 2015 und 2018 wurde das Präparat weltweit gebärfähigen Menschen als weniger schmerzhafte und risikoärmere Alternative zur selbstbestimmten Sterilisation eingesetzt. Tausende klagten über schlimme Schmerzen, Blutungen und Haarausfall – die Spirale erwies sich als mangelhaft. Der niederländische Gynäkologe Bas Verseema, der mindestens 1700 solcher Präparate eingesetzt und sich mittlerweile darauf spezialisiert hat, sie wieder zu entfernen, beschrieb in einem Interview mit der *Süddeutschen Zeitung*, dass die Spiralen bei der Entnahme »wie verkalkte Nägel« aussehen.[34]

Schmerzensgeld erhielten bisher aber nur die Anwender:innen aus Europa und den USA. In Brasilien, wo ungefähr 8000 Frauen die Essure-Spirale eingesetzt wurde, äußern Betroffene nicht umsonst das Gefühl, wie »Menschen zweiter Klasse« und wie »Versuchskaninchen« behandelt zu werden, wenn der Bayer-Konzern ihnen keine Zahlungen zugesteht. Das Unternehmen lasse sich laut *Süddeutscher Zeitung* zu »keinerlei Eingeständnis eines Fehlverhaltens oder einer Schuld« hinreißen.[35]

Es ist besorgniserregend, wie eng Entwicklungs- und Bevölkerungspolitik nach wie vor mit wirtschaftlichen Interessen verwoben sind.

Seit den Siebzigerjahren tauchen Bestrebungen, die Geburtenzahlen großflächig zu senken, vor allem im Kontext von Klimafragen verstärkt auf. Die wachsende Weltbevölkerung wird dafür verantwortlich gemacht, dass die Erde immer wärmer und ihr Wetter immer unbeständiger wird. Doch die Hauptverantwortlichkeit liegt woanders.

DIE KLIMAKATASTROPHE MIT GEBURTENKONTROLLE STOPPEN ZU WOLLEN IST RASSISTISCH

Unheimliche Erinnerungen an vergangen geglaubte Zeiten kommen auf, wenn nicht nur im AfD-Wahlprogramm, sondern auch in gängigen Medien von »außereuropäischer Bevölkerungsexplosion« und »Flüchtlingsströmen« die Rede ist. *Spiegel Online* warnt davor, dass »Afrikas Bevölkerung explodiert« und dass »Hunger, Armut und Umweltzerstörung« die Folge seien.[36] Die *FAZ* titelt »Die Bevölkerungsexplosion wird afrikanischer« – dazu ein Bild, auf dem sich Schwarze Menschen auf engstem Raum aneinanderdrängen.[37] Und die *Welt* nutzt die Prophezeiung, dass im Jahr 2040 rund 40 Prozent der Kinder in Afrika geboren würden, gleich auch noch für die Warnung, dass der Islam das Christentum als führende Weltreligion ablösen könnte.[38] »Bevölkerungswachstum zerstört das Weltklima«, »Überbevölkerung ist größtes Problem der Menschheit« oder »Dieses massive Bevölkerungswachstum wird zu weiterer Migration führen« – so lauten Titel anderer *Welt*-Artikel aus den

Jahren 2009, 2011 und 2020.[39] Solche rassistisch-islamophob gefärbte Behauptungen halten sich hartnäckig.

Doch die Hauptursache für den Umweltzerstörung ist nicht der globale Süden, sondern der großspurige Lebensstil des globalen Nordens. Die Hälfte der weltweiten Treibhausgase wird allein von den reichsten zehn Prozent der Weltbevölkerung ausgestoßen. In Deutschland emittiert eine Person im Schnitt mehr als neun Tonnen CO_2 pro Jahr, in den USA sogar mehr als fünfzehn. In Indien sind es hingegen nicht mal zwei, in Mali gerade mal 0,09.[40]

2019 trieb es Clemens Tönnies, Chef des millionenschweren Schlachtunternehmens, mit der an Rassismus kaum zu übertreffenden Aussage auf die Spitze, man könne den Klimawandel am besten stoppen, indem man jährlich zwanzig Kraftwerke in Afrika finanziert. Denn: »Dann würden die Afrikaner aufhören, Bäume zu fällen, und sie hören auf, wenn's dunkel ist, Kinder zu produzieren.«[41] Für diese Aussage bei seinem Vortrag beim Tag des Handwerks in Paderborn bekam der Inhaber des zweitgrößten Schweineschlacht-Imperiums in Europa sogar noch Beifall aus dem Publikum. Bezeichnenderweise ist der nordrhein-westfälische Wurst-Fabrikant selbst dafür verantwortlich, dass bis zu 30 000 Tiere am Tag auf dem Fließband geschlachtet werden. Sein Billigfleisch führt unter anderem zur Verbreitung von Antibiotikaresistenzen und klimaschädlichen Emissionen.

Das Problem bei »den anderen« zu suchen, während im eigenen Lebensstil kein Fehlverhalten gesehen wird, ist nicht nur kontraproduktiv für die Lösungsfindung, sondern instrumentalisiert die Klimakatastrophe auch noch für rechtes Gedankengut. Gegenwärtig landet ein Drittel der produzierten Lebensmittel im Müll.[42] Es liegt nicht am Mangel verfügbarer Ressourcen, sondern an deren ungerechter Produktion, Verwertung und Verteilung. Die auf der Erde vorhandenen Rohstoffe werden zwar nicht mehr. Doch Studien der EAT-Lancet Commission zeigen, dass auch mit den bestehenden Ressourcen zehn Milliarden Menschen gut ernährt werden könnten[43] (auf dem Speiseplan steht hier bestimmt kein Tönnies-Fleisch). Statt schuldzuweisendes *Othering*[44] zu betreiben, ist radikales Umdenken und die Bereitschaft, *jetzt* zu handeln, essenziell.

Das reale Problem ist nicht die wachsende Bevölkerung, sondern die wachsende Ungleichheit.

Demografischen Prognosen zufolge wird das Bevölkerungswachstum in den kommenden Jahrzehnten nicht nur nicht weiter »explodieren«, sondern abflachen.[45] Doch wenn entgegen dieser wissenschaftlichen Erkenntnisse eine unaufhörlich wachsende Weltbevölkerung zum globalen Schreckgespenst hochstilisiert wird, hallt der Ruf nach zwangsläufiger Geburtenkontrolle in bestimmten Ländern dieser Erde immer lauter.

Es ist beunruhigend zu sehen, wie Technologien, die so viel Leid ersparen können, gleichzeitig zu Machtzwecken instrumentalisiert werden. Auch eine Verhütungsmethode *für den Mann* kann – wenn sie denn eines Tages wirklich die Marktzulassung erreicht – für geburtenkontrollierende Zwangsmaßnahmen zum Einsatz kommen, gerade wenn sie leicht verabreicht werden kann und lang anhaltende Unfruchtbarkeit mit sich bringt. Dies zeigte sich schon, als man die Vasektomie besonders in afrikanischen Ländern durchzusetzen versuchte oder an Gossypol, das einer chinesischen Geburtenpolitik entsprang (siehe Kapitel 9).

Zweifelsohne findet sich das Mindset, das ökologische Probleme mit der Regulierung einer als weniger wirtschaftsstark betrachteten Bevölkerung lösen will, auch in aktuellen wissenschaftlichen Ansichten wieder. So warnt beispielsweise auch der Universitätsprofessor Dr. Eberhard Nieschlag in seinem einflussreichen Andrologiebuch, das jede urologische Fachperson kennt, vor der »explosionsartigen Zunahme der Weltbevölkerung«. Diese führe zu »kaum beherrschbaren ökologischen und ökonomischen Problemen«. Gerade in »weniger entwickelten« Ländern wie Indien könnte das »ungebremste Bevölkerungswachstum« den »spektakulären wirtschaftlichen Fortschritt zunichte machen«, sofern man nicht durch medizinische Möglichkeiten »die Fortpflanzung den geänderten sozialen und kulturellen Lebensbedingungen« anpasst. Dabei reiche die bloße Zurverfügungstellung von Kontrazeptiva allein jedoch nicht – »die Motivation und Entscheidung des einzelnen Paares blieben richtungsweisend«.[46]

Wie kritische Stimmen anmerken, waren und sind es bis heute vor allem auffällig viele *weiße* Männer aus dem globalen Norden, die indigenen und Schwarzen Frauen sowie allgemein People of Color nahelegen, sie sollten besser weniger Nachwuchs bekommen, während man aus gleicher Logik heraus *weiße* Gebärfähige an den Unis und Arbeitsplätzen mit dem Nahen des dreißigsten Lebensjahres an das Ticken ihrer »biologischen Uhr« erinnert.

GEBURTENFÖRDERNDE POLITIK IN DEUTSCHLAND

Mal ganz abgesehen von den vielen Kommentaren und Fragen, die Menschen wie mich beinahe tagtäglich daran erinnern, möglichst vor dem Nahen des fünfunddreißigsten Lebensjahres mehr als einmal Gebrauch meines reproduktionsfähigen Uterus zu machen: Auch die Politik setzt daran, dass sich eine möglichst *weiße*, biodeutsche Bevölkerung vermehrt. Seit den Neunzigerjahren versucht die Bundesregierung durch bestimmte politische Maßnahmen gezielt die nationale Geburtenzahl anzuheben. Im Schnitt rund 1,5 Kinder pro Frau reichen nicht. Man will mehr Babys, aber offenbar nur ganz bestimmte. Neoliberale

Familien- und Migrationspolitik stützt sich auf Statistik – auf Geburtenrate, Altersstruktur, Einkommen. Menschen werden in Gruppen geteilt: Frauen, Männer, Kinder, Alte und Migrant:innen (als wären Leute entweder migrantisch oder weiblich), und dementsprechend soll bestimmt werden, welche Gruppen sich im Verhältnis vergrößern, damit die Wirtschaft wächst. Was dazu führt, dass jemand als weniger wirtschaftskräftig betrachtet wird, ist weniger relevant. Vordergründig geht es um die gewünschten ökonomischen Effekte, die der gezielte Einsatz bestimmter reproduktiver Möglichkeiten hervorbringen soll.

Auf Grundlage der Argumente, die sich aus demografischen Daten (z. B. Überalterung, mehr Menschen mit Migrationshintergrund) ergeben, kann sich lenken lassen, wer Kinder bekommt und wer nicht. Oder, wie es Susanne Schultz formuliert, »welche Kinder zugunsten spekulativer rassistisch-nationalistischer bzw. national-ökonomischer demografischer Zukünfte geboren werden sollen und welche nicht«.[47] Ein Beispiel für eine solche Maßnahme ist das ab 2007 eingeführte Elterngeld, von dem vor allem Besserverdienende profitieren, während Menschen, die Sozialleistungen beziehen oder keine Arbeits- oder Aufenthaltserlaubnis haben, von den Vorteilen ausgeschlossen sind.[48] Die einen werden in der Gründung einer Familie unterstützt, die anderen nicht.

Konzepte wie Rechte, Wünsche und Selbstbestimmung können nämlich etwas ziemlich Wandelbares sein, wenn es um demografische Ziele geht: Die einen sollen vor »ungewollter Kinderlosigkeit« geschützt werden, die anderen vor »ungewollten Schwangerschaften«. Den einen werden besonders lang anhaltende Verhütungsmethoden als das beste Mittel zum persönlichen Glück verkauft, den anderen Kinderwunschbehandlungen, die ebenfalls einen wachsenden Milliardenmarkt darstellen (nicht zuletzt aufgrund steigender Zahlen von Unfruchtbarkeit).[49]

Zeitgleich führen Nützlichkeitsbemessungen von Migration

dazu, dass man Menschen aus weniger wirtschaftsstarken Ländern inner- und außerhalb der EU zwar als »Fachkräfte« anwirbt, ihnen aber nicht die gleiche Lebensgrundlage für ihre Familien ermöglichen möchte. Die Grenzen werden dicht gemacht. Familiennachzug nicht erwünscht.

Wer sich hierzulande als kinderlose Frau ohne sichtbare Behinderung unter dreißig eine Spirale einsetzen lassen will, die sie für ungefähr fünf Jahre kinderlos bleiben lässt, bekommt von Gynäkolog:innen oft zu hören, dass die Gebärmutter einer kinderlosen Frau noch zu zierlich für eine Spirale sei (wie das auch bei mir der Fall war). Dabei empfiehlt die WHO Spiralen genau wie jede andere Verhütungsmethode für Frauen jeden Alters.[50] Und in anderen Ländern scheint es ja auch kein Problem hinsichtlich der Gebärmuttergröße von Frauen unter dreißig zu geben.[51] Eine Ursache dafür liegt womöglich auch in der Regelung, dass deutsche Krankenkassen Verhütungsmittel einschließlich bis zum 21. Lebensjahr übernehmen, dafür aber nur einen Minimalbeitrag an ärztliche Dienstleistende bezahlen. Eine von der Kasse bezahlte Spirale erwirtschaftet für ärztliche Praxen, die auf wirtschaftlichen Umsatz angewiesen sind, weniger Gewinn als eine, die ab dem 22. Lebensjahr privat zu zahlen ist.

Ganz zu schweigen von den Schwierigkeiten, die eine kinderlose Person mit funktionierendem Uterus hat, wenn sie sich sterilisieren lassen will und unter fünfunddreißig ist. Viele Ärzt:innen weigern sich, die Entscheidung zur Sterilisation zu unterstützen – so ähnlich wie manche »aus moralischen Gründen« auch keine Abtreibungen durchführen. »Es ist der Vorbehalt, dass junge Frauen eigentlich nicht wissen, was sie wollen«, wie Sonja vom Verein »Selbstbestimmt steril« in dem Film vom Y-Kollektiv erklärt.[52]

Auch wenn Mütter, die mehr als vier Kinder haben, heutzutage nicht mehr mit Urkunden und Mutterkreuzen für ihren Verdienst am Volk ausgezeichnet werden: Der *weiße*, schwangere Körper wird nach wie vor zum gesellschaftlichen Erfolgssymbol erhoben. Geburt und Mutterschaft werden pink-plüschig romantisiert. Der Kinderwunsch wird zum Must-have, Muttersein mit Frausein gleichgesetzt. Doch wird der hochstilisierte Wunsch vom Mutterglück nicht geteilt oder fehlt die Kooperationsbereitschaft, ein westlich-christliches Kulturideal fortzuführen, kippt die gesellschaftliche Unterstützung schnell in Verständnislosigkeit. Der gebärfähige Körper, der sein Potenzial ungenutzt lässt, wird zum Widersacher stigmatisiert. Anstelle von kulturellen Belohnungssystemen, die Mutterschaft als absolute Verwirklichung des Selbst präsentieren, treten Kriminalisierung und sozialer Ausschluss in Kraft.

Wie ließe sich sonst erklären, dass Schwangerschaftsabbruch entgegen jeder medizinischer und ethischer Logik weiterhin im Strafgesetzbuch direkt auf Mord und Totschlag folgt?

DER KAMPF FÜR EINE »PILLE FÜR DEN MANN« GEHT MIT DEM GEGEN DAS ABTREIBUNGSVERBOT HAND IN HAND

Wir erleben aktuell einen antifeministischen Backlash. Er ist die Reaktion auf die Erfolge des Feminismus, der sich seit den Neunzigerjahren immer mehr Rechte auf reproduktive Selbstbestimmung erkämpft hat. Europaweit erstarkt eine Bewegung, die sich gegen die Verfügbarkeit von Verhütungsmitteln und legale Abtreibungen einsetzt. Und damit gemeint sind längst nicht nur Kirchenfanatiker:innen mit knöchellangem Rock und Kreuz um den Hals. Unter radikalen Abtreibungsgegner:innen sind auch viele junge Leute, die sich tagsüber auf Skateboards durch europäische Großstädte bewegen, Instagram- und YouTube-Kanäle mit lustigen Emojis versehen und nachts mit Hoodies in der U-Bahn Propagandaposter an Litfaßsäulen leimen.[53]

Längst sitzen strike »Lebensbefürworter:innen« auch als aufstrebende Jungpolitiker:innen an ovalen Besprechungstischen im EU-Parlament. Manche versuchen auf juristischer Ebene einen Rechtsstatus für Embryonen zu erwirken oder ein Mitspracherecht des Erzeugers. Das muss man sich mal vorstellen: Eine Frau trifft einen Mann auf Tinder, sie haben Sex, das Gummi reißt, und *sie* muss *ihn* erst um Erlaubnis bitten, um eine Abtreibung durchführen zu dürfen. *Sie* macht sich strafbar, wenn sie ohne *seine* Zustimmung über ihren eigenen Körper verfügt. *Er* kann über *ihr* Leben und *ihren* Uterus bestimmen – sie nicht. Nach dieser Logik gehört die Entscheidungshoheit über den gebärfähigen Körper mit dem Erreichen eines seiner Spermien in ihrer Eizelle ihm. Und zwar im Namen der Menschenrechte. Kaum zu glauben, aber im US-Bundesstaat Arkansas wäre so ein Gesetz 2017 beinahe durchgesetzt worden. Selbst nach einer Vergewaltigung hätte die Schwangere erst das Einverständnis des Täters einholen müssen, dass sie nun bitte zumindest abtreiben darf. In Extremfällen wird sogar gefordert, die Pille danach zu verbieten, um »Leben zu retten«. Mit »Make America Great Again« ist nicht selten auch »Make Amerika White Again« gemeint.

Auch hierzulande geht die Pro-Life Bewegung mit der Angst vor »Überwanderung« durch nicht-deutsche, nicht-christliche Gruppen wie auch mit Homo-, Trans- und Queerfeindlichkeit einher. Nicht umsonst bellen AfD-Ideologen, dass Deutschland »seine Männlichkeit wiederentdecken muss, um wehrhaft zu werden«, fordern bewaffneten Grenzschutz und marschieren »für das Leben« durch die deutschen Städte.[54] Es geht um eine Wiederherstellung globaler, patriarchaler Gewaltverhältnisse, die durch den Feminismus ins Wanken geraten sind. Eine längst vergangen geglaubte Gesellschaftsordnung ist immer noch wie ein Schatten an der Wand zu sehen – und hofft auf ein Revival.

Letztendlich zeigt sich am Thema Verhütung nur zu gut, inwiefern alles schon immer miteinander verflochten war: Rassismus, Sexismus sowie andere Diskriminierungsformen, Kapitalismus und Klimakrise.

Obwohl *weiße* Menschen (genauer gesagt eine *weiße* patriarchale Gesellschaft) durch die Kolonialzeit und dem daraus entstandenen westlichen Kapitalismus maßgeblich verantwortlich für ökologische Ausbeutung und ihren Resultaten (Erderwärmung, Ressourcenknappheit, Überschwemmungen, Hitze etc.) sind, leiden nicht-*weiße* Menschen schneller und stärker darunter. Besonders Frauen, Mädchen und Kinder sind von den Ausmaßen von Armut und Hunger betroffen.[55] Für manche bedeutet zunehmende Hitze, dass sie sich eine Klimaanlage zulegen, für andere das existenzielle Aus. Gerade in Krisensituationen wie zum Beispiel nach Umweltkatastrophen oder auf der Flucht fehlt es oft an Möglichkeiten, ungewollte Schwangerschaft zu verhindern, abzubrechen beziehungsweise bei gewollter Schwangerschaft versorgt zu werden und sicher zu gebären. Das ist vor dem Hintergrund dessen, dass viele Geflüchtete sexualisierte Gewalt und Vergewaltigungen erfahren, noch dramatischer.

Wir brauchen ein allumfassenderes Verständnis davon, in welchem Kontext Menschen ihre reproduktiven Entscheidungen treffen. Wo sie womöglich zu Handlungen gedrängt werden und welche Faktoren sie in ihren Möglichkeiten beschneiden, wirklich eigenbestimmt zu handeln. Dank Aktivist:innen wie Loretta Ross konnten seit den Neunzigerjahren die Reproduktionsentscheidungen und -erfahrungen Schwarzer Frauen und Native-Americans in den USA analytisch besser erfasst, auf neokoloniale und rassistische Geburtenpolitik hingewiesen und mehr Rechte erkämpft werden. In Deutschland ist das Konzept der reproduktiven Gerechtigkeit bisher sehr neu, dabei gäbe es auch hierzulande allerhand aufzuarbeiten, angefangen von Sexismus in der Politik, über antimuslimische, antisemitische, antiziganistische und antislawische Rassismen auf institutioneller, struktureller und alltäglicher Ebene bis hin zu einer eugenischen, sozialdarwinistischen sowie kolonialen Geschichte. Ganz zu schweigen davon, dass der weltweit größte Hersteller von Verhütungsmitteln ein deutscher Konzern ist.

Auch wenn die frühen 2020er-Jahre mit ihren multiplen Krisen in vielerlei Hinsicht nicht optimistisch stimmen mögen, es gibt Hoffnung. Intersektionale Lösungsansätze haben bereits die Politik erreicht. Der Slogan »System-Change, not Climate-Change« passt in jeder Hinsicht. Spätestens vor dem Hintergrund der Klimakatastrophe und sich global verschärfenden Abtreibungsrechten ist es an der Zeit, patriarchale Wirkungsmechanismen abzubauen, Verhütungsfragen neu zu verhandeln und in vielerlei Hinsicht gerechter zu gestalten. Weg von Zwang, hin zu tatsächlicher Freiheit.

14

VERHÜTUNG IST POLITISCH!

Die kontrazeptive Revolution hat begonnen

Unter den überraschend vielen verhüteten Männern, die ich im Rahmen meiner Recherche treffe, wird besonders Felix aus Paris zu einem engen Verbündeten in Sachen Verhütungsgerechtigkeit. Fast täglich tauschen wir Infos, Kontakte und neue Erkenntnisse aus. Während ich an diesem Buch schreibe, telefoniert er mit französischen Gesundheitsbehörden, Politiker:innen und Zentren für Familienplanung, entwirft Fragebögen für klinische Versuche und schreibt E-Mails. Das Ziel liegt darin, Methoden durch Wärme weiter zu verbreiten und mithilfe von groß angelegten Studien für gesellschaftliche und wissenschaftliche Glaubwürdigkeit zu sorgen.

In manchen Beratungsstellen und Aufklärungszentren wird bereits über den Verhütungsring informiert. In Anbetracht der Männer, die den Ring nutzen, wäre alles andere bewusst unterschlagene Information und Hilfe. Die vermeintlich starren Strukturen in Medizin und Politik zeigen sich also dehnbarer als oft angenommen.

Maxime, der Erfinder des Andro-Switchs, hat in Frankreich eine echte Welle losgetreten: Verhütung und Männlichkeit wird seit 2018 vermehrt in Podcasts, Theaterstücken, Fotografien und Büchern thematisiert. Während meines Besuchs in Frankreich feiert gerade ein Comic Premiere. Der Künstler Bobika (dem auch die Illustrationen für dieses Buch zu verdanken sind) beschreibt in »Le cœur des zobs« auf sympathisch-kritische Weise seine eigenen Erfahrungen als verhüteter Mann. Aller Anfang ist schwer – das wird auch in den witzigen Zeichnungen mit prall weggedrückten Hoden und der ungewohnten Selbstdisziplinierung sichtbar, die das allmorgendliche Aufziehen des Verhütungs-Device erfordert. Das Unter-Kontrolle-Bringen der eigenen Zeugungsfähigkeit war für Bobika wie auch für Felix eine Auseinandersetzung mit der eigenen Männlichkeit. Letztendlich beschreiben beide ihre Erfahrungen als verhütete Männer als empowernden und befreienden Prozess (im Comic tragen zuletzt alle um Bobikas Figur herum das schwere Gepäck gesellschaftlicher Männlichkeitsanforderungen in Form großer Hodensäcke auf den Schultern, während er selbst samt Verhütungsring mit kleinen eierförmigen Flügelchen davonflattert).[1]

Felix ist genau wie Maxime Teil des Buchs – man kennt sich in der Bubble. Die gegenseitige Unterstützung und der Austausch waren und sind für alle wichtig, um am Ball zu bleiben (man könnte auch sagen, am Ei). Wie Felix mir amüsiert erzählt, vergaß er einmal seinen Ring bei einem Wochenende mit Freund:innen in den Bergen und lieh sich von seinem ebenfalls anwesenden Kumpel Bobika einen Verhütungsslip aus. »So ähnlich wie Frauen sich mit Tampons aushelfen« fügt er schmunzelnd hinzu. »Ich glaube, in dem Moment wurde mir klar, dass dies der Anfang einer Revolution sein könnte.« (Einmal wusste sich Felix auch mit einer Armbanduhr aus Kunststoff zu behelfen – nur einer der vielen Gegenstände, die in der Not als Verhütungsmittel dienen können – die Geschichten dahinter sind in Bobikas Comic sehr herz- und hodenerwärmend illustriert).

Auf den letzten Seiten von »Le cœur des zobs« teilt das kleine schwarz-weiß-Männlein, das Bobikas Alter Ego darstellt, seine Einsichten mit seiner bebrillten Comic-Freundin. »Seit vierzig Jahren versprechen die Medien in Artikeln ein Wunderverhütungsmittel für den Mann. Doch alles was passiert, ist dass wir sie nutzen, um unsere Passivität zu rechtfertigen – unser Abwarten und Däumchendrehen. Wir schwören, dass wir eine Pille für den Mann, sobald es sie auf dem Markt gäbe, nehmen würden. Doch diese Berichterstattung lässt uns vergessen, dass es bereits verlässliche und effektive Methoden für uns gibt. Wenn wir ansatzweise an Prinzipien von Gleichstellung und Gerechtigkeit interessiert sind, liegt es in unserer Verantwortung, aktiv an dieser Bewegung teilzunehmen.«[2]

WO EIN WILLE, DA EIN RING

Revolution ist ein großes Wort. Doch in Sachen Verhütung beginnt sie im Kleinen.

Seit Jahren finden sich im Netz Bauanleitungen und Do-it-yourself-Ratgeber zu thermischer Kontrazeption. Wer selbst keine Zeit, keine Lust oder kein Händchen für Nadel und Faden hat, kann sich mittlerweile eine Verhütungsunterhose maßschneidern lassen – handgefertigte Jockstraps finden sich bei @jockstrapminat auf Instagram.[3] Im Prinzip stehen Wissen und Mittel zur wärmebasierten Verhütung also bereits allen Menschen mit Internetzugang zur Verfügung. Worauf warten so viele denn noch?

Viele gesellschaftliche Vorreiter:innen – von Galileo Galilei über Olympe de Gouges bis hin zu Amelia Earhart – galten erst einmal als einzelne Verrückte, Spinner:innen oder sogar als Kriminelle. Doch dies änderte sich, sobald sie nicht mehr allein waren.

Wäre morgen meine Instagram-Timeline überschwemmt vom Hashtag #wirverhüten und darunter zu finden wären die zufriedenen Gesichter von Justin Bieber, David Beckham, Joko und Klaas, Jan Böhmermann, Bushido, Günther Jauch und überhaupt all jenen, die laut *Playboy*-Umfrage zu den größten männlichen Vorbildern der Deutschen gehören,[4] und würden sich diese Männer offen dazu bekennen, jeden Tag einen Ring um Penis und Hoden zu legen, der zwar streng genommen nicht zugelassen ist, aber in seinem bahnbrechenden Charakter absolut überfällig ist – was würde passieren? Eine ganz ähnliche Kampagne wurde 1971 im *Stern* publik, als sich unter der Schlagzeile »Wir haben abgetrieben!« 374 teils sehr prominente Frauen öffentlich dazu bekannten, einen Schwangerschaftsabbruch vorgenommen zu haben – damals noch ein Grund für Geld- und Haftstrafen. Nur wenige Jahre später wurden Abtreibungen teillegalisiert.

Aber: Niemand hat hier die Absicht, einen illegalen Verhütungsring an den Mann zu bringen!

BESSERE VERHÜTUNG FÜR ALLE!

Weltverhütungstag 2022, ein hippes Café in Berlin-Neukölln.

Am Ende meiner Recherchen treffe ich hier meine Nachbarin und Kollegin Jana Pfenning, eine der beiden Gründerinnen von Better Birth Control.[5] Zusammen mit ihrer Kommilitonin Rita Maglio hat die Studentin in den letzten Jahren enorme Vorarbeit geleistet, das Thema Verhütung auf die politische Agenda zu bringen. Gerade brütet Jana an ihrer Masterarbeit – wir treffen uns zur Mittagspause. Es ist ein kühler Herbsttag, auf ihrer Mütze steht der in vielerlei Hinsicht so passende Spruch »*Leave no one behind*«.

Grüne, SPD und FDP versprechen seit Beginn der neuen Ampelkoalition mehr Forschungsgelder für Verhütungsmittel für alle Geschlechter. Außerdem sollen Krankenkassen in Zukunft die Kosten für Verhütung übernehmen können. Wie Jana erzählt, sei sie vor Schreck, Schock und Freude buchstäblich vom Stuhl gefallen, als sie erfuhr, dass es ihre Forderungen 2021 in den Koalitionsvertrag der Bundesregierung geschafft hatten.

»Das muss man sich mal vorstellen …«, Ihre graublauen Augen funkeln. »Damit kann Millionen von Frauen und Menschen mit Uterus geholfen werden!« Mittlerweile zählt der Verein Dutzende Mitglieder:innen und Unterstützende, darunter der Twitterking und Podcast-Produzent El Hotzo und Katarina Barley, Vizepräsidentin des Europäischen Parlaments. Die Forderungen nach Aufklärung, mehr Forschung, hundertprozentiger Kostenübernahme und mehr Möglichkeiten, Verhütung geschlechtergerechter zu verteilen, ist vom feministischen Nischenthema in den Prioritätsbereich der Politik geschwappt.

Wie ich über Bananenbrot und Matcha Latte erfahre, kommt Jana ursprünglich aus dem Odenwald – ganz in der Nähe von Butzbach –, und dass ich erst mal »Hodenwald« verstehe, lässt uns nicht nur lachen, sondern gibt der Sache einen gar schicksalshaften Charakter. Als ich Jana von meinem Treffen bei Ronikja, dem engagierten Erfindergrüppchen und ihrer kontrazeptiven Neuentwicklung berichte, ist sie sofort begeistert.

Eine Woche später sitzen wir zusammen in der wöchentlichen Telefonkonferenz des Butzbacher Verhütungs-Brainpools. Jan, Niklas, Rolf und Kevin pitchen Rita und Jana ihr Konzept, samt PowerPoint-Präsentation und Nebenhodengrafik. Das Geschehen erinnert an die Fernsehsendung *Die Höhle der Löwen*, nur im Gegensatz zu pinken Wegwerfhandschuhen zum diskreten Entfernen von Tampons, wäre der Eierwärmer tatsächlich revolutionär.[6] Seine Zukunft steht zu diesem Zeitpunkt wie ein riesengroßes Sternenbild in Form eines verhüteten Hoden im metaphorischen Nachthimmel.

Die frühen 2020er-Jahre sind Jahre der Krisen, doch es sind auch Jahre des Wandels. In Deutschland wurde nicht nur das Abtreibungsverbot gelockert. Auch das sogenannte Transsexuellengesetz, das trans Personen bis 2011 für eine Angleichung ihres Namens und Geschlechts im Reisepass zur Sterilisation (!) zwang, soll nun einem Selbstbestimmungsgesetz weichen.[7]

Außerdem trat ab dem 1. Januar 2023 eine Reform des Betreuungsrechts in Kraft, das Sterilisationen bei Menschen ohne Einwilligungsfähigkeit nur noch erlaubt, wenn dabei ein:e separate:r Sterilisationsbetreuer:in bestellt wurde.[8] »Als Nächstes kommt die Verhütung«, da ist sich Jana sicher. Die kontrazeptive Revolution scheint wie Lava unter der Erdoberfläche zu brodeln.

Mittlerweile wurde die Petition »Verhütung für alle besser machen«, die Jana und Rita 2021 starteten, mehr als 132 000 Mal unterschrieben.[9] Felix, Maxime und die Unterstützer:innen der französischen Bewegung planen währenddessen eine ganze Europareise. Auf einem Hausboot sollen ab 2023 Workshops und Diskussionsrunden zu Verhütung für spermienproduzierende Menschen stattfinden. Als Maxime und ich im späten Oktober 2022 zum letzten Mal für dieses Buch per Videocall sprechen, liegt er mit dem kleinen Schiff bereits im Hafen von Bordeaux. Der Che Guevara der Verhütung wird für seine Out-of-the-Box-Ideen zwar immer wieder belächelt (zu verrückt, zu abwegig, zu unwissenschaftlich, zu wenig Wasserwege – wie stellt er sich diesen Hippie-Kram bloß vor?), aber was elitäre Wissenschaftsnetzwerke von ihnen halten, ist für die Aktivist:innen nicht vordergründig. Den großen Reichtum erhofft man sich von der wärmebasierten Verhütung ohnehin nicht.

Falls sich eines Tages die Pharmaindustrie doch noch für den Verhütungsring für Männer interessieren sollte, wird sie ihre eigenen Wege finden, das Produkt zu vermarkten, davon ist Felix, der täglich an die starren Mauern institutioneller Räume klopft, überzeugt. »Ich glaube, dass die bekannten Firmen überhaupt erst einsteigen, wenn die größten Hürden überwunden sind.« Am Ende geht es um mehr als Geld. Es geht um ein gesellschaftliches Umdenken, weg von Rücksichtslosigkeit und eigenem Profitdenken (was springt dabei für mich raus? Habe ich davon nicht Nebenwirkungen?) hin zu einem neuen Bewusstsein von sozialer Verantwortung.

Ein knappes Jahr nach der Protestaktion auf dem Pariser Kongress scheint Felix' Arbeit erste Früchte zu tragen. Mit vor Aufregung zitternder Stimme ruft er mich an: Die US-amerikanische Male Contraceptive Initiative (MCI) habe 300 000 uro für klinische Studien am Andro-Switch bereit gestellt. Der Stein ist damit ins Rollen gebracht.

Mehr Verhütungsmethoden *für den Mann* stehen im Zeichen einer fairen Gesellschaft, in der traditionelle Geschlechterrollen ins Bröckeln geraten und zu Fall kommen – weil sie niemandem guttun. Sie gehen Hand in Hand mit der Forderung nach sexueller und reproduktiver Selbstbestimmung, Umweltgerechtigkeit und einem *wirklichen* globalen Fortschritt.

Doch für gesellschaftlichen Wandel brauchen wir mehr denn je Menschen aller Geschlechter, die am selben Strang ziehen.

VERHÜTUNGSGERECHTIGKEIT BEDEUTET GESCHLECHTERGERECHTE, ANTIRASSISTISCHE UND UMWELTFREUNDLICHE KONTRAZEPTION

»Ich bin nicht frei, solange noch eine einzige Frau unfrei ist, auch wenn sie ganz andere Ketten trägt als ich«, sagte einmal die berühmte New Yorker Aktivistin und Poetin Audrey Lorde.

In einer globalisierten Welt, in der alles verknüpft ist, wird es niemals reproduktive Gerechtigkeit geben, solange Reproduktion und Verhütung nach rassistischen und sexistischen Prinzipien funktionieren.

Der Kampf um reproduktive Gerechtigkeit ist längst nicht vorbei. Er findet an vielen Orten, aus vielen Perspektiven zur selben Zeit statt. Und das ist auch gut so, denn, wie Loretta

Ross einmal treffend formulierte: »Wenn viele Leute mit der gleichen Idee eine Richtung einschlagen, ist es ein Kult. Wenn sie aber viele unterschiedliche Ideen mitbringen, ist es eine Bewegung.«[10]

Letzten Endes ist alles miteinander verflochten. Verhütungsgerechtigkeit ist ein Menschenrecht. Und auf der vielschichtigen Suche nach einer besseren Welt findet sich in der Verhütung *für den Mann* bereits beides: sowohl der Wille als ein ganz konkreter Weg zur Veränderung.

ANMERKUNGEN

VORWORT – AUF FRUCHTBAREN HODEN

1 Hinweise, wie ich Sprache benutze, folgen ab Seite 16.

2 Bundeszentrale für gesundheitliche Aufklärung (2019): Verhütungsverhalten Erwachsener; https://www.bzga.de/aktuelles/2019-09-19-neue-bzga-studiendaten-verhuetungsverhalten-erwachsener/

3 In den Naturwissenschaften ist längst anerkannt, dass die strenge Einteilung in »männlich« und »weiblich« zu kurz greift; https://www.nature.com/articles/518288a

PROLOG –DIE POST-PILLEN-GENERATION: WAS FOLGT NACH DER PILLENMÜDIGKEIT?

1 Siehe dazu den Film: *The Business of Birth Control* von Abby Epstein und Ricki Lane (2020); https://www.thebusinessof.life/, ebenso die Studie von Øjvind Lidegaard, Ian Milsom, Reynir Tomas Geirsson und Finn Egil Skjeldestad (2012): Hormonal Contraception and Venous Thromboembolism. In: *Acta Obstetricia Gynecologica Scandinavica*, 91 (7), S. 769–778; https://pubmed.ncbi.nlm.nih.gov/22568831/ (zuletzt abgerufen 07.11.22)

2 Diese Info habe ich von Dr. Konstantin Wagner, der in Kassel und auf YouTube als Gynäkologe unterwegs ist.

3 https://www.deutschlandfunknova.de/beitrag/sexuelle-aufklaerung-schulbuecher-zeigen-jetzt-die-ganze-klitoris

4 Lara Briden (2015): Period Manual Repair. Natural Treatment for Better Hormones and Better Periods, Pos. 59 von 394 (Kindle Edition)

5 Dr. Sarah E. Hill (2020): Wie uns die Pille verändert. Die überraschenden Auswirkungen auf unser Denken und Fühlen, den Körper und unsere Beziehungen. Übers. von Wiebke Kuhn. Heyne, S. 15–18

6 Ebd.

7 Endometriose ist eine Krankheit, bei der sich Gewebe außerhalb der Gebärmutter ansiedelt, zyklisch wächst, unsägliche Schmerzen verur-

sacht und sehr häufig mit Unfruchtbarkeit in Verbindung steht. Zwischen vier und 30 Prozent der Frauen im reproduktiven Alter sollen betroffen sein. Genau weiß man es nicht, denn die Krankheit ist immer noch sehr schlecht erforscht. Vielleicht auch, weil so viele die Pille nehmen.

8 https://www.quarks.de/gesundheit/medizin/wie-schaedlich-ist-die-pille/

9 Die Studie hat in vielerlei Hinsicht mit zu einfachen Parametern gerechnet, als dass sie ausreichend Aussagekraft hätte. So rechnete man mit Zahlen aus Bevölkerungsregistern, die Auskunft über Frauen gaben, die die Pille nahmen und Antidepressiva und/oder Suizidversuche hinter sich hatten, ohne aber ärztliche Diagnosen oder andere Einflüsse miteinzubeziehen; https://www.dggg.de/presse/pressemitteilungen-und-nachrichten/selbstmord-durch-pille-das-ist-falsch.

10 Weltweit gibt es rund 150 Millionen Pillennutzerinnen. Der Pearl-Index (Beurteilungsmaß für die Sicherheit von Verhütungsmitteln) der Pille liegt bei 0,1 bis 0,9.

11 Kurz für »what the fuck«. Aus einer Studie aus dem Jahr 2008 ergibt sich die Schlussfolgerung, dass die Einnahme der Pille deutlich den Geruchssinn verändert. Evolutionsbiolog:innen gehen davon aus, dass der Geruchssinn uns dabei hilft, eine:n Partner:in zu finden, die:der auf genetischer Ebene gut mit uns zusammenpasst. Frauen, die die Pille nehmen, könnten sich so unbeabsichtigt für jemanden entscheiden, der ihnen genetisch ähnlicher ist; https://www.ncbi.nlm.nih.gov/pmc/articles/PMC2605820/. Mehr dazu auch bei Sarah Hill (2020): Wie uns die Pille verändert, a. a. O.

12 Die freigesetzten Metallionen bewirken eine chemische Reaktion, und im toxischen Milieu, das daraus entsteht, kann nichts heranwachsen – die Schleimhäute der Gebärmutter und der Eileiter verändern sich, außerdem werden Spermien geschädigt; https://www.ungewollteschwangerschaft.at/verhuetungsmittel-wien.html

13 https://www.arbeitskreis-frauengesundheit.de/wp-content/uploads/2019/03/Christiane_Florack_ppt.pdf

14 https://www.derstandard.de/story/2000139907114/was-passiert-wenn-die-verhuetungsspirale-bricht

15 Eine Menstruationstasse ist ein kleiner Behälter aus Silikon, der die Menstruationsflüssigkeit in der Vagina auffängt. Komplett unzerbrechlich und spätestens seit 2019 absolutes Must-have aller menstruierender Hipster.

16 Wen das Thema interessiert: Ich habe ein Buch dazu geschrieben: *Periode ist politisch. Ein Manifest gegen das Menstruationstabu*, 2020 erschienen bei Heyne Hardcore.

1
VERHÄNGNISVERHÜTUNG

1 Sigmund Freud (1898): Die Sexualität in der Ätiologie der Neurosen; http://www.psychanalyse.lu/Freud/FreudSexualitatNeurosen.pdf, S. 10

2 Es wurde vermutet, der niedrige pH-Wert des Getränks mache die Spermien unbeweglich. Aber wer soll das verifizieren, wenn seine Formel geheim bleibt?

3 Zit. aus einem Artikel der Zürcher Hodenbadergruppe (1987): Antisexistische Schrittversuche: Für die Auflösung männlicher Machtstrukturen, S. 50; https://unverhuetbar.noblogs.org/files/2021/07/Zuricher-Hodenbader-PDF.pdf

4 Niluh Indrawati u. a. (2022): Ethnomedicine Study on Justicia gendarussa for Male Contraception at the Nimboran Ethnic, Jayapura. In: *Jurnal Farmasi Dan Ilmu Kefarmasian Indonesia*, 9 (1) 2022, S. 55–61, DOI: 10.20473/jfiki.v9i12022.55–61 Available online at https://e-journal.unair.ac.id/JFIKI/. URL: https://e-journal.unair.ac.id/JFIKI/article/download/30194/17581/145401

5 John Amory (2020): Development of Novel Male Contraceptives. In: *Clinical and Translational Science*, 13 (2), S. 228–237; https://www.ncbi.nlm.nih.gov/pmc/articles/PMC7070810/

6 https://muvs.org/de/themen/medizin-zitate/anna-fischer-dueckelmann-die-frau-als-hausaerztin-1911/

7 Zumindest wird diese These vom Museum für Verhütung und Schwangerschaftsabbruch in Wien aufgestellt.

8 https://www.tagesspiegel.de/berlin/fraktur-berlin-bilder-aus-der-kaiser zeit-uneheliche-kinder-sterben-frueher/11241942.html

9 So in dem Theaterstück *Geschichten aus dem Wienerwald* von Ödön von Horvath: Da Abtreibungen sehr gefährlich waren, stellte das Austragen eine sicherere Alternative dar; https://www.muvs.org/de/museum/audio-guide/engelmacherin-kindsmord/

10 Siehe: Museum für Verhütung und Schwangerschaftsabbruch in Wien

11 Laut Statistischem Bundesamt sind es 59 Prozent; https://www.destatis.de/DE/Presse/Pressemitteilungen/2021/03/PD21_144_233.html

12 Für einen Schwangerschaftsabbruch zahlt man in Deutschland zwischen 200 Euro und 600 Euro – im Normalfall übernimmt die Krankenkasse die Kosten nicht. Um sich ein Kind leisten zu können, werden bis zum Schuleintritt ungefähr 60 000 Euro benötigt, aber es soll ja nicht ums Geld gehen.

13 https://opinioiuris.de/entscheidung/1659

14 https://www.aliceschwarzer.de/artikel/die-pille-was-fuer-eine-befreiung-154355

15 https://de.statista.com/statistik/daten/studie/643458/umfrage/umfrage-zu-geschlechtsverkehr-ohne-einwilligung-in-der-eu/

16 Laut der Forschungsgruppe Weltanschauungen Deutschland (fowid) hat sich die Ablehnung zwischen 1981 und 2017 immerhin von 59 Prozent auf 26 Prozent verringert; https://fowid.de/meldung/akzeptanz-abtreibungen-1981-2021

17 https://katapult-magazin.de/de/artikel/wer-abtreiben-will-macht-es-auch-illegal#bis-2019-ref

18 https://www.amnesty.org/en/what-we-do/sexual-and-reproductive-rights/abortion-facts/

19 Virginie Despentes (2018): King Kong Theorie. Übers. von Claudia Steinitz und Barbara Heber-Schärer. Kiepenheuer & Witsch, S. 28

2
DIE GESCHICHTE DER VERHÜTUNGSUNGERECHTIGKEIT

1 https://sciencev1.orf.at/news/145600.html

2 Zit. nach: Museum für Verhütung und Schwangerschaftsabbruch in Wien

3 https://www.planet-wissen.de/geschichte/deutsche_geschichte/frauen bewegung_der_kampf_fuer_gleichberechtigung/frauenbewegung-walpurgisnacht-100.html

4 Silvia Federici (2017): Caliban und die Hexe. Frauen, der Körper und die ursprüngliche Akkumulation. Übers. von Max Henninger. Mandelbaum kritik & utopie, S. 180

5 Siehe dazu die Arbeiten zu Epistemiziden von Ramón Grosfoguel, zit. nach: Kristina Lunz (2022): Die Zukunft der Außenpolitik ist feministisch. Econ, S. 107–110

6 Damit gemeint ist der sichtbare äußere Teil der Klitoris, auch bekannt als Kitzler oder Klitorisperle. Ich nutze das Wort »Klitoriseichel«, um sichtbar zu machen, dass die Klitoris an sich ein viel größeres Körperteil ist, das sich zum Großteil im Körperinneren befindet.

7 Mona Chollet (2020): Hexen. Die unbesiegbare Macht der Frauen. Nautilus Flugschrift, S. 84

8 Bis ins 17. Jahrhundert hinein waren in Europa Hebammen als Expertinnen hoch angesehen. Doch mit den Anfängen der Hexenverfolgung reduzierte sich ihre Zahl. Kräuterkundigen Frauen wurden ihre Qualifikationen abgesprochen, sie galten häufig als »alte Weiber«, wurden nicht selten des Heidentums bezichtigt, verfolgt und ermordet. Zur Abschre-

ckung für andere wurden ihre Köpfe an den Stadtmauern aufgespießt. Siehe dazu auch das Buch von Silvia Federici (2017): Caliban und die Hexe, a. a. O.

9 Silvia Federici (2017): Caliban und die Hexe, a. a. O., S. 116

10 https://www.lai.fu-berlin.de/e-learning/projekte/caminos/kulturkontakt_kolonialzeit/kolonialgesellschaft/indigene/nustas/index.html

11 Kristina Lunz (2022): Die Zukunft der Außenpolitik ist feministisch, a. a. O., S. 95

12 Der Begriff »Rasse« wird nur noch bei Zuchttieren angewandt, als Konzept wurde er im Zuge der Kolonialisierung erfunden. Kant hat bis in die 1790er-Jahre die Rassenhierarchie verteidigt, sich aber später davon distanziert. Siehe dazu zum Beispiel: https://www.deutschlandfunkkultur.de/das-denken-dekolonisieren-rassismus-bei-immanuel-kant-100.html.

13 Zit. nach Kristina Lunz (2021): Die Zukunft der Außenpolitik ist feministisch, a. a. O., S. 87

14 https://www.voelkermordkonvention.de/voelkermord-eine-definition-9158/

15 Auch indigene Menschen wurden versklavt, jedoch wurden Native Americans von europäischen Kolonialmächten oft als gefährlich bis nobel betrachtet – tendenziell auch zum Christentum bekehrbar –, während vor allem Schwarze Menschen als »unzivilisiert« und gerade deswegen als so arbeitsfähig und zäh galten. Siehe dazu zum Beispiel Loretta Ross und Rickie Solinger (2017): Reproductive Justice: An Introduction. University of California Press

16 Siehe dazu Loretta J. Ross und Rickie Solinger (2017): Reproductive Justice History. University of California Press, S. 19

17 Anthea Kyere (2021): Kämpfe verbinden. In: Kitchen Politics (Hrsg.): Mehr als Selbstbestimmung! Kämpfe für reproduktive Gerechtigkeit. edition assemblage

18 Laurie Penny (2022): Sexuelle Revolution. Rechter Backlash und feministische Zukunft. Übers. von Anne Emmert. Edition Nautilus, S. 241

19 Loretta J. Ross und Rickie Solinger (2017): Reproductive Justice History, a. a. O., S. 18

20 Ebd. S. 15

21 Zwischen 1951 und 1975 gaben laut dem US-amerikanischen Gesundheitsministerium mehr als zweieinhalb Millionen Frauen ihre Kinder aus diesen Gründen zur Adoption frei. Siehe dazu Loretta Ross (2021): Reproductive Justice. Ein Rahmen für eine anti-essentialistische und intersektionale Politik. In: Kitchen Politics (Hrsg.): Mehr als Selbstbestimmung!, a. a. O., S. 36

22 https://de.wikipedia.org/wiki/James_Marion_Sims

23 https://wams.nyhistory.org/a-nation-divided/antebellum/anarcha-betsy-lucy/

24 Loretta Ross und Rickie Solinger (2017): Reproductive Justice, a. a. O.

25 Die Naturforscherin Maria Sibylla Merian schreibt, dass die Samen des Pfauenstrauchs Geburtswehen einleiten: https://muvs.org/de/themen/abbruch/gebaerstreik-fuer-bessere-arbeitsbedingungen/

26 Èlodie Serna (2021): Opération Vasectomie. Libertalia; https://www.editionslibertalia.com/catalogue/poche/operation-vasectomie

27 Donna J. Drucker (2020): Contraception: A Concise History. MIT Press

28 Loretta Ross und Rickie Solinger (2017): Reproductive Justice, a. a. O., S. 21

29 https://www.sexuelle-selbstbestimmung.de/6669/geschichte-des-wider stands-gegen-den-strafrechtsparagrafen-218/

30 https://www.supremecourt.gov/opinions/URLs_Cited/OT2018/18-483/18-483-2.pdf

31 https://www.nytimes.com/2020/07/21/nyregion/planned-parenthood-margaret-sangereugenics.html; siehe auch Donna Drucker (2020): Contraception, a. a. O.

3
WIE FEMINISTISCH IST DIE PILLE?

1 https://www.spiegel.de/geschichte/mutterkreuze-unter-hitler-mutterkult-im-nationalsozialismus-a-967822.html

2 https://www.mdr.de/geschichte/ns-zeit/politik-gesellschaft/muetter-mutterkreuz-frauenbild-nazis-100.html

3 Frederick Sweet und Rita M. Csapó-Sweet (2012): Clauberg's Eponym and Crimes Against Humanity. in: *The Israel Medical Association Journal*, 14 (12), S. 719–723; https://www.ima.org.il/FilesUploadPublic/IMAJ/0/46/23068.pdf

4 Natalie Wagner (2021): Sexualhormonforschung während der Weimarer Republik. Eine fragmentarische Spurensuche zu den Un/Möglichkeiten hormoneller Verhütungsmittel. Masterarbeit an der Freien Universität Berlin im Studiengang Global History

5 Siehe dazu das Museum für Verhütung und Schwangerschaftsabbruch in Wien

6 Wörtlich heißt es, Pincus sei ein »nefarious mad scientist with dark penetrating eyes narrowed to slits« gewesen. »He wasn't afraid to go out on a limb because he didn't have any limb.«; https://www.thecrimson.com/

article/2017/9/28/the-bitter-pill/; https://www.theatlantic.com/health/archive/2014/10/the-team-that-invented-the-birth-control-pill/380684/

7 https://www.vatican.va/content/paul-vi/de/encyclicals/documents/-hf_p-vi_enc_25071968_humanae-vitae.html

8 https://www.taylorfrancis.com/chapters/mono/10.4324/9780203304235-17/cage-ovulating-females-history-early-oral-contraceptive-pill-clinical-trials-1950-1959-soraya-de-chadarevian-harmke-kamminga

9 Donna J. Drucker (2020): Contraception, a. a. O., S. 58

10 Siehe den Film von Abby Epstein und Ricki Lane: *The Business of Birth Control*, a. a. O.

11 https://www.ncbi.nlm.nih.gov/pmc/articles/PMC3520685/

12 In Deutschland sehnte man sich nach Stabilität und traditionellen Rollenverhältnissen. Nicht nur der Papst sprach über die Würde der Ehe – und verbot 1968 in der Enzyklika »Humanae Vitae« die Pille. »Der Sinn der Geschlechtlichkeit«, das schreiben über 400 Ärzte und Professoren 1969 an die Bundesregierung, liege in »der Erhaltung der Art« – Frau, Mann und Kind seien Teil der göttlichen Schöpfungsordnung, und »Selbstzucht, Beherrschung und Beschränkung« seien deshalb durchaus sinnvoll. Vgl. Donna J. Drucker (2020): Contraception, a. a. O.; siehe auch die ARTE-Dokumentation (2019): *60 Jahre Pille. Wo bleibt die Pille für den Mann?*

13 Siehe die Ulmer Denkschrift, in der die Ärzte und Professoren vor den »unübersehbaren Schäden dieser Pillen« warnten: https://www.e-periodica.ch/cntmng?pid=ror-002:1969:48::21

14 https://www.cdc.gov/mmwr/volumes/65/wr/mm6512e1.htm

15 https://www.bayer.com/de/at/bayer60jahrepille

16 United Nations (2019): Contraceptive Use by Method 2019; https://www.un.org/development/desa/pd/sites/www.un.org.development.desa.pd/files/files/documents/2020/Jan/un_2019_contraceptiveusebymethod_databooklet.pdf

17 Ebd.

18 Ebd.

19 Anthea Kyere (2021): Kämpfe verbinden, a. a. O., S. 63

20 https://www.tandfonline.com/doi/abs/10.1080/09581596.2017.1343935?journalCode=ccph20

21 Siehe: Abby Epstein und Ricki Lane: *The Business of Birth Control*, a. a. O.

22 Ebd. Die mutige Protestaktion, die von der Journalistin Barbara Seaman in der *New York Times* als »Boston Tea Party of the women's health movement« bezeichnet wurde, blieb nicht ganz folgenlos. Seitdem sind

Hersteller dazu verpflichtet, ihre Pillen mit Beipackzetteln zu versehen, die bis heute zwar kaum jemand liest, geschweige denn versteht. Aber zumindest besteht die Möglichkeit, sich zu informieren. Immerhin.

23 Zwischen 2013 und 2017 lag der Frauenanteil im 18. Bundestag bei 36,5 Prozent und sank bis 2021 auf 30 Prozent. Wir machen also wieder kleine Fortschritte.

24 https://www.bundestag.de/resource/blob/272474/3c8da5a8d3b2b1c1a2829f60024ad363/Kapitel_03_02_Durchschnittsalter-pdf-data.pdf

25 Kristina Lunz (2021): Die Zukunft der Außenpolitik ist feministisch, a. a. O., S. 78

26 https://www.destatis.de/Europa/DE/Thema/Wissenschaft-Technologie-digitaleGesellschaft/FrauenanteilForschung.html

27 https://de.statista.com/statistik/daten/studie/180102/umfrage/frauenanteil-in-den-vorstaenden-der-200-groessten-deutschen-unternehmen/

28 Betablocker gegen Herzrasen wirken beispielsweise bei cis Frauen rund 40 Prozent stärker, bestimmte Antibiotika können bei ihnen zu Herzrhythmusstörungen führen, und Aspirin hat bei ihnen anders als bei Männern keinen vorbeugenden Effekt gegen Herzinfarkte, dafür hilft es bei Schlaganfällen. Aufgrund der einseitigen, geschlechtsunsensiblen Medizin sterben Frauen häufiger nach einem Herzstillstand als Männer und kämpfen allgemein fast doppelt so häufig mit Nebenwirkungen von Medikamenten. Siehe dazu: https://academic.oup.com/eurheartj/article/40/47/3824/5492041 und https://www.quarks.de/gesundheit/medizin/warum-frauen-medizinisch-benachteiligt-sind/

29 Unzählige Beispiele dafür finden sich bei: Rebekka Endler (2021): Das Patriarchat der Dinge. Warum die Welt Frauen nicht passt. Dumont

4
WIN OR LOSE

1 Der Wirkstoff von WIN nimmt aufgrund seiner chemischen Zusammensetzung Einfluss auf ein Enzym, das für die Spermienproduktion verantwortlich ist, aber dies war für die Forschenden damals noch nicht nachvollziehbar.

2 Jennifer Wing und John Amory, John: There Once Was a Birth Control Pill for Men – Until Whiskey Got in the Way; https://www.knkx.org/other-news/2016-01-30/there-once-was-a-birth-control-pill-for-men-until-whiskey-got-in-the-way.

3 Je nach Präparat und Dosierung können auch die Viskosität des Zervixschleims oder die Spermienmorbidität gezielt verändert werden, um die

Befruchtung einer Eizelle oder deren Einnistung zu verhindern. Es gibt auch Pillen, bei denen nur die Einnistung einer befruchteten Eizelle verhindert wird.

4 Genauer gesagt auf mindestens eine Million Spermien pro Milliliter Ejakulat. Siehe dazu das Buch von Nelly Oudshoorn (2003): The Male Pill: A Biography of a Technology in the Making. Duke University Press

5 ALDH ist ein Enzym, das aus Vitamin A in fettigen Lebensmitteln wie Fisch, Eiern und Milch eine Retinsäure herstellt und damit pausenlos dafür sorgt, dass Milliarden von Menschen keine Alkoholvergiftung erleiden. Retinsäure ist nötig, um Bier, Wein und Schnaps abzubauen – aber auch, um aus winzigen, unreifen Spermazellen immer noch mikroskopisch kleine, jedoch reife Spermazellen zu zaubern, die dazu fähig sind, Eizellen zu befruchten.

6 Trotz der Warnung wurde in China, Brasilien, Nigeria und Kenia weiter mit Gossypol zu Kontrazeptionszwecken geforscht, auch als mögliche nicht-invasive Alternative zur Vasektomie (das größte Problem lag ja in der Langzeitinfertilität). Doch der Durchbruch blieb aus. Aktuell sollen Studien darüber Aufschluss geben, inwiefern das Mittel in der Behandlung von Krebs, Endometriose und Myomen hilfreich sein könnte. Unabhängig davon warnen Wissenschaftler:innen bereits seit Jahrzehnten vor der toxischen Wirkung der Substanz, die zehnmal höher eingestuft wird als ihr kontrazeptiver Effekt.

7 Die DMAU-Pille (hinter der Abkürzung stehen die synthetische Substanz Dimethandrolone sowie die Fettsäure Undecanoat) unterdrückt die körpereigene Testosteronproduktion. Zwar erzielte diese Pille für den Mann besonders hohe Akzeptanz, aber klinische Studien zur Wirksamkeit mit Testpersonen, die tatsächlich Sex haben, fehlen. Die US-Forscherin Stephanie Page von der University of Washington in Seattle geht davon aus, dass die Entwicklung eines solchen Mittels mindestens noch zehn Jahre in Anspruch nehmen wird.

5
SPERMIENWISSEN IST MACHT!

1 Abkürzung für: *Reversible inhibition of sperm under guidance*

2 https://www.ncbi.nlm.nih.gov/pmc/articles/PMC6798614/. Siehe dazu auch die ARTE-Dokumentation *60 Jahre Pille* (2019), a. a. O.

3 https://www.biologie-schule.de/vergleich-spermium-eizelle.php

4 https://www.vasektomie.de/informationen/faq/details/samen-nach-vasektomie.html

5 https://www.ncl.ac.uk/press/articles/latest/2022/01/maleinfertilitystudy/
6 Anjani Chandra, Casey E. Copen und Elizabeth Hervey Stephen (2018): Infertility and Impaired Fecundity in the United States, 1982–2010: Data From the National Survey of Family Growth. National Health Statistics Reports, 67, S. 1–19; https://www.cdc.gov/nchs/data/nhsr/nhsr067.pdf
7 https://www.youtube.com/watch?v=C-uXEkDpZXw
8 https://web.stanford.edu/~eckert/PDF/Martin1991.pdf
9 Der pH-Wert verändert sich beim Eisprung auf 7 bis 7,5, liegt damit im neutralen bis basischen Bereich und ist somit optimal für eine Befruchtung.
10 https://pubs.acs.org/doi/10.1021/acscentsci.1c01595
11 Stephanie Haerdle (2020): Spritzen. Geschichte der weiblichen Ejakulation. Nautilus Flugschrift
12 https://www.ncbi.nlm.nih.gov/pmc/articles/PMC5087695/
13 Stephanie Haerdle (2020): Spritzen, a. a. O.
14 https://link.springer.com/article/10.1007/s10508-017-0939-z
15 Cory Silverberg und Fiona Smyth (2022): Wie entsteht ein Baby? Ein Buch für jede Art von Familie und für jede Art von Kind. Übers. von Franziska Brugger. Mabuse-Verlag
16 https://www.malecontraceptive.org/uploads/1/3/1/9/131958006/mci_consumerresearchstudy.pdf
17 https://www.innerbody.com/which-generation-practices-the-safest-sex
18 Klaas Heinemann u. a. (2005): Attitudes Toward Male Fertility Control: Results of a Multinational
Survey on Four Continents. In: *Human Reproduction*, 20 (2), S. 552; https://academic.oup.com/humrep/article/20/2/549/603220
19 https://www.n-tv.de/wissen/Samenleiter-Stopfen-Hodenbaedern-Co-Verhuetungsmittel-fuer-den-Mann-im-Check-article23620677.html
20 Klaas Heineman u. a. (2005): Attitudes Toward Male Fertility Control, a. a. O.

6
ZEIT FÜR EIER

1 Carsten Spengemann kennt man vielleicht von seinen Auftritten in *Verbotene Liebe* und später in *Die Alm – Promischweiß und Edelweiß*, Mike Spiegelhagen testet laut seinem Instagram-Kanal Handcreme, die den Händen beim »Zocken« und Sport Haltung geben.
2 https://www.mdr.de/wissen/anabolika-steroide-missbrauch-langfristige-unterfunktion-hoden-unfruchtbarkeit-100.html
3 The Male Pilly von Nelly Oudshoorn (2003), pos. 186/306, Google Books

4 Nelly Oudshoorn (2003): The Male Pill, a. a. O., Pos. 186/306

5 Ebd.

6 Ebd.

7 Eberhard Nieschlag (2009): Andrologie. Grundlagen und Klinik der reproduktiven Gesundheit des Mannes. Springer, 3. Aufl., S. 579

8 https://www.bpb.de/themen/gender-diversitaet/geschlechtliche-vielfalt-trans/245271/kulturelle-alternativen-zur-zweigeschlechterordnung-vielfalt-statt-universalismus/

9 Erst langsam kommt im Mainstream an, dass das Geschlecht ein Spektrum ist. Es wird durch mindestens sechs Faktoren bestimmt, darunter die Chromosomen, die Gonaden, Hormone, primäre und sekundäre, innere und äußere Geschlechtsmerkmale und keiner dieser Faktoren ist streng binär, also männlich oder weiblich. Die Annahme, es gäbe ganz »natürlicherweise« nur zwei Geschlechter ist falsch und führt nach wie vor dazu, dass Menschen, die sich nicht einer dieser Kategorien zuordnen, ausgegrenzt, stigmatisiert und in eine konstruierte Körpernorm gepresst werden. In Mitteleuropa und den USA hat es eine lange Tradition, Babys, denen bei der Geburt nicht eindeutig das weibliche oder männliche Geschlecht zugeordnet werden kann, die Geschlechtsteile zu operieren, einzig allein damit sie in die gesellschaftliche Normvorstellung passen. Erst seit Dezember 2018 existiert in Deutschland überhaupt die Möglichkeit, im Geburtenregister etwas anderes anzugeben als »männlich« oder »weiblich«, nämlich »divers«.

10 Bundeskriminalamt 2020: Sicherheit und Kriminalität in Deutschland. Bundesweite Kernbefunde des Viktimisierungssurevy; https://www.bka.de/SharedDocs/Downloads/DE/Publikationen/Publikationsreihen/Forschungsergebnisse/SKiD2020_Ergebnisse_V1.2.html

11 https://www.destatis.de/DE/Themen/Gesellschaft-Umwelt/Gesundheit/Todesursachen/Tabellen/suizide.html

12 https://open.spotify.com/episode/3r68N1LtpxoS9giEZbgqqV?si=x9P9Liz8SV-LriqhaGSNYQ&context=spotify%3Ashow%3A0as8jI7lLPmZhmNK6biKiP

13 https://link.springer.com/article/10.1007/s00127-016-1324-2

14 Bundeskriminalamt 2019; https://www.bka.de/SharedDocs/Downloads/DE/Publikationen/JahresberichteUndLagebilder/Partnerschaftsgewalt/Partnerschaftsgewalt_2019.html

15 https://www.bmj.com/content/379/bmj.o2499 und https://www.hsph.harvard.edu/news/hsph-in-the-news/homicide-leading-cause-of-death-for-pregnant-women-in-u-s/

16 https://www.bmfsfj.de/bmfsfj/themen/gleichstellung/frauen-vor-gewalt-schuetzen/frauen-mit-behinderungen-schuetzen/gewalt-gegen-frauen-mit-behinderungen-80650; https://www.bmj.com/content/379/bmj.o2499

17 https://www.regenbogenportal.de/informationen/diskriminierung-und-gewalt-gegen-transgeschlechtliche-menschen

18 https://www.lsvd.de/de/ct/2445-Homophobe-Gewalt#zahlen-aus-bundeslaendern

19 Jana Heinicke (2022): Aus dem Bauch heraus. Wir müssen über Mutterschaft sprechen. Goldmann, S. 84

20 Ebd., S. 180–183

21 https://www.stern.de/gesundheit/gesund-leben/testosteron--wie-es-libido--haarwachstum-und-intellekt-beeinflusst-32545768.html

22 Rebecca Jordan-Young und Katarina Karkazis (2019): Testosterone. An Unauthorized Biography. Harvard University Press, S. 25

23 Ebd.

24 Siehe dazu den Beitrag von Kerstin Palm (2008): »Die Ordnung der Geschlechter – zur Geschichte der Frage, was ein Mann und was eine Frau ist« für das Symposion »Von sammelnden Frauen und jagenden Männern. Haben die Naturwissenschaften die Geschlechterfrage gelöst?«, Frauenakademie München e.V., 15. März 2008

25 https://www.pnas.org/doi/pdf/10.1073/pnas.1509654112

26 Rebecca Jordan-Young und Katrina Karkazis (2019), a. a. O.

27 Maryjane Wraga, Molly Helt, Emily Jacobs und Kerry Sullivan (2016): Neural Basis of Stereotype Induced Shifts in Women's Mental Rotation Performance. In: *Social Cognitive and Affective Neuroscience*, 2 (1), S. 12 und S. 19

28 bell hooks (2004): Der Wille zur Veränderung. Über Männer, Männlichkeit und Liebe. Elisabeth Sandmann Verlag. Die Autorin sieht in patriarchaler Gewalt eine mentale Krankheit, die im Sexualleben der Männer am stärksten zum Ausdruck kommt: das Resultat dessen, dass Männer schon im Kindesalter alles zu unterdrücken lernen.

29 https://www.destatis.de/DE/Themen/Arbeit/Arbeitsmarkt/Qualitaet-Arbeit/Dimension-3/elternzeit.html

30 https://de.statista.com/statistik/daten/studie/479047/umfrage/umfrage-in-deutschland-zu-attributen-der-maennlichkeit/

7
GIB GUMMI

1 https://www.bzga.de/aktuelles/2019-09-19-neue-bzga-studiendaten-verhuetungsverhalten-erwachsener/

2 https://www.familyplanning.org.nz/media/304436/contraception-use-survey-2020_final.pdf

3 Menschen aller Geschlechter sind zwar gleichermaßen Geschlechtskrankheiten ausgesetzt, doch während Männer diese häufiger nur übertragen, brechen sie bei Frauen öfter aus, da Menschen unterschiedlichen Geschlechts anders auf bestimmte Bakterien reagieren. Das Leben ist so unfair;
https://www.sueddeutsche.de/gesundheit/geschlechtskrankheit-syphilis-chlamydien-who-zahlen-infektion-1.4477924 https://www.frauenaerzte-im-netz.de/erkrankungen/humane-papillomviren-hpv/uebertragung-verbreitung/

4 Donna J. Drucker (2020): Contraception, a. a. O.

5 Erwin Kopp: Vom Schafsdarm-Säckchen zum Gummi. In: *Frankfurter Rundschau*, 1. Februar 1991. Teil des Archivbestands des FFBIZ (feministisches Archiv Berlin); https://www.ffbiz.de/

6 Laut einer Umfrage von JoyClub soll bei mehr als der Hälfte der Befragten das Kondom schon mal gerissen sein. Bei einer Umfrage unter mehr als 1000 User:innen über meinen Instagram-Kanal @frankafrei waren es sogar 67 Prozent (Die Umfrage war Teil meiner Story vom 13. Juni 2022, bei der ich alle, die Kondome nutzen, fragte, ob damit schon mal etwas schiefgelaufen ist. 778 Profile stimmten für ja, 390 für nein).

7 https://www.plannedparenthood.org/learn/birth-control/condom/how-effective-are-condoms

8 https://www.aok.de/pk/magazin/familie/verhuetung/kondome-auf-die-richtige-groesse-kommt-es-an/

9 Bundeszentrale für gesundheitliche Aufklärung (2019): Verhütungsverhalten Erwachsener; https://www.bzga.de/aktuelles/2019-09-19-neue-bzga-studiendaten-verhuetungsverhalten-erwachsener/

10 Oxfam (2020): Im Schatten der Profite. Wie die systematische Abwertung von Hausarbeit, Pflege und Fürsorge Ungleichheit schafft und vertieft, S. 10

11 https://shop.bzga.de/kondometer-fuer-jugendliche-welches-kondom-passt-dir-13352001/

12 Wer absichtlich ein Kondom abzieht, obwohl es so nicht abgemacht ist, begeht nach deutschem Strafrecht eine »sexuelle Handlung gegen den

erkennbaren Willen einer anderen Person« und kann nach Paragraf 177 Abs. 1 des Strafgesetzbuchs wegen »sexuellen Übergriffs« mit einer Freiheitsstrafe von sechs Monaten bis zu fünf Jahren bestraft werden.

13 https://www.derstandard.at/consent/tcf/story/2000073766828/stealthing-verletzt-die-sexuelle-selbstbestimmung

14 In Deutschland sind bisher nur wenige Fälle bekannt, bei denen Stealthing zu einem juristischen Urteil führte. 2020 wurde ein Fall beim Berliner Kammergericht als »sexueller Übergriff« gewertet, ebenfalls 2020 wurde ein Stealther vor dem Kieler Amtsgericht zunächst freigesprochen und dann gemäß Paragraf 177 (Straftatbestand des sexuellen Übergriffs) verurteilt.

15 Bertelsmann Stiftung (2021); https://www.bertelsmann-stiftung.de/de/themen/aktuelle-meldungen/2021/juli/armutsrisiko-von-alleinerziehenden-verharrt-auf-hohem-niveau

16 Statistisches Bundesamt (2021); https://www.destatis.de/DE/Presse/Pressemitteilungen/2021/03/PD21_113_p001.html

17 https://www.papermag.com/drake-hot-sauce-condom-2656397302.html?rebelltitem=5#rebelltitem5

18 Beijing Declaration and Platform for Action: The Fourth World Conference on Women. 1995, Nr. 95; https://www.un.org/womenwatch/daw/beijing/pdf/BDPfA%20E.pdf

19 Bertelsmann Stiftung (2021), a. a. O.

20 https://pubmed.ncbi.nlm.nih.gov/11032207/

8
PILLE, GEL, SPRITZE?

1 https://www.popcouncil.org/research/combined-nestoronetestosterone-gel-suppresses-serum-gonadotropins-to-concen

2 https://www.popcouncil.org/research/nestorone-testosterone-transdermal-gel-for-male-contraception

3 *Ärzte Zeitung*, 24, 1986. Archivbestand des FFBIZ Berlin

4 Zit. nach Sigrun Damas: Warum die Pille für den Mann nicht kommt. Deutschlandfunk Kultur, 27. März 2011; https://www.deutschlandfunkkultur.de/warum-die-pille-fuer-den-mann-nicht-kommt-100.html

5 https://www.welt.de/gesundheit/article208905797/Verhuetung-Darum-gibt-es-immer-noch-keine-Pille-fuer-den-Mann.html

6 https://www.br.de/puls/themen/leben/kommentar-pille-fuer-den-mann-ep005-spermien-100.html

7 Hermann M. Behre, Michael Zitzmann, Richard A. Anderson, David J.

Handelsman u. a. (2016): Wirksamkeit und Sicherheit eines injizierbaren kombinierten hormonellen Kontrazeptivums für Männer. In: *The Journal of Clinical Endocrinology & Metabolism*, 101 (12), S. 4779–4788; https://doi.org/10.1210/jc.2016-2141

8 Contergan war ein Beruhigungsmedikament der Firma Grünenthal, das rezeptfrei erhältlich war und als Mittel gegen Schwangerschaftsübelkeit empfohlen wurde. Das Mittel war verantwortlich für 10 000 Fälle von körperlichen Fehlbildungen bei Neugeborenen und eine unbekannte Zahl von Totgeburten.

9 https://blog.deutsches-museum.de/2015/06/05/ein-besonderes-spielzeug-das-gilbert-u-238-atomic-energy-lab-von-1952

10 Nelly Oudshoorn (2003): The Male Pill, a. a. O.

11 Bis ins Jahr 2012 erwirtschaftete das Pharmaunternehmen Pfizer mit Sitz in New York mit Potenzmitteln jährlich einen Umsatz von mehr als zwei Milliarden US-Dollar. Seit Ablauf des Patentschutzes fehlen offizielle Zahlen; https://de.statista.com/statistik/daten/studie/37637/umfrage/weltweiter-umsatz-von-pfizer-durch-viagra-seit-2003/; https://www.deutschlandfunk.de/das-geschaeft-unterhalb-der-guertellinie-100.html/

12 Ebd.

13 Ebd.

14 https://www.malecontraceptive.org/uploads/1/3/1/9/131958006/campelia2020_shared_risk.pdf

9
DAS GESCHÄFT MIT DEN HORMONEN

1 https://taz.de/Soziologin-ueber-60-Jahre-Pille/!5703215&SuchRahmen=Print/

2 https://www.alliedmarketresearch.com/contraceptives-market

3 https://news.paradisi.de/thema/verhuetung-millionenumsatz-fuer-pharmafirmen-37866/

4 https://www.un.org/development/desa/pd/sites/www.un.org.development.desa.pd/files/files/documents/2020/Jan/un_2019_contraceptiveusebymethod_databooklet.pdf

5 Ebd.

6 https://www.vice.com/de/article/gyjb34/kein-baby-frauen-mit-geistiger-behinderung-verhuetung-sexualitaet

7 Die jährliche Wachstumsrate wird auf zwölf Prozent geschätzt; https://www.globenewswire.com/en/news-release/2021/11/16/2335193/28124/en/Global-Hormonal-Contraceptives-Market-2021-to-2030-Featuring-

Bayer-Pfizer-and-Allergan-Among-Others.html; https://www.alliedmarketresearch.com/contraceptives-market

8 https://www.alliedmarketresearch.com/contraceptives-market

9 https://www.gwi-boell.de/de/2021/03/15/reproduktive-gerechtigkeit-eine-einfuehrung

10 Diese Informationen habe ich aus dem Gespräch von Dr. Zitzmann vom Universitätsklinikum Münster.

11 Bis zu zehn Prozent der Männer und 15 Prozent der Frauen sind von einer Form von Inkontinenz betroffen; https://www.stiftung-gesundheitswissen.de/wissen/harninkontinenz/hintergrund

12 https://www.google.com/search?client=safari&rls=en&q=wie+viele+andrologen+gibt+es+in+deutschland&ie=UTF-8&oe=UTF-8&safari_group=9

13 Deutscher Bundestag (2019): Anzahl der Ärzte verschiedener Fachrichtungen. Statistische Angaben zu Deutschland und ausgewählten europäischen Ländern. Sachstand, S. 6; https://www.bundestag.de/resource/blob/676584/538dc4e56180dd4a32e833d8bad40170/WD-9-053-19-pdf-data.pdf

14 https://www.bzga.de/was-wir-tun/maennergesundheit/

15 https://www.spiegel.de/gesundheit/diagnose/maennergesundheit-jungs-sollten-zur-vorsorge-zum-urologen-gehen-a-1003641.html

16 https://www.orthomol.com/de-de/lebenswelten/kinderwunsch/kinderwunsch-vorsorgeuntersuchungen-maenner

17 https://www.ig.com/de/trading-strategien/die-grocssten-unternehmen-deutschlands-und-der-welt-220715

18 Wie Professor Dr. Mangler, Chefärztin im Auguste-Victoria-Klinikum in Berlin, meint, wird die Menopause der Frau pathologisiert, pathologisch dargestellt und übertrieben oft mit Hormonen behandelt, während dies bei der Andropause nicht der Fall ist. Siehe dazu meinen Podcast »Tabufrei«, Folge 2.3: »Wechseljahre – Meno(pause) an uns alle«.

19 https://www.bayer.com/de/pharma/empfaengnisverhuetung

20 https://www.bayer.com/de/news-stories/100-millionen-frauen-bis-2030-damit-jede-frau-die-wahl-hat?gclid=CjwKCAjws--ZBhAXEiwAv-RNLz4NRP-vOiy3180S_WrFozFiYVVth62-OrGlgi8Fw5QoDNFKX7wE6xoCNZIQAvD_BwE

21 Zumindest in den USA. In Deutschland ist Werbung für verschreibungspflichtige Medikamente verboten. Siehe: Abby Epstein und Ricki Lane: *The Business of Birth Control*, a. a. O.

22 https://www.drugwatch.com/yaz/lawsuits/

23 Siehe: Abby Epstein und Ricki Lane: *The Business of Birth Control*, a. a. O.

24 https://www.nytimes.com/2022/03/25/well/male-birth-control-pills.html

25 https://www.youtube.com/watch?v=ycomEVrmLNU

26 https://priceonomics.com/the-economics-of-male-birth-control/

27 https://www.gq-magazin.de/body-care/artikel/wann-kommt-die-pille-fuer-den-mann

10
BALLS AGAINST PATRIARCHY

1 https://www.focus.de/auto/news/auto-sitzheizung-foerdert-unfruchtbarkeit-der-spermien-pkw_id_2192550.html

2 Der Andro-Switch wurde bis Mai 2022 rund 10 000 Mal verkauft. Anzunehmen ist, dass viele Nutzer:innen mehr als einen Ring besitzen oder ihn nicht (mehr) nutzen.

3 Joan Dupont (2020): Contraception masculine thermique: revue systématique de la littérature. Université de Nantes. Faculté de Médecine, S. 19 f.; https://nantilus.univ-nantes.fr/vufind/Record/PPN24930144X

4 Zwar spricht Felix, der in Straßburg aufgewachsen ist, auch Deutsch. Allerdings ist ihm der Dialog auf Englisch lieber. Ich habe unser Gespräch auf Deutsch übersetzt.

5 Ich habe mir sagen lassen, dass die meisten Praxen, in denen Spermienanalysen durchgeführt werden, heutzutage kein Material zur An- und Erregung bereitstellen. Im Zeitalter von Smartphones bringt man sich bei Bedarf gewünschtes Material selbst mit. Etwas unpraktisch ist das dies allerdings für diejenigen, unter den Ringtragenden, die mit ihrem Knochenhandy keine 3G-Funktion haben– und das sind überdurchschnittlich viele Typen, die generell einen alternativen Lifestyle pflegen.

6 https://thoreme.com/anneau-andro-switch/

7 Für alle, die es interessiert: Auf der Webseite der Gruppe finden sich auch verschiedene Größen, Farben und eine detaillierte Nutzungsanleitung; https://thoreme.com/anneau-andro-switch/

8 Etwa drei Prozent aller männlichen Neugeborenen haben einen Hodenhochstand. Wird der nicht operativ behoben, droht ein bis zu achtfaches Risiko, im späteren Leben an Hodenkrebs zu erkranken; https://www/.urologie-fuer-alle.de/hoden/hodenhochstand/

9 https://www.malecontraceptive.org

10 Seit den Siebzigerjahren gab es mindestens fünfzehn kleinere und etwas größere Versuche mit mehreren Hundert Männern, die zeigten, dass thermische Verhütung funktioniert und reversibel ist.

11 Ein wissenschaftliches Papier des französischen Verhütungskollektivs, das bislang noch nicht öffentlich ist, schlussfolgert aus allen Studien, die es bisher zu wärmebasierten Verhütung gab, dass es »keine Beweise für eine Verbindung zwischen Hodenkrebs und durch Körperwärme behandelte Hoden erwachsener Männer« gibt.

12 http://www.puzzlepiece.org/bcontrol/voegeli1956.txt

13 Infos aus einem Vortrag von Fabian Hennig am Deutschen Hygiene Museum in Dresden; https://www.youtube.com/watch?v=CY3FKBgA9Gc

14 Bobika (2022): Balls Up. A Contraceptive Journey. Europe Comics. S. 43

15 https://www.youtube.com/watch?v=CY3FKBgA9Gc

16 Ansonsten liest sich der Text ähnlich gut wie das Programm eines Männlichkeitsworkshops des 21. Jahrhunderts. In: Antisexistische Schrittversuche: Für die Auflösung männlicher Machtstrukturen. Zeitschrift. 1987; https://unverhuetbar.noblogs.org/files/2021/07/Zuricher-Hodenbader-PDF.pdf

17 https://www.youtube.com/watch?v=CY3FKBgA9Gc

18 Elaine Lissner (2006): Frontiers in Nonhormonal Male Contraception: The Next Step. Male Contraception Information Project. Privat zugesendetes PDF-Dokument, S. 26; https://www.malecontraceptive.org/

19 https://www.malecontraceptive.org/faqs.html

11
BABY, ICH WILL KEIN KIND VON DIR!

1 https://www.oxfam.de/unsere-arbeit/themen/care-arbeit

2 https://www.destatis.de/DE/Themen/Wirtschaft/Volkswirtschaftliche-Gesamtrechnungen-Inlandsprodukt/Methoden/bip.html

3 https://www.bmfsfj.de/bmfsfj/themen/gleichstellung/gender-care-gap/indikator-fuer-die-gleichstellung/gender-care-gap-ein-indikator-fuer-die-gleichstellung-137294

4 Väterreport 2021, a. a. O.

5 Väterreport 2021 https://www.bmfsfj.de/bmfsfj/service/publikationen/vaeterreport-update-2021-186180

6 https://civey.com/umfragen/3533/wer-sollte-beim-geschlechtsverkehr-zwischen-mann-und-frau-hauptsachlich-verantwortung-fur-die-verhutung-ubernehmen?+utm_source=civey_user&utm_medium=twitter_post&utm_campaign=pi+lle

7 https://www.deutsche-apotheker-zeitung.de/news/artikel/2020/01/15/ovaprene-erster-monatlicher-vaginalring-ohne-hormone

8 https://pipeline.ctiexchange.org/products/catsper-calcium-channel/;

https://darebioscience.gcs-web.com/news-releases/news-release-details/dare-bioscience-inc-announces-asset-transfer-agreement-hydra

9 Laurie Penny (2022): Sexuelle Revolution, a. a. O., S. 40

10 https://www.dwds.de/wb/verhüten

11 Arianne Shahvisi (2020): Towards Responsible Ejaculations: The Moral Imperative for Male Contraceptive Responsibility. In: *Journal of Medical Ethics* 46 (5), S. 328–336; https://www.researchgate.net/publication/340239268_Towards_responsible_ejaculations_the_moral_impera tive_for_male_contraceptive_responsibility

12 https://www.swinburne.edu.au/news/2022/08/dont-blame-women-for-low-libido/

13 https://www.ncbi.nlm.nih.gov/pmc/articles/PMC5656365/ https://www.presseportal.de/pm/106057/4785451; https://pubmed.ncbi.nlm.nih.gov/26272461/

14 Emilia Roig (2021): Why We Matter. Das Ende der Unterdrückung. Aufbau Verlag

12
VERHÜTUNG FOR FUTURE!

1 Bundeszentrale für gesundheitliche Aufklärung (2019): Verhütungsverhalten Erwachsener; https://www.bzga.de/aktuelles/2019-09-19-neue-bzga-studiendaten-verhuetungsverhalten-erwachsener/

2 https://link.springer.com/article/10.1007/s12403-022-00470-8

3 https://www.unep.org/resources/publication/2017-un-world-water--development-report-wastewater-untapped-resource

4 https://www.lunduniversity.lu.se/article/oestrogen-birth-control-pills-has-negative-impact-fish

5 Ebd.

6 https://www.hli.org/resources/what-are-the-environmental-impacts-of-hormonal-birth-control/

7 https://www.scientificamerican.com/article/reproductive-problems-in-both-men-and-women-are-rising-at-an-alarming-rate/; https://www.theguardian.com/society/2022/nov/15/humans-could-face-reproductive-crisis-as-sperm-count-declines-study-finds; https://www.zeit.de/zeit-magazin/leben/2021-04/benedikt-schwan-unfruchtbarkeit-zeugungs unfaehigkeit-maenner-maennlichkeit/seite-2

8 Obwohl unzählige Versuche an Tieren die schädlichen Konsequenzen von endokrinen Disruptoren beweisen, werden die Studien häufig als wenig haltbar kritisiert. Laut der dänischen Umweltepidemiologin Tina

Kold Jensen würden Pharma- und Chemieindustrie Leute dafür bezahlen, dass Studien, die ihre Produkte mit Krankheiten verursachenden Wirkungen zusammenbringen, lächerlich gemacht werden. Solange ihre schädlichen Wirkungen nicht an Menschen dargelegt werden könne, fehle die Grundlage, um Wirkstoffe zu verbieten. Doch da es keine Menschen gibt, die ohne endokrine Disruptoren geboren wurden, gibt es keine Vergleichsgruppen – mal abgesehen von der schwierigen Frage, ob man nicht Menschen (oder Tiere) bewusst womöglich sehr schädlichen Stoffen aussetzen darf und soll. Wie die britisch-französische Biologin und Endokrinologin Barbara Demeneix das Dilemma zusammenfasst, wäre »die Erprobung verschiedener Chemikalien am Menschen extrem unethisch, und doch ist dies das Experiment, an dem wir alle teilnehmen«. https://www.arte.tv/de/videos/098825-000-A/krank-durch-plastik/; https://www.scientificamerican.com/article/reproductive-problems-in-both-men-and-women-are-rising-at-an-alarming-rate/

9 https://www.oxfam.de/ueber-uns/aktuelles/klimawandel-ungleichheit-reichste-1-prozent-schaedigt-klima-doppelt-so-stark

10 https://www.umweltbundesamt.de/daten/chemikalien/strukturdaten-chemikalien-chemisch-pharmazeutische#chemisch-pharmazeutische-industrie-belastet-die-umwelt

11 Ebd.

12 https://youtu.be/2Kl69bWbXnY/

13 https://www.thelocal.es/20220304/spain-eyes-free-contraception-for-under-25s/

14 https://www.deutschlandfunknova.de/amp/beitrag/verhuetung-fuer-den-mann-erhitzen-des-nebenhodens

15 https://pubmed.ncbi.nlm.nih.gov/11910858/

16 Der Froschtest war auch unter dem Namen Galli-Mainini-Test bekannt. War das Schwangerschaftshormon hCG (humanes Choriongonadotropin) im Urin enthalten, setzen die männlichen Frösche innerhalb weniger Stunden Spermien ab, was unter dem Mikroskop gut zu sehen ist; https://muvs.org/de/themen/pionierinnen/carlos-galli-mainini-1914-1961/

17 Es gibt zwar bereits Schnelltests, die Auskunft über die männliche Fruchtbarkeit geben sollen. Allerdings sollen sie bei ungewollter Kinderlosigkeit zum Einsatz kommen. Die Fragestellung dahinter ist also eine andere – bin ich fruchtbar genug? –, als dass sie in Sachen Verhütung entscheidend ist (bin ich sicher verhütet?). Das beeinflusst das Ergebnis. Wer unter eine Million bewegliche Spermien pro Milliliter Ejakulat hat, gilt als sicher verhütet. Alles darüber hinaus kann gefährlich werden. Wenn ich als Mann

mit Kinderwunsch laut Test zwar fruchtbar bin, in Wahrheit jedoch nicht genug fertile Spermien produziere, wird mir nichts gegeben außer falscher Hoffnung. Doch wenn ich als Mann ohne Kinderwunsch die Info habe, sicher verhütet zu sein, und dies nicht der Fall ist, habe ich (beziehungsweise meine Partnerin) im Zweifel ein recht großes Problem.

18 Unterstützung in der Höhe von einer Million US-Dollar kommt von der Male Contraceptive Initiative (MCI), einer US-amerikanischen Institution, die nach der US-Regierung der weltweit zweitgrößte Investor für männliche Verhütung darstellt.

13
BABYMÜDE, PILLENMÜDE, FREMDBESTIMMUNGSMÜDE

1 Sie hätten »generell weniger Interesse und mehr Vorbehalte gegenüber Prozeduren, die ihre Fruchtbarkeit einschränken«, wie er in einem Artikel für ein Wissenschaftsmagazin schrieb. Carl Djerassi (1970), zit. nach Oudshoorn (2003), a. a. O., Pos 172/306

2 Anders als die Samen- ist die Eizellenspende in Deutschland illegal: Das Embryonenschutzgesetz sieht vor, dass Frauen nur ihre eigene Eizelle wiedereingesetzt werden darf. Außerdem ist das Einfrieren der Eizellen kostspielig und damit nicht allen zugänglich.

3 https://www.youtube.com/watch?v=m-ZRfTY72_A&t=1183s

4 Prognosen zeigen, dass die Weltbevölkerung bis 2080 weiter ansteigen und dann stagnieren wird; https://www.dsw.org/weltbevoelkerung/

5 https://www.bib.bund.de/DE/Fakten/Fakt/B19-Durchschnittsalter-Bevoelkerung-ab-1871.html

6 https://www.youtube.com/watch?v=m-ZRfTY72_A&t=1183s

7 Ebd.

8 Franziska Schutzbach (2020): Politiken der Generativität. Reproduktive Gesundheit, Bevölkerung und Geschlecht. Das Beispiel der Weltgesundheitsorganisation. transcript; https://doi.org/10.14361/9783839450222

9 Susanne Schultz: Gefährliche statistische Kurzschlüsse. Zur anti-malthusianischen Dimension reproduktiver Gerechtigkeit. In: Kitchen Politics (Hrsg.), a. a. O., S. 107

10 Siehe Abby Epstein und Ricki Lane (2021): *The Business of Birth Control*, a. a. O.

11 Siehe: Franziska Schutzbach (2020): Politiken der Generativität, a. a. O., und: Kitchen Politics (Hrsg.): Mehr als Selbstbestimmung!, a. a. O.

12 Farida Akther (1987): The State of Contraceptive Technology in Bangladesh. Reproductive and Genetic Engineering. In: *Reproductive and*

Genetic Engineering, 1 (2), S. 153–158; http://www.finrrage.org/wp-content/uploads/2016/03/Contraceptive_Technology_in_Bangladesh.pdf

13 Ebd., S. 161

14 https://www.spiegel.de/panorama/leute/usa-gericht-hebt-vormundschaft-ueber-britney-spears-auf-a-9f2e2dc4-af24-412e-ae4d-ba9d12e2fbee / https://www.stern.de/lifestyle/leute/britney-spears--verlobter-spricht-ueber-ihre-fehlgeburt-31915352.html

15 https://www.thieme-connect.de/products/ebooks/lookinside/10.1055/b-0035-104385

16 Das Interview mit Lotta Brodt wurde im März 2021 per Video geführt und als Story auf meinem Instagram-Kanal veröffentlicht: https://www.instagram.com/frankafrei/

17 https://taz.de/Ratschlaege-in-der-Schwangerschaft/!5358283/

18 https://www.vice.com/de/article/43ndpn/selbstbestimmung-frauen-mit-geistiger-behinderung-zu-sterilisation-gedraengt

19 https://www.edf-feph.org/why-is-forced-sterilisation-still-legal-in-the-eu/

20 Loretta Ross und Rickie Solinger (2017): Reproductive Justice, a. a. O.

21 https://rewirenewsgroup.com/wp-content/uploads/2017/06/CHOICELESS-The-Backstory-Loretta-Ross-on-the-Dalkon-Shield-Disaster.pdf

22 https://helloclue.com/podcast/hormonal-podcast-clue/reproductive-choice-and-reproductive-justice/

23 https://jamestown.org/wp-content/uploads/2020/06/Zenz-Internment-Sterilizations-and-IUDs-UPDATED-July-21-Rev2.pdf?x26611

24 https://www.spiegel.de/panorama/justiz/ohio-usa-zehnjaehrige-musste-nach-vergewaltigung-in-nachbarbundesstaat-abtreiben-a-84813738-7569-41a5-be9d-1f0ccb0b28b2

25 Dieses Risiko bezieht sich besonders auf die Pille danach oder auch Spiralen, die nachträglich zur Verhütung eingesetzt werden können; https://www.nbcnews.com/news/us-news/birth-control-banned-roe-v-wade-overturned-legal-experts-warn-rcna28253

26 https://reproductive-health-journal.biomedcentral.com/articles/10.1186/s12978-022-01332-x

27 Susanne Schultz (2022): Die Politik des Kinderkriegens. Zur Kritik demografischer Regierungsstrategien. transcript, S. 207

28 https://www.bayer.com/sites/default/files/Screen_Bayer_CSR_broschuere_EN.pdf

29 https://decorrespondent.nl/11005/op-pad-met-de-racende-dokters-die-een-heel-land-van-anticonceptie-willen-voorzien/671552249335-0e34c9e8

30 Schultz Susanne (2022). a. a. O. S. 204

31 Anthea Kyere (2021): Kämpfe verbinden. In: Kitchen Politics (Hrsg.): Mehr als Selbstbestimmung!, a. a. O., S. 127

32 Daniel Bendix und Susanne Schultz (2015): Bevölkerungspolitik reloaded, a. a. O.

33 Im Monat erreiche man rund 2200 Verhütungsjahre, wie ein Arzt Pilon und Peters berichtete. Siehe: https://decorrespondent.nl/11005/op-pad-met-de-racende-dokters-die-een-heel-land-van-anticonceptie-willen-voorzien/671552249335-0e34c9e8

34 https://www.sueddeutsche.de/politik/implant-files-essure-spirale-frauen-1.4228776

35 https://www.tagesschau.de/wirtschaft/unternehmen/bayer-essure-klagen-101.html

36 https://www.spiegel.de/politik/ausland/milliarden-kontinent-afrika-musterland-ruanda-bekaempft-die-ueberbevoelkerung-a-794677.html

37 https://www.faz.net/aktuell/wissen/die-bevoelkerungsexplosion-wird-schwaerzer-bis-12-3-milliarden-menschen-13161136.html

38 https://www.welt.de/politik/ausland/article131157709/2050-muss-Afrika-zwei-Milliarden-ernaehren.html

39 https://www.welt.de/politik/ausland/article5254001/Bevoelkerungswachstum-zerstoert-das-Weltklima.html; https://www.welt.de/wissenschaft/umwelt/article13519338/Ueberbevoelkerung-ist-groesstes-Problem-der-Menschheit.html und https://www.welt.de/wissenschaft/plus219167074/Ueberbevoelkerung-Warum-grosse-Familien-in-Afrika-die-Norm-sind.html?icid=search.product.onsitesearch

40 https://www.worldometers.info/co2-emissions/co2-emissions-per-capita/

41 https://www.nw.de/lokal/kreis_paderborn/paderborn/22523960_Clemens-Toennies-sorgt-beim-Tag-des-Handwerks-fuer-Kopfschuetteln.html

42 https://www.umweltbundesamt.de/themen/ein-drittel-der-lebensmittel-wird-verschwendet

43 https://eatforum.org/eat-lancet-commission/eat-lancet-commission-summary-report/

44 Othering (vom Englischen *other* für »anders«) meint die Distanzierung von einer Gruppe, der man sich selbst nicht zugehörig fühlt. »Die anderen« werden mit ihren Eigenschaften, Bedürfnissen und Fähigkeiten hervorgehoben, ausgegrenzt und meist abgewertet. Dadurch soll das eigene, positive Selbstbild gestärkt werden.

45 https://www.thelancet.com/journals/lancet/article/PIIS0140-6736(20)30677-2/fulltext

46 Eberhard Nieschlag (2009): Andrologie, a. a. O., S. 576 f.

47 Susanne Schultz (2021): Gefährliche statistische Kurzschlüsse. Zur antimalthusianischen Dimension reproduktiver Gerechtigkeit. In: Kitchen Politics (Hrsg.): Mehr als Selbstbestimmung!, a. a. O., S. 364

48 Anthea Kyere (2021), a. a. O. S. 65

49 Daniel Bendix und Susanne Schultz (2015): Bevölkerungspolitik reloaded, a. a. O.; https://www.budrich-journals.de/index.php/peripherie/article/view/22998

50 https://www.who.int/publications/i/item/9789240021730

51 Man achte mal drauf – pünktlich zum einundzwanzigsten Geburtstag ist die Gebärmutter dann oft plötzlich ausgewachsen.

52 Der Film *Weibliche Sterilisation – Junge Frauen fordern mehr Selbstbestimmung* (2019) vom Y-Kollektiv zeigt sehr eindrücklich, wie Frauen zwischen zwanzig und dreißig, die selbstbestimmt die Entscheidung getroffen haben, dass sie für den Rest ihres Lebens keine Kinder haben wollen und auch keine Lust auf andere Verhütungsmittel haben, davon abgehalten werden, sich dem nicht reversiblen Eingriff zu unterziehen; https://www.youtube.com/watch?v=cCUwWeD47qo

53 https://www.youtube.com/watch?v=2t8l4HldblI

54 Wie eine ARTE-Dokumentation zeigt, richtet sich ihre Agenda nicht nur gegen Abtreibung, sondern auch gegen Verhütung und Homosexualität: Abtreibungsgegner auf dem Vormarsch (2018); https://programm.ard.de/TV/arte/pro-life---abtreibungsgegner/eid_28724543597474

55 https://dgvn.de/meldung/klimagerechtigkeit-und-geschlecht-warum-frauen-besonders-anfaellig-fuer-klimawandel-naturkatastroph

14
VERHÜTUNG IST POLITISCH!

1 Bobika (2022): Le cœur des zobs. Mâtin, mittlerweile auch auf Englisch erschienen, a. a. O.

2 Ebd., S. 120

3 https://www.instagram.com/jockstrapminat/

4 https://www.stuttgarter-zeitung.de/inhalt.von-obama-bis-guenther-jauch-diese-maenner-sind-die-groessten-vorbilder-fuer-deutsche.39f472d0-10a6-4b02-be1b-d25773c9363e.html

5 https://betterbirthcontrol.org

6 Im Jahr 2021 stellten zwei Männer unter dem Namen »Pinky Gloves« einen Plastikhandschuh mit Klebestreifen vor, mit dem man Tampons und Co. »geruchsneutral« und »diskret« entsorgen kann. Ist ja sonst

auch sehr »unangenehm«, wohlbemerkt, so die Männer. Zunächst waren die Investor:innen begeistert. In Folge eines Shitstorms wurde das Produkt nach wenigen Tagen wieder vom Markt genommen.

7 https://www.bmfsfj.de/bmfsfj/aktuelles/reden-und-interviews/transsexuellengesetz-abschaffen-gleiche-rechte-fuer-alle--196166

8 https://www.buergerliches-gesetzbuch.info/bgb/1905.html

9 https://www.change.org/p/die-bundesregierung-verhütung-für-alle-besser-machen

10 https://www.happyscribe.com/public/ten-percent-happier-with-dan-harris/316-how-to-call-people-in-instead-of-calling-them-out-loretta-ross

Sofern nicht anders vermerkt, wurden alle Online-Quellen zuletzt am 04. Januar 2023 abgerufen.

WEITERFÜHRENDE LITERATUR

Folgende Bücher haben mich bei den Recherchen begleitet und eignen sich sehr gut, um bestimmte Themenfelder zu vertiefen.

Bobika: *Balls Up. A Contraceptive Journey*. Europe Comics 2022

Bola, JJ: *Sei Kein Mann. Warum Männlichkeit ein Albtraum für Jungs ist.* Hanserblau 2020

Chollet, Mona: *Hexen. Die unbesiegte Macht der Frauen.* Nautilus Flugschrift 2020

Doppe, Blu, und Daniel Holtermann (Hg.): *Vom Scheitern, Zweifeln und Ändern. Kritische Reflexion von Männlichkeiten.* Unrast Verlag 2021

Drucker, Donna J.: *Contraception. A Concise History.* MIT Press 2020

Endler, Rebekka: *Das Patriarchat der Dinge: Warum die Welt Frauen nicht passt.* Dumont 2021

Federici, Silvia: *Caliban und die Hexe. Frauen, der Körper und die ursprüngliche Akkumulation*. Mandelbaum kritik & utopie 2017

Giese, Linus: *Ich bin Linus. Wie ich der Mann wurde, der ich schon immer war*. Rowohlt Polaris 2020

Haller, Lisa Yashadhorara, und Alicia Schlender (Hg.): *Handbuch Feministische Perspektiven auf Elternschaft*. Barbara Budrich 2021

Heinicke, Jana: *Aus dem Bauch heraus. Wir müssen über Mutterschaft sprechen.* Goldmann 2022

hooks, bell: *Männer, Männlichkeit und Liebe. Der Wille zur Veränderung.* Elisabeth Sandmann Verlag 2022

hooks, bell: *Alles über Liebe. Neue Sichtweisen*. HarperCollins 2021

Jordan-Young, Rebecca, und Katrina Karkazis: *Testosteron. Warum ein Hormon nicht als Ausrede taugt.* Hanser 2020

Kaiser, Susanne: *Politische Männlichkeit. Wie Incels, Fundamentalisten und Autoritäre für das Patriarchat mobil machen.* Edition suhrkamp 2020

Kitchen Politics (Hrsg.): *Mehr als Selbstbestimmung! Kämpfe für reproduktive Gerechtigkeit.* edition assemblage 2021

Kurt, Şeyda: *Radikale Zärtlichkeit. Warum Liebe politisch ist.* HarperCollins 2021

L'Audace, Luisa: *Behindert und stolz. Warum meine Identität politisch ist und Ableismus uns alle etwas angeht.* Eden Books 2022

Lunz Kristina: *Die Zukunft der Außenpolitik ist feministisch. Wie globale Krisen gelöst werden müssen.* Econ 2022

Mies, Maria, und Vandana Shiva: *Ecofeminism.* Zed Books 2014

Oudshoorn, Nelly: *The Male Pill. A Biography of a Technology in the Making.* Duke University Press 2003

Penny, Laurie: *Sexuelle Revolution. Rechter Backlash und feministische Zukunft.* Nautilus Flugschrift 2022

Roig, Emilia: *Why We Matter. Das Ende der Unterdrückung.* Aufbau Verlag 2021

Ross, Loretta, und Rickie Solinger *Reproductive Justice: An Introduction.* University of California Press 2017

Schultz Susanne: *Die Politik des Kinderkriegens. Zur Kritik demografischer Regierungsstrategien.* transcript 2022

Schutzbach, Franziska: *Die Erschöpfung der Frauen. Wider die weibliche Verfügbarkeit.* Droemer 2021

Serna, Élodie: *Opération Vasectomie.* Libertalia 2021

Zykunov Alexandra: *»Wir sind doch alle längst gleichberechtigt!« 25 Bullshitsätze und wie wir sie endlich zerlegen.* Ullstein 2022

NETZWERKE, LINKS UND BERATUNGSSTELLEN

VERHÜTUNG UND SCHWANGERSCHAFTSABBRUCH:

https://www.profamilia.de/

WÄRMEBASIERTE VERHÜTUNG UND MÄNNLICHKEIT:

https://thermische-verhuetung.info/
https://unverhuetbar.noblogs.org/
https://thoreme.com/
https://slowcontraception.com/
https://kritische-maennlichkeit.de/

MÄNNERGESUNDHEIT:

https://www.maennergesundheitsportal.de/
https://www.urologie-fuer-alle.de

GLOSSAR

Ableismus und Menschen mit Lernschwäche/Lernschwierigkeiten

Abgeleitet vom englischen Begriff *ableism*, bezeichnet die strukturelle Diskriminierung gegenüber Personen mit chronischen Schmerzen, geistiger und/oder körperlicher Behinderung. *Menschen mit Lernschwäche beziehungsweise Menschen mit Lernschwierigkeiten* ist ein selbst gewählter Begriff von Menschen, die auch als Personen mit intellektuellen oder geistig/kognitiven Einschränkungen beschrieben werden.

Ally

Englisch für »Verbündete:r«. Ein Ally ist eine Person, die zwar selbst nicht von einer bestimmten Form von (struktureller) Diskriminierung betroffen ist, sich dennoch für die Rechte von marginalisierten Gruppen einsetzt, zuhört und die eigenen Privilegien nutzt, um sich für fairere Verhältnisse einzusetzen.

Androzentrismus/androzentrisch

Bedeutet so viel wie »männerzentriert« und beschreibt eine Sichtweise, in der cis Männer den Maßstab und die Norm darstellen. Dadurch, dass Wissenschaft, Politik, Kultur, Religion und Wirtschaft über Jahrhunderte überwiegend aus männlicher Perspektive geschaffen und weiterentwickelt wurden, sind bis heute viele dieser Bereiche androzentrisch verzerrt und daher für Menschen, die von dieser Norm abweichen, weniger passend oder sogar diskriminierend.

Binär/binäres Geschlechtersystem

Binär bezeichnet allgemein, wenn sich etwas aus zwei Stoffen, Teilen, Ziffern etc. zusammensetzt. Das binäre Geschlechtersystem geht davon aus, dass es nur zwei Geschlechter gibt (Mann und Frau). Geschlechtsidentitäten, die nicht in diesen beiden Polen repräsentiert sind, werden systematisch ausgeschlossen. Sowohl biologisch als auch soziokulturell gibt es mehr als zwei Geschlechter (zum Beispiel trans Männer, trans Frauen, intergeschlechtliche und nicht binäre Personen). Daher ist das binäre Geschlechtersystem wissenschaftlich falsch, unzureichend und diskriminierend.

Binäre Muster und Strukturen finden sich auch in anderen Bereichen, die mit Geschlecht und Sexualität zu tun haben (trans und cis, Homo- und Heterosexualität), wie auch allgemeiner betrachtet in vielen kulturellen Denkmustern (gut und schlecht, ja und nein, Natur und Kultur). Und auch hier sind die Dinge meist komplizierter, als dass zwei Extreme allein zur Beschreibung ausreichen könnten.

Biopolitik

Biopolitik ist ein Sammelbegriff für Maßnahmen und Praktiken, die dazu dienen, eine Gesellschaft zu organisieren, zu regulieren und zu kontrollieren. Der Begriff geht auf den französischen Philosophen Michel Foucault und seine Theorien zur Bio-Macht zurück. Wie der Name schon sagt, geht es dabei in vielerlei Hinsicht um Macht: Wie entwickelt sich eine Bevölkerung, und welches Verhalten wird als förderlich oder weniger gewinnbringend erachtet? Durch bestimmte Maßnahmen können die Geburtenrate, die Alterskurve oder der Gesundheitszustand einer Bevölkerung gelenkt werden. Manche sind staatlich-institutionell (Gesetze, Gesundheitssystem etc.), andere entspringen kulturellen Normvorstellungen (Heteronormativität).

Seit dem 18. Jahrhundert wurden die Gesundheit und die Sexualität immer mehr zum Gegenstand der Politik: Es wurden staatliche Krankenhäuser, Hygienekonzepte und Gesetze erlassen, die diese Bereiche regulieren sollten. Auch wurden staatliche Gefängnisse und »Irrenanstalten« eingeführt, die es möglich machten, Menschen für bestimmtes Verhalten systematisch zu bestrafen, einzusperren, zu ermorden (Todesstrafe) oder auch zu sterilisierten. Maßnahmen zur Geburtenkontrolle sind ein gutes Beispiel für biopolitische Praktiken: Durch die Art, wie Verhütung, Schwangerschaftsabbruch, Pränataldiagnostik, Kinderwunschbehandlung etc. zugänglich gemacht werden, kann die Geburtenrate und die Fortpflanzung nach bestimmten Maßnahmen gelenkt werden. Auch hier führen bestimmte Gesetze, Warenwege und Normvorstellungen von Familienplanung dazu, dass sich bestimmte Bevölkerungsgruppen vermehren und andere weniger stark.

Cis, trans/trans*, nichtbinär und inter*

Das Geschlecht definiert sich in mehreren Dimensionen. Oft wird von einem biologischen und einem sozialen Geschlecht gesprochen. Beides bedingt sich gegenseitig und entscheidet in seiner Gemeinsamkeit die individuelle Geschlechtsidentität (nicht zu verwechseln mit der Sexualität). Aufgrund von körperlichen Faktoren (äußere und innere Geschlechtsteile, Chromosomen, Hormone etc.) wird Neugeborenen bei der Geburt standardmäßig ein Geschlecht zugeordnet und dementsprechend ein Name. Sie gelten meist als Junge oder Mädchen und werden durch bestimmte soziale, oft recht einengende Muster erzogen und sozialisiert, wodurch sie lernen, als Kinder, Jugendliche und Erwachsene eine bestimmte Geschlechterrolle einzunehmen (durch Spielzeug, Klamotten, Hobbys, Kommentare zum Verhalten etc.). Menschen, die sich mit dem bei der Geburt zugeordneten Geschlecht identifizieren, bezeichnet man als cis geschlechtlich. Personen, die im Laufe ihrer Kindheit, Jugend oder im Erwachsenenalter feststellen, dass sie sich damit nicht identifizieren, bezeichnet man als trans/trans* (das Sternchen dient als Platzhalter für mögliche Endungen, um den Begriff zur Identifikation für möglichst viele Geschlechtsidentitäten nutzbar zu machen). Wenn zum Beispiel bei der Geburt eines Kindes »weiblich« eingetragen wurde, aber die Person für sich weiß, dass sie ein Mann ist, ist diese Person ein trans Mann. Andersherum ist eine trans Frau eine Person, die bei der Geburt als Junge kategorisiert wurde und sich heute als Frau identifiziert. Menschen, die sich in diesem binären Geschlechterspektrum (Mann/Frau) unabhängig ihres biologischen Geschlechts nicht verordnen, werden nichtbinäre, enby oder agender Personen genannt. Für Menschen, deren Geschlecht bei der Geburt mehrdeutig ist, gibt es die Bezeichnung inter* oder intergeschlechtlich. Im Laufe des Lebens kann sich die Geschlechtsidentität ändern, und für viele Formen von Geschlecht fehlen bis heute passende Ausdrücke.

Demografie/pro- und antinatalistische Maßnahmen

Demografie bezeichnet den Zustand und die Entwicklung einer Bevölkerung. Bestimmte Faktoren (Alter, Geschlecht, Einkommen etc.) sollen dazu dienen, den Wohlstand einer Bevölkerung zu messen, Prognosen aufzustellen und bei Bedarf mit entsprechenden Maßnahmen entgegenzuwirken.

Heteronormativität

Im binären Geschlechtersystem wird davon ausgegangen, dass es nur zwei Geschlechter gibt und dass es »normal« ist, dass sie sich gegenseitig anziehen – also, dass alle Menschen »von Natur aus« hetero sind. Eine Kultur, die auf vielen Ebenen immer wieder in ein einseitiges, binäres Hetero-Schema presst (zum Beispiel durch Gesetze, die Hetero-Paare steuerlich bevorzugt oder Filme, die immer nur Hetero-Liebesgeschichten erzählen), wird in der Geschlechterwissenschaft als heteronormativ kritisiert.

Intersektionalität

Der Begriff geht auf die US-amerikanische Juristin und Aktivistin Kimberlé Crenshaw zurück und beschreibt verschiedene Formen von Mehrfachdiskriminierung (aufgrund der Geschlechtsidentität, der Sexualität, der kulturellen, geografischen oder religiösen Herkunft, der körperlichen Fähigkeiten oder des sozioökonomischen Status). Diskriminierung passiert oft auf mehreren Ebenen gleichzeitig: So kann zum Beispiel eine Schwarze Frau sowohl Sexismus als auch Rassismus erfahren und eine behinderte Schwarze Frau Sexismus, Rassismus und Ableismus. Es geht nicht darum, Leid und Diskriminierung zu addieren und gegeneinander aufzuwiegen, sondern eine Sichtweise zu schaffen, die dabei helfen soll, diskriminierende Strukturen zu erkennen und abzubauen. Daher sollte zum Beispiel nicht nur daran gearbeitet werden, Sexismus *oder* Rassismus zu bekämpfen, sondern beides in seiner Gemeinsamkeit begriffen werden.

Kapitalismus

Bezeichnet ein Wirtschafts- und Gesellschaftssystem, das durch Geld- und Warenflüsse gelenkt wird (Zeit ist Geld und Geld ist Macht). An der Spitze der Pyramide stehen Menschen mit viel Besitz, mit Kapital in Form von Geld, Immobilien, Wertpapieren oder Waren und ihren Möglichkeiten, ihren Reichtum entsprechend zu vermehren (zum Beispiel dadurch, dass sie sich Fabriken kaufen, mehr Arbeiter:innen beschäftigen und dadurch mehr Waren produzieren, die sie verkaufen können, womit sich ihr Reichtum weiter ausweitet, ohne dass sie dafür etwas tun müssen). Die Schere zwischen reich und arm wird dadurch immer extremer. Der Kapitalismus ist eng mit dem Patriarchat und der weißen Vorherrschaft verwandt und braucht Diskriminierungsformen wie Sexismus und Rassismus, um sich Ungleichbehandlung und Ausbeutung zu erlauben (etwa, dass Frauen oder Menschen mit Migrationsgeschichte für die gleiche Arbeit weniger Lohn bekommen oder ganz selbstverständlich unentlohnt Sorgearbeit leisten). Dieses System funktioniert nur, weil Menschen unterschiedliche Ausgangspunkte haben und voneinander abhängig gemacht werden.

Lohnarbeit und Care-Arbeit/ Produktion und Reproduktion

Lohnarbeit oder Erwerbsarbeit bezeichnet eine Form von Arbeit, für die Menschen Geld bekommen – ihre Brötchen verdienen. Care-Arbeit (oder auch Sorge-, Familien- oder Reproduktionsarbeit) beschreibt Tätigkeiten, die grob in den Bereich des Sich-um-andere-Kümmerns fallen: die Arbeit im Haushalt (Kochen, Putzen, Wäsche waschen etc.), die Arbeit und die Pflege von Babys und Kindern, aber auch das Sorgen um andere Menschen, die Hilfe und Pflege benötigen, insbesondere Ältere oder Kranke. Damit verbunden ist ebenso die emotionale Arbeit, die entsteht, indem man sich Gedanken über die Organisation von Dingen macht (auch bekannt als Mental Load, als psychische Belastung), jedoch kann diese kaum statistisch erfasst werden.

Care-Arbeit wird in den allermeisten Fällen nicht entlohnt.

Mit dem Erstarken kapitalistischer Arbeitsteilung wurden diese Formen von Arbeit immer mehr nach Geschlecht unterteilt. Es ist von wirtschaftlichem Nutzen, wenn Männer ihre (physische) Arbeitskraft in einen Lohn umwandeln, während sich Frauen beziehungsweise Gebärfähige vorrangig unbezahlt zu Hause um Kinder, Sorgearbeit, Pflege, Erziehung und Haushalt kümmern.

Natürliche Familienplanung (NFP)

Beschreibt Verhütungsmethoden, die ohne den Einsatz von chemischen beziehungsweise hormonellen Mitteln (zum Beispiel die Pille) oder mechanischen Präparaten (Kupferspirale) auskommen. Durch das Beobachten körperlicher Anzeichen während des Zyklus und das sehr präzise Messen der Körpertemperatur kann die Zeit der Ovulation (Eisprung) sehr genau festgestellt werden. Je nachdem kann NFP damit zur Verhütung, aber auch für den Kinderwunsch sehr nützlich sein. Fälschlicherweise wird NFP häufig als »Kalendermethode« oder »Temperaturmessen« bezeichnet, belächelt oder als unsicher abgetan. Bei perfekter Anwendung kann NFP eine ähnlich hohe Sicherheit wie die Pille haben. Mögliche Hilfsmittel sind dabei neben einem Basalthermometer, das die Körpertemperatur auf zwei Kommastellen genau im Mund misst, auch verschiedene Verhütungscomputer, Apps oder Tabellen zum manuellen Eintragen der Temperaturwerte. Ebenso wird die genaue Untersuchung des Zervixschleims empfohlen.

Patriarchat

Das Patriarchat ist ein System, das Männer tendenziell bevorzugt, aber tatsächlich nur eine kleine, sehr privilegierte Oberschicht von Männern (und eine noch viel kleinere von Frauen) wirklich davon profitieren lässt. Auch Männer leiden unter dem Patriarchat und jenen strengen, einengenden Geschlechterrollen, die es wie Leim zusammenhält.

Letztendlich steht hinter dem, was ich in Ermangelung eines weniger aufgeladenen Wortes in diesem Buch sehr häufig Patriarchat nenne, ein komplexes Machtsystem, das sich unterschiedlichen Formen von Diskriminierung bedient, nicht nur aufgrund des Geschlechts (siehe: Intersektionalität). Es sitzt in allen Bereichen des öffentlichen und privaten Lebens, hält Ungleichheit aufrecht und verstärkt sie, denn es profitiert davon.

Patriarchat und Kapitalismus sind eng verflochten und halten sich gegenseitig aufrecht. Wir alle nehmen daran teil, doch nicht jeder Mensch hat darin die gleichen Möglichkeiten, Chancen und Rechte.

Rassismus und Sexismus

Sowohl bei Sexismus als auch bei Rassismus handelt es sich um historisch gewachsene Ordnungssysteme, die für viele gleichzeitig bestehenden Verhütungsungerechtigkeiten entscheidend sind. Sie sind miteinander verwoben und passieren auf vielen Ebenen gleichzeitig. (Siehe: Intersektionalität)

Reversibel

Rückgängig/umkehrbar machen

Schwarz/BiPoC

Schwarz, Menschen of Color sowie BIPoC (Black, Indigenous and People of Color) sind Selbstzuschreibungen, die aus der antirassistischen Widerstandsbewegung von Menschen, die durch eine *weiße* Vorherrschaft Rassismus erfahren, gewählt wurden.

Sexualität

Ähnlich wie bei der Geschlechtsidentität ist auch die Sexualität nicht »natürlicherweise« auf eine bestimmte Art und Weise vorgegeben, sondern ein vielschichtiges, fluides Spektrum. Menschen aller Geschlechter können hetero-, bi-, homo- oder asexuell sein (und diese Liste ist unvollständig). Sexualität lässt sich oft nicht in einfachen Kategorisierungen beschreiben.

Queer

Der Begriff ermöglicht eine Beschreibung von Menschen und Lebensstilen außerhalb der cis-hetero-Norm. Lange Zeit war queer ein Schimpfwort gegenüber schwulen Menschen, in den letzten Jahrzehnten ist der Begriff für viele zur Selbstbezeichnung geworden. Häufig bezieht sich Queersein auf die Geschlechtsidentität oder die Sexualität. Queerfeministischen Theoretiker:innen wie der US-amerikanischen Philosophin Judith Butler zufolge kann queer auch ein politisches Mindset beschreiben, das Binaritäten infrage stellt und sich heteronormativen Herrschaftsmustern widersetzt.

DANKE, DANKE UND NOCHMAL DANKE!

Die letzten Monate waren intensiv. Gefühlt bin ich ganz schön tief in die Gefilde der politisch-privaten Gesellschafts- und Machtstrukturen vorgedrungen. Viele Menschen haben mich bei der Recherche begleitet und unterstützt. Zunächst daher ein ganz riesiges Danke an mein soziales Umfeld, das mich in unterschiedlichen Zuständen dieses Prozesses getragen (und ertragen) hat: meine Eltern, denen ich viele Privilegien zu verdanken habe, meine Schwester Fritzi, mit der sich Patriarchatsanalysen stets wie ein angenehm mühelos rhythmischer Paartanz anfühlen, meine Freund:innen, die teils monatelang nichts und dann ausschließlich Penisring-bezügliche Informationen von mir bekamen, und meine Mitbewohner:innen, die meinen Stress und meine in arbeitsintensiven Phasen besonders seltsamen Essgewohnheiten nicht weiter kommentierten (Martina, I love you!). Das Bücherschreiben bringt manchmal die Gefahr mit sich, zum Einsiedlerkrebs mit viereckigen Augen und Wahnvorstellungen zu werden, aber durch die vielen tollen Menschen in meinem sozialen und politischen Netzwerk habe ich mich nie einsam gefühlt.

Ein besonders großes Danke geht an meine Lektorin Elizabeth Bandulet und die anderen goldigen Menschen vom Goldmann Verlag, die von Anfang an an das Buchprojekt glaubten. Danke auch an Regina Carstensen für das sorgfältige Lektorat und an meinen großartigen Agenten Alfio Furnari, der verzweifelte Autor:innen stets mit besänftigenden Worten wie bestärkenden Ratschlägen aufzumuntern weiß.

Ein sehr aufrichtiges Dankeschön geht auch an die medizinischen und aktivistischen Interviewpartner:innen, die dieses Buch mit den nötigen Fachperspektiven bereichert haben: Dr. Michael Zitzmann, Elaine Lissner, Jana Pfenning und Rita Maglio sowie Mary, die eigentlich anders heißt, und den anonymen Männern vom emanzipatorischen Verhütungskollektiv aus Leipzig. Unbekannterweise will ich an dieser Stelle auch Susanne Schultz, Franziska Schutzbach, Anthea Kyere und den vielen anderen Theoretiker:innen und Aktivist:innen in Deutschland und anderswo danken, die das Thema wissenschaftlich wie gesellschaftlich in den Vordergrund rücken – das ist enorm wichtig, um Verhütung als politischen Diskurs zu begreifen und weitere sozialwissenschaftlich-interdisziplinäre Forschung zu ermöglichen.

Im besonderen Maße möchte ich mich ebenso beim Verein Feministische Medizin e.V. bedanken, die Medizin und (feministische) Politik verbinden und die Entwicklung des Buchs mitbegleitet haben. Dankbarkeit fürs kritische Probelesen und Kommentieren geht an dieser Stelle auch an Paula, Janine und Shari, die durch ihr multidisziplinäres Fachwissen im medizinisch-redaktionellen Bereich den Blickwinkel erweiterten. Das urologische Fact-Checking wurde von Dr. Axel Merseburger vorgenommen – und das auch noch in freizeitlich, ehrenamtlicher Weihnachtszeit – dafür kann man gar nicht oft genug Danke rufen. Ich hoffe, dass eine medizinisch-feministische Zusammenarbeit der Sache Flügel verleiten wird!

Ganz besonders herzlich möchte ich mich auch bei Maxime, Antoine und Stefanie für die tolle Arbeit in Frankreich bedanken: für die Zusammenarbeit, den coolen solidarischen Vibe und das Boot, auf das man gerne aufspringt, weil es nie zu voll ist. Teil dessen ist auch mein Kollege Fabian Hennig: danke fürs Netzwerken und den nerdigen Austausch in Berliner Kneipen und Pariser Cafés. Speziell ans Herz gewachsen ist mir das gesamte Team von Ronikja aus Butzbach, das ich gerne bei der Weiterentwicklung des futuristischen Eierwärmers unterstütze (lieber Rolf, Niklas, Jan und Kevin: Ich hoffe, wir kriegen den elektrischen Eierwärmer zusammen an den Mann!). Die tollen Illustrationen im Buch sind dem französischen Künstler Bobika zu verdanken – sein Comic »Le cœur des zobs«, der mittlerweile auch auf Englisch erschienen ist, sei allen empfohlen. Merci Bobika! Das Buchcover hat mein guter Freund und Grafiker Joey Eckhart entworfen. Thank you Joey, I will always love you!

Das wohl größte Danke kommt zum Schluss – und es geht an Felix aus Frankreich, ein Mensch, der mich und meine Arbeit in den letzten Monaten sehr intensiv begleitet hat. Als wir uns in Paris trafen, war uns beiden klar, dass wir viele Ansichten und Interessen teilen: vor allem die Obsession mit dem Thema geschlechtergerechte Verhütung aus einer patriarchats- und kapitalismuskritischen Perspektive. Und dann auch noch der Nomaden-Lifestyle und die Liebe zum Trampen. Auch Felix hat dieses Buch in früh-chaotischen Stadien gelesen und mit enorm klugen (und sehr witzigen) Kommentaren bereichert. Ohne ihn wäre dieser Text niemals das geworden, was er ist.

DANKE Felix, dass du dich trotz der extrem hohen Selbstreflexion und den komischen Blicken und Kommentaren aus besonders herrschaftskritischen Kreisen dazu bereit erklärt hast, dich als realer, verhüteter Beispielmann mit Klarnamen für dieses Buch zur Verfügung zu stellen. Ganz Deutschland weiß jetzt, dass du vor einem Chagall-Gemälde masturbieren kannst. Wir brauchen mehr Menschen wie dich, um aus der Sache eines Tages Normalität zu machen. Ich bin mir sicher, dass deine Liebe Früchte trägt.